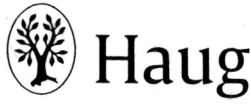

Die mündliche Heilpraktikerprüfung

Erfolg durch intensives Training

Arpana Tjard Holler

4., aktualisierte Auflage

Karl F. Haug Verlag · Stuttgart

Bibliografische Information
der Deutschen Nationalbibliothek

Die Deutsche Nationalbibliothek verzeichnet diese
Publikation in der Deutschen Nationalbibliografie;
detaillierte bibliografische Daten sind im Internet
über http://dnb.d-nb.de abrufbar.

Anschrift des Autors:
Arpana Tjard Holler
Hahnenseifener Str. 9
51580 Reichshof

1. Auflage 2002
2. Auflage 2006
3. Auflage 2008
1.–3. Auflage Sonntag Verlag in
MVS Medizinverlage Stuttgart GmbH & Co. KG

Wichtiger Hinweis: Wie jede Wissenschaft ist die Medizin ständigen Entwicklungen unterworfen. Forschung und klinische Erfahrung erweitern unsere Erkenntnisse, insbesondere was Behandlung und medikamentöse Therapie anbelangt. Soweit in diesem Werk eine Dosierung oder eine Applikation erwähnt wird, darf der Leser zwar darauf vertrauen, dass Autoren, Herausgeber und Verlag große Sorgfalt darauf verwandt haben, dass diese Angabe dem Wissensstand bei Fertigstellung des Werkes entspricht.

Für Angaben über Dosierungsanweisungen und Applikationsformen kann vom Verlag jedoch keine Gewähr übernommen werden. Jeder Benutzer ist angehalten, durch sorgfältige Prüfung der Beipackzettel der verwendeten Präparate und gegebenenfalls nach Konsultation eines Spezialisten festzustellen, ob die dort gegebene Empfehlung für Dosierungen oder die Beachtung von Kontraindikationen gegenüber der Angabe in diesem Buch abweicht. Eine solche Prüfung ist besonders wichtig bei selten verwendeten Präparaten oder solchen, die neu auf den Markt gebracht worden sind. Jede Dosierung oder Applikation erfolgt auf eigene Gefahr des Benutzers. Autoren und Verlag appellieren an jeden Benutzer, ihm etwa auffallende Ungenauigkeiten dem Verlag mitzuteilen.

© 2011 Karl F. Haug Verlag in
MVS Medizinverlage Stuttgart GmbH & Co. KG
Oswald-Hesse-Str. 50, 70469 Stuttgart

Unsere Homepage: www.haug-verlag.de

Printed in Germany

Umschlaggestaltung: Thieme Verlagsgruppe
Umschlagfotos: creative collection; Thieme Verlagsgruppe
Satz: Sommer Druck, Feuchtwangen
gesetzt in Arbortext App-Desktop 9.1 Unicode M150
Druck: Grafisches Centrum Cuno, 39240 Calbe

ISBN 978-3-8304-7443-2   1 2 3 4 5 6

Vorwort zur 4. Auflage

Bereits 2 Jahre nach Erscheinen der 3. Auflage der „Mündlichen Heilpraktikerprüfung" kann nun schon die 4. Auflage vorgelegt werden. Das Buch hat sich etabliert und ist vielen Schülerinnen und Schülern eine gute Hilfe bei der Vorbereitung zur mündlichen Heilpraktikerprüfung. Von einigen Schülern wurde mir berichtet, dass dieses Buch auf dem Tisch der Amtsärzte und Beisitzern gesichtet wurde, was mich sehr freut. Der gesamte Text wurde wieder überprüft und, wo nötig, korrigiert bzw. aktualisiert.

Reichshof-Hahn, Januar 2011   *Arpana Tjard Holler*

Vorwort zur 1. Auflage

Die mündliche Heilpraktiker-Überprüfung durch den Amtsarzt des zuständigen Gesundheitsamtes erfolgt erst nach erfolgreicher Teilnahme der schriftlichen Überprüfung. Der Zeitraum vom Erreichen des positiven Prüfungsergebnisses der schriftlichen bis zum Termin für die mündliche Prüfung variiert je nach Gesundheitsamt sehr stark. Dem zuständigen Gesundheitsamt ist es überlassen, die Termine je nach Auslastungsmöglichkeit festzulegen. Dabei entstehen Zeiträume von 2 Wochen bis 6 Monaten. Der in etwa zu erwartende Termin ist in der Regel bei den zuständigen Gesundheitsämtern oder bei den örtlichen Heilpraktikerschulen zu erfragen.
Der mündliche Prüfungstermin ist vor allem abhängig von der Zahl der Prüflinge, die die schriftliche Prüfung bestanden haben sowie von der möglichen Prüfungskapazität des Gesundheitsamtes und meist auch von dem Anfangsbuchstaben des Familiennamens. In vielen Gesundheitsämtern wird nach Alphabet geprüft, von A bis Z, manchmal auch in umgekehrter Reihenfolge, manchmal ist es sogar möglich einen Terminwunsch zu äußern. Letztlich ist zu raten, die endgültige Vorbereitung für die Mündliche schon **vor der Schriftlichen** anzugehen, es sei denn, die Erfahrung mit dem zuständigen Gesundheitsamt zeigt, dass genügend Zeit nach der schriftlichen Prüfung zur Verfügung steht, um sich detailliert auf die mündliche Prüfung vorzubereiten, wie z. B. in Heilbronn, wo seit Jahren erst 4–6 Wochen nach dem Termin der schriftlichen mit der mündlichen Überprüfung begonnen wird. Das kann sich allerdings jederzeit ändern.
Die mündliche (wie auch die schriftliche) Amtsarztprüfung ist in der Durchführungsverordnung zum „Gesetz für die berufsmäßige Ausübung der Heilkunde ohne Bestallung" (Heilpraktikergesetz) geregelt. Diese sind je nach Bundesland unterschiedlich ausgelegt, unterscheiden sich jedoch im Inhalt nur geringfügig. So sind die Prüfungsthemen, auf die sich die Überprüfung erstreckt, in allen Bundesländern gleich: Gesetzeskunde, grundlegende Kenntnisse der Anatomie und Physiologie, grundlegende Kenntnisse der allgemeinen Krankheitslehre und der Pathophysiologie, Erkennung und Erstversorgung akuter Notfälle und lebensbedrohlicher Zustände, Praxishygiene (Desinfektion, Sterilisation), Grundkenntnisse der Diagnostik (IPPAF), Injektionstechniken, Kenntnisse wichtiger Laborwerte.

In der mündlichen Prüfung sind in der Regel ein Amtsarzt als Vorsitzender und ein oder zwei Beisitzer, meist vom örtlichen Heilpraktikerverband, zugegen. Die Prüfung sollte während der Sitzung aufgezeichnet werden (in der Durchführungsverordnung festgelegt). In meiner mündlichen Prüfung 1989 in Essen hat der Amtsarzt nur die Begrüßung und die Fragen zur Gesetzeskunde auf sich genommen und anschließend das Feld den beiden Heilpraktikerinnen überlassen, die mir dann die entscheidenden Fragen zur Anatomie, Physiologie und Pathologie stellten. Das scheint aber inzwischen die Ausnahme zu sein. In den meisten Gesundheitsämtern ist der Amtsarzt die bestimmende Kraft und stellt auch die Fragen.

Der **Amtsarzt** hat den Auftrag zu überprüfen, ob der Heilpraktiker-Anwärter eine Gefahr für die Volksgesundheit (allgemeine Bevölkerung) darstellt. Dies ergibt sich nicht nur aus den Antworten der ihm gestellten Fragen, sondern auch aus dem Benehmen, Verhalten und Auftreten des Anwärters. An erster Stelle ist die **Selbstsicherheit** des zu Prüfenden zu nennen, die vom Amtsarzt erwartet wird, die allerdings begleitet werden kann von der Aufregung und Nervosität, die durch die enorme Anspannung entsteht, das in Jahren gesammelte Wissen auf Knopfdruck parat haben zu müssen.

Die Überprüfung „ist keine Prüfung im Sinne einer Leistungskontrolle zur Feststellung einer bestimmten Qualifikation" (Originalsatz aus den Durchführungsverordnungen). Der Amtsarzt will vielmehr durch seine Fragen und die darauf erbrachten Antworten eine Bestätigung erhalten, ob er ruhigen Gewissens dem Prüfling die Erlaubnis zur Ausübung der Heilkunde erteilen kann. Das gelingt nur, wenn der Prüfling in der Lage ist, dem Amtsarzt durch sein **Auftreten** zu vermitteln, dass er die Pflichten und Grenzen eines im medizinischen Bereich Handelnden kennt. Dazu gehört nicht so sehr das Abspulen des erlernten Wissens, sondern eher das Aufzeigen sicherer Kenntnisse zur Anatomie und Pathologie. Ein vergessenes Symptom oder eine Ursache einer Krankheit, die einem nicht mehr einfallen will, wird daher kaum ein Grund sein, die Prüfung nicht zu bestehen. Letztendlich ist auch der Behandelnde in der Praxis nicht davor gefeit, Informationen zu vergessen bzw. nicht zur Hand zu haben, dafür sind Wörter- bzw. Lehrbücher oder Checklisten geeignet.

Hinsichtlich des Auftretens des Prüflings in der mündlichen Amtsarztprüfung möchte ich an zweiter Stelle **Demut** nennen. Damit ist nicht die von vielen unterstellte Unterwürfigkeit gemeint, sondern Bescheidenheit und Fügsamkeit. Wer nicht in der Lage ist, diese Eigenschaften vor dem Amtsarzt zu zeigen, kann nicht erwarten, von diesem die Erlaubnis zur Ausübung der Heilkunde zu erhalten. Denn diese Eigenschaften sind genauso unentbehrlich im Umgang mit Menschen in der Praxis. Abgesehen davon ist der Amtsarzt in der mündlichen Überprüfung der „Boss" und es ist daher völlig unangebracht, in dieser Situation eine gewisse Kampfbereitschaft zu zeigen oder über übliche Grenzen hinauszugehen. Das Zeigen eines rebellischen Widerstands gehört definitiv nicht in die Prüfungssituation sondern in eine Therapiesitzung. Wer trotzdem anderer Meinung ist, wird die Prüfung nicht bestehen.

An dieser Stelle sei auch die „entsprechende" **Kleidung** erwähnt, der sicherlich eine Bedeutung zukommt. Das Tragen einer schwarzen Lederhose in der Prüfung, wie sich das einer meiner männlichen Schüler in Stuttgart zutraute, wird meist als Provokation aufgefasst und ist nicht geeignet. Dieser Schüler bekam nicht die Erlaubnis, obwohl er einen Wissensstand aufwies, der dem eines Lehrers gleich kam. Ebenso ist von einer übermäßig betonten Aufmachung abzuraten.

Vom Gesetzgeber wird in den letzten Jahren der Versuch unternommen die Heilpraktikerprüfung immer mehr zu zentralisieren, so bei der schriftlichen Prüfung, die zur

Zeit in zehn Bundesländern zum gleichen Termin zweimal im Jahr stattfindet (Baden-Württemberg, Bayern, Berlin, Bremen, Hamburg, Hessen, Nordrhein-Westfalen, Rheinland-Pfalz, Saarland, Sachsen-Anhalt). Auch bei der mündlichen Überprüfung gibt es die Bestrebung den Fragenkatalog zu vereinheitlichen. Praktisch sieht das so aus, dass dem Amtsarzt die Fragen und Antworten auf einer Liste vorliegen und diese für die Prüfung relevant sind. Jedoch wird noch in vielen Gesundheitsämtern nach eigener Nase geprüft und hier ist es wichtig, die **„Eigenarten" des Prüfers** zu kennen. So prüft z. B. ein ehemaliger Dermatologe gerne Hauterkrankungen und zeigt z. B. Bilder mit bestimmten Hauterscheinungen, die vom Prüfling kommentiert werden müssen. Von einigen Amtsärzten werden nach wie vor nummerierte Anatomiezeichnungen zur Bezeichnung und zum Kommentieren vorgelegt, andere wiederum fragen nach der Durchführung von Injektionen oder Details zur Blutsenkungsgeschwindigkeit und stellen dementsprechend Material zur Verfügung. Beim „Spritzen" erhält man bspw. einen Apfel, oder wenn vorhanden einen Plastikarm, in den unter Berücksichtigung der Hygiene hineingespritzt werden muss, und es gibt sogar Fälle, in denen ein menschlicher Proband zur Verfügung stand! Die Informationen über Prüfungseigenheiten der verschiedenen Amtsärzte liegen den örtlichen Heilpraktikerschulen vor.

Das bekannte Nord-Süd-Gefälle in Deutschland besteht nach wie vor. So wird z. B. im Norden viel mehr zur Anatomie gefragt, während im Süden fast nur noch Pathologie und Untersuchungsmethoden gefragt werden. Trotz allem kristallisiert sich in den letzten Jahren immer mehr heraus, welcher Schwerpunkt in der mündlichen Heilpraktikerprüfung gesetzt wird. Dieser Entwicklung kann ich in diesem Buch gerecht werden. Ich habe einen Pool von mündlichen Fragen gesammelt, die aus Aufzeichnungen von Schülern aus ganz Deutschland stammen und die meiner Meinung einem Basiswissen entsprechen und die den Anforderungen der mündlichen Amtsarztprüfung standhalten. Jedoch ist es immer ratsam, die schriftlichen Aufzeichnungen von Schülern aus vorhergegangenen mündlichen Überprüfungen des jeweiligen Gesundheitsamtes zu lesen, um auf die „Eigenarten" der Prüfer vorbereitet zu sein.

In vielen Gesundheitsämtern werden meist zu Beginn die **gesetzlichen Grundlagen** gefragt (HPG, IFSG, Verbote des Heilpraktikers), und vom Prüfling wird erwartet, dass er diese ausnahmslos weiß und sie auch mit Entschlossenheit darlegt. Diesen Part habe ich nicht mit im Fragenkatalog eingeschlossen, da die Gesetze in jedem Lehrbuch aufgelistet zu finden sind und ohnehin auswendig gelernt werden müssen.

Im nachfolgenden Fragenkatalog sind die **wichtigen Begriffe** in den Antworten **fett gedruckt** hervorgehoben, um das minimal geforderte Wissen aufzuzeigen. Um der Realität der Prüfung gerecht zu werden, habe ich die Fragen nicht nach Themen geordnet, sondern sie so dargestellt, wie sie von den Schülern aus dem Gedächtnis aufgeschrieben worden sind, jedoch um der Ordnung willen in drei Themen unterteilt: in Anatomie und Physiologie, in Pathologie und in Untersuchungen.

Zu guter Letzt möchte ich noch den **Ablauf der mündlichen Amtsarztprüfung** vorstellen:

Die Prüfung dauert **40 bis maximal 60 Minuten** und in den meisten Fällen herrscht eine freundliche Atmosphäre. Nach Begrüßung durch den Amtsarzt bzw. Amtsärztin erfolgt die Vorstellung der anwesenden Personen. Häufig beginnt die Fragerei mit der Bitte, etwas über den eigenen beruflichen Werdegang und den Entschluss Heilpraktiker zu werden, zu berichten. Danach wird das Abfragen des erlernten Wissens in Angriff genommen. In der Regel ist der Prüfer hilfsbereit; wird eine von ihm erwartete Antwort nicht erbracht, so wird meist über weitere Fragen versucht, diese vom Prüfling zu erhalten. Jedoch ist nicht immer mit positivem oder negativem „Feedback" zu rechnen. Sind die Antworten immer richtig, kann es schon mal sein, dass der Prüfer die Wissensgrenze testen möchte und „tiefer" fragt und erst durch ein „weiß ich nicht" befriedigt ist.

Tipp: Nicht zu arg auftrumpfen, eher bescheiden und ehrlich bleiben. In vielen Gesundheitsämtern wird nach Beendigung der Befragung der Antragsteller gebeten, einen Moment aus dem Raum herauszugehen und die Beratung des Prüfungsvorsitzenden mit den Prüfungsbeisitzern abzuwarten. Nachdem der Prüfling erneut hereingerufen wurde, wird er meist befragt wie er sich selber einschätze. Danach wird die (positive) Entscheidung mitgeteilt.

Bei plötzlicher Erkrankung, Auftreten eines akuten Pflegefalls oder plötzlichem Tod der Angehörigen kann durch Nachweise, z. B. bei Krankheit durch ein ärztliches Attest, der Termin zur mündlichen Überprüfung durch den Amtsarzt verschoben werden.

Ich wünsche allen ein angenehmes Prüfungserlebnis!

Köln, Frühjahr 2002   *Arpana Tjard Holler*

Inhalt

Teil I

Fragenkatalog zur Anatomie, Physiologie und Hygiene

1   Wie ist die Funktion und Aufgabe der Venenklappen?

Antwort   ▶ Die Venenklappen sind ähnlich wie die Taschenklappen im Herzen aufgebaut und befinden sich in den meisten Venen, v. a. aber in der **unteren Körperpartie**.
Die Venenklappen wirken wie **Einwegventile** und sorgen so, zusammen mit der **Muskelpumpe** und der **arteriellen Pulsation** für den **Rücktransport des venösen Blutes** zum Herzen.

Zusatzfrage   **Wie wirkt die Muskelpumpe?**

Antwort   ▶ Die Muskeln befinden sich zusammen mit den Venen in einem **nicht dehnbaren Muskelsack**, so dass die Venen bei **Kontraktion der Muskeln** zusammengepresst werden und das Blut aufgrund der sich nur nach oben öffnenden Venenklappen in Richtung Herz befördert wird.

Zusatzfrage   **Wirkt die Muskelpumpe auch im Stehen?**

Antwort   ▶ **Nein**. Die erhöhte Kontraktion der Wadenmuskulatur führt nicht zur Pumpbewegung des Blutes. Das entsteht bei den tiefen Beinvenen durch die **arterielle Pulsation**, da die Beinvenen parallel zu den jeweiligen Arterien verlaufen und die arterielle Pulswelle die benachbarte Venenwand eindrückt und so zur Pumpbewegung verhilft.

2   Was sind Herztöne?

Antwort   ▶ Herztöne sind Laute der **mechanischen Herzaktion**.
Zu unterscheiden ist der erste und der zweite Herzton.
Der erste Herzton entsteht als **Anspannungston** der Kammermuskulatur. In ihm ist der Klappenschlusston der Mitral- und Trikuspidalklappe enthalten.
Der zweite Herzton entsteht als **Klappenschlusston** der Aorten- und Pulmonalklappe.

Zusatzfrage   **Wo sind die beiden Herztöne am deutlichsten zu hören?**

Antwort   ▶ Der erste Herzton ist mittels der Auskultation am deutlichsten über der **Herzspitze** zu hören. Diese liegt im 5. ICR innerhalb der Medioklavikularlinie.
Der zweite Herzton ist mittels der Auskultation am deutlichsten über der **Herzbasis** zu hören. Diese liegt an der Oberseite des Herzens.

3   Was sind essenzielle Fettsäuren?

Antwort   ▶ Essenzielle Fettsäuren sind **lebensnotwendige Fette**, die vom Körper nicht hergestellt werden können und daher **von außen zugeführt** werden müssen. Sie sind in hoher Konzentration in pflanzlichen Ölen zu finden, z. B. in Sonnenblumenöl, Leinöl oder Sojaöl.
Es handelt sich um **mehrfach ungesättigte Fettsäuren**. Gesättigte und einfach ungesättigte Fettsäuren können vom Körper selbst hergestellt werden.

Zusatzfrage   *Warum werden Fette im Körper als Energiespeicher benutzt?*

Antwort   ▶ Die Fette werden als Energiespeicher benutzt, weil der Körper aus den Fettsäuren **doppelt so viel Energie** gewinnen kann wie aus den Glukosemolekülen.

4   Wo befindet sich das Zungenbein?

Antwort   ▶ Das Zungenbein (mit dem lat. Namen Os hyoideum) ist eine relativ kleine **U-förmige Knochenspange**, die sich im oberen **Halsbereich zwischen Unterkiefer und Kehlkopf** befindet und den Gesichtsknochen zugeordnet wird. Das Zungenbein besitzt keine gelenkige Verbindung mit den anderen Knochen und ist nur durch Muskeln und Bänder mit Unterkiefer und Kehlkopf verbunden.

Zusatzfrage   *Welche Aufgabe übernimmt das Zungenbein?*

Antwort   ▶ Das Zungenbein dient als Ansatz und Ursprung vieler kleiner Muskeln, die das Zungenbein mit Kehlkopf, Unterkiefer, Schläfenbein (Griffelfortsatz), Schulterblatt und Brustbein verbinden. Daraus ergibt sich eine Mitwirkung am **Schluck- und Kauakt und beim Sprechen**.

5   Wo befindet sich die Hypophyse?

Antwort   ▶ Die Hypophyse, auf Deutsch Hirnanhangsdrüse, ist eine im Zwischenhirn befindliche Hormondrüse, die zusammen mit dem Hypothalamus das Hypothalamus-Hypophysen-System bildet und so Hormondrüsen steuert. Sie liegt in einer **knöchernen Grube** des **Keilbeinknochens** im Zentrum der **Schädelbasis**, dem so genannten **Türkensattel**.

Zusatzfrage — *Welche Hormone werden im Hypophysenvorderlappen produziert? Schildern Sie deren Funktion im Körper!*

Antwort — ▶ Im Hypophysenvorderlappen werden die folgenden Hormone gebildet:

TSH (Thyreoidea stimulierendes Hormon), welches die Produktion und Freisetzung von Schilddrüsenhormonen (T_3, T_4) und das Follikelwachstum in der **Schilddrüse** stimuliert.

ACTH (adrenokortikotropes Hormon), welches zur Produktion und Freisetzung von Hormonen in der **Nebennierenrinde**, im Wesentlichen der Glukokortikoide (Kortison, Kortisol) führt.

STH (somatotropes Hormon), das Wachstumshormon, welches für das **Körperwachstum** verantwortlich ist.

MSH (Melanozyten stimulierendes Hormon), welches eine Produktion von **Melanin** bewirkt und so zur verstärkten **Pigmentierung** der Haut führt.

Prolaktin, welches bei Schwangeren das Brustdrüsenwachstum und die Milchproduktion bewirkt.

FSH (Follikel stimulierendes Hormon), welches in den Eierstöcken auf die Östrogenbildung und die Follikelreifung und in den Hoden auf die Spermatogenese wirkt.

LH (luteinisierendes Hormon), welches bei der Frau v. a. auf Eisprung und die Bildung des Gelbkörpers und beim Mann auf die Leydig-Zwischenzellen zur Androgenproduktion wirkt.

---

6 — *Was sind Eigen- und Fremdreflexe? Unterscheiden Sie!*

Antwort — ▶ Ein Reflex ist eine unwillkürliche und automatische Reaktion eines Muskels oder einer Drüse auf einen Reiz hin.

Es werden Eigenreflexe und Fremdreflexe unterschieden.

Beim Eigenreflex erfolgt die **Reizaufnahme** und die **Reizantwort** an **demselben Muskel**. Der Reflexbogen eines Eigenreflexes besteht aus nur einer Nervenschaltstelle, daher auch der Name „**monosynaptischer** Reflex". Er besitzt eine **kurze Reflexzeit**, funktioniert **unabhängig von der Reizintensität** und zeigt **keine Ermüdbarkeit**, das heißt, er ist beliebig oft wiederholbar.

Beim Fremdreflex erfolgt die **Reizaufnahme** und **Reizantwort** in **unterschiedlichen Organen**. Der Reflexbogen eines Fremdreflexes besteht aus vielen verschiedenen Nervenschaltstellen, daher auch der Name „**polysynaptischer** Reflex". Er besitzt eine **lange Reflexzeit**, funktioniert **abhängig von der Reizintensität** (je stärker der Reiz, desto stärker der Fremdreflex) und zeigt **eine Ermüdbarkeit**, das heißt, je öfter er wiederholt wird, desto schwächer wird der Reflex.

Zusatzfrage — *Welche Eigenreflexe kennen Sie?*

Antwort — ▶ Den Achillessehnenreflex, den Patellarsehnenreflex, den Bizepssehnenreflex und den Trizepssehnenreflex.

7 Finden Sie Natrium außerhalb oder innerhalb der Zelle? Was hat das mit der Spannung an der Zellmembran zu tun?

Antwort
▶ Natrium-Ionen befinden sich größtenteils **außerhalb der Zelle**. Durch den Konzentrationsunterschied von Natrium-Ionen außerhalb der Zelle und Kalium-Ionen innerhalb der Zelle wird das **Ruhemembranpotenzial** von ca. −90 mV geschaffen. Dieses wird durch Ionenpumpen in der Zellmembran aufrechterhalten. Diese negative Spannung wird bei Nervenzellen durch einen plötzlichen Einstrom von Natrium in die Zellen depolarisiert, das heißt, das Ruhepotenzial kehrt sich kurzfristig um und wird so zum Aktionspotenzial. Dadurch wird ein Reiz geschaffen, der als elektrischer Impuls an der Membran der Nervenzelle entlang läuft und so dem Körper als Weiterleitung einer Information dient.

8 Wo wird Erythropoetin hergestellt und welche Bedeutung hat es?

Antwort
▶ Das Hormon Erythropoetin wird größtenteils in der **Niere** gebildet. Es steuert die **Bildung der roten Blutkörperchen** im Knochenmark, wobei ein Mangel an Sauerstoff im Blut die Produktion von Erythropoetin fördert und ein Überschuss von Sauerstoff die Produktion hemmt.
(Pathologie siehe Teil II Frage Nr. 127)

9 Erklären Sie die Begriffe Osteoklasten und Osteoblasten?

Antwort
▶ **Osteoblasten** sind spezialisierte Zellen im Knochengewebe, welche die Aufgabe besitzen **neues Knochengewebe** zu bilden. Sie stehen im Gleichgewicht mit den **Osteoklasten**, so genannte *Knochenfresszellen*, welche bestimmtes **Knochengewebe abbauen**.
Ein Ungleichgewicht von Osteoblasten zu Osteoklasten führt zu der Erkrankung Osteoporose (siehe Teil II Frage Nr. 128).

10 Was zählt zu den primären Geschlechtsorganen?

Antwort
▶ Zu den primären weiblichen Geschlechtsorganen zählen **Eierstöcke**, **Eileiter**, **Gebärmutter**, **Scheide**, **Schamlippen**, **Scheidenvorhof**, **Schamberg** und **Kitzler**.
Zu den primären männlichen Geschlechtsorganen zählen **Hoden**, **Nebenhoden**, **Samenleiter**, **Spritzgänge**, **Penis**, **Bläschendrüse** und **Prostata**.

Zusatzfrage Dürfen Sie die Geschlechtsorgane untersuchen?

Antwort
▶ **Ja**. Seit das Gesetz zur Bekämpfung von Geschlechtskrankheiten am 1.1.01 außer Kraft getreten ist, darf der Heilpraktiker Geschlechtsorgane untersuchen. Behandeln darf er eine Geschlechtskrankheit nur, wenn diese nicht durch eine sexuelle Übertragung entstanden ist.

Zusatzfrage   *Was zählt zu den sekundären Geschlechtsmerkmalen?*

Antwort   ▶ Die sekundären Geschlechtsmerkmale dienen nicht direkt der Fortpflanzung, sondern sie prägen das **männliche** und **weibliche Erscheinungsbild** eines Menschen. Beim Mann zum Beispiel der männliche Körperbau, die Körperbehaarung, der Bartwuchs und die tiefe Stimme. Bei der Frau zum Beispiel der weibliche Körperbau, die Brüste und die hohe Stimme.

Die sekundären Geschlechtsmerkmale entwickeln sich erst in der Pubertät.

---

11 Wo liegt die Leber? Welche Organe grenzen an sie?

Antwort   ▶ Die Leber ist das größte Organ im Körper und liegt mit der **Hauptmasse** im rechten **Oberbauch** unter der rechten Zwerchfellkuppe. Mit ihr ist die Leber teilweise verwachsen, so dass sie den **Atembewegungen folgen** muss. Mit dem **linken Leberlappen** reicht sie weit **über die Mittellinie des Körpers** hinaus und bedeckt dort teilweise den Magen. Auf der rechten Seite ist die Leber nach **unten** hin **konkav gewölbt** und steht in Berührung mit der **rechten Nierenkapsel** und der **rechten Dickdarmkrümmung**. Der untere Leberrand verläuft in etwa entlang dem Rippenbogen und ist an der Medioklavikularlinie während der Einatmung vor allem bei schlanken Personen als weich elastischer Rand gut zu tasten. Die Leber liegt **intraperitoneal**, das heißt, innerhalb des Bauchfells.

(Untersuchung der Leber siehe Teil III Frage Nr. 8)

---

12 Welche Aufgaben hat die Leber?

Antwort   ▶ Die Leber ist das zentrale Stoffwechselorgan des Körpers und vollbringt eine Unzahl von chemischen Reaktionen, die ich in vier Hauptaufgaben unterteilen möchte:

1. **Stoffwechselfunktionen**. Die Leber ist am **Eiweißstoffwechsel** beteiligt, indem sie die körpereigenen Eiweiße aus den Eiweißbausteinen, den Aminosäuren, unter Mithilfe von Transaminasen aufbaut. Beim Zerfall von Aminosäuren wird das Eiweißabbauprodukt Harnstoff gebildet. Die Leber ist am **Kohlenhydratstoffwechsel** beteiligt, indem sie den Kohlenhydratbaustein Glukose in Glykogen unter Mitwirkung von Insulin speichert. Der Abbau des Glykogens erfolgt durch Glukagon und Adrenalin. Die Leber ist am **Fettstoffwechsel** beteiligt, Fettsäuren werden auf- und abgebaut und können auch in den Leberzellen gespeichert werden. Cholesterine werden größtenteils synthetisiert und zusammen mit Fettsäuren in bestimmte Transportpartikel, den VLDL (Very Low Density Lipoprotein) eingebaut.

2. **Entgiftungsfunktion**. Die Leber baut körpereigene und körperfremde Stoffe ab und überführt sie entweder in eine **wasserlösliche Form**, die über die **Niere** ausgeschieden wird oder in eine **nicht wasserlösliche Form**, die über die **Galle** ausgeschieden wird.

3. **Gallenproduktion**. Die Leberzellen produzieren die Galle. Diese hat die Aufgabe die Fette zu emulgieren und ihren Transport zu den Resorptionszellen zu ermöglichen.

4. **Speicherfunktion**. Die Leber besitzt die Fähigkeit verschiedene Stoffe und Substanzen zu speichern, z.B. Vitamin K, Glykogen, Fettsäuren, Eisen, Blut.

Als weitere Aufgabe der Leber ist die Blutbildung in der Fetalzeit und die Phagozytose durch die Kupfer-Sternzellen zu nennen.

(Feinstofflicher Aufbau der Leber: siehe Teil I Frage Nr. 45)

13 Was können Sie mir über den Bilirubinkreislauf erzählen?

Antwort ▶ Bilirubin entsteht als Abbauprodukt bei der Auflösung der roten Blutkörperchen, der **Hämolyse**. Da es wasserunlöslich ist wird es im Blut an Albumine gebunden. Man nennt es das **unkonjugierte** bzw. **indirekte Bilirubin**. Erst in der **Leber** wird es durch Verbindung mit der Glukuronsäure wasserlöslich gemacht. Jetzt trägt es die Bezeichnung **konjugiertes** bzw. **direktes Bilirubin**. Das Wort Konjugation bedeutet Verbindung. Dieses konjugierte Bilirubin wird als Gallenfarbstoff über die Galle in den Zwölffingerdarm eingebracht. Im Darm verändert sich das Bilirubin durch Bakterienspaltung zu **Urobilinogen** und **Sterkobilin**. Urobilinogen wird im Endstück des Krummdarms, des Ileums, in das Pfortadersystem resorbiert und gelangt so wieder in die Leber. Ein Teil des resorbierten Urobilinogens wird über die Niere ausgeschieden, der größte Teil wird in der Leber abgebaut und erneut für den Aufbau der Galle verwendet.

Das Sterkobilin wird mit dem Stuhl ausgeschieden. Es ist verantwortlich für die braune Färbung des Stuhls.

14 Welche Sterilisationsmöglichkeiten sind für Sie als Heilpraktiker relevant? Beschreiben Sie bitte diese Techniken!

Antwort ▶ Die hygienische Sterilisation bedeutet die Entfernung aller Keime, auch die der sporenbildenden Keime.

Für den Heilpraktiker sind die thermischen Verfahren, die Sterilisatoren, von Bedeutung.

Der **Heißluftsterilisator** arbeitet mit trockener Hitze, seine Betriebsdauer beträgt bei **180° 30 Minuten**. Der **Druckluftsterilisator**, der so genannte Autoklav, arbeitet mit feuchter Hitze unter Druckluft. Seine Betriebsdauer beträgt **20 Minuten bei 120°C** und einem atü oder **5 Minuten bei 134°C** und zwei atü.

(Fünf Schritte der Sterilisation: siehe unter Teil I Frage Nr. 22)

Zusatzfrage Welche Verfahren der Sterilisation außer den Sterilisatoren sind Ihnen noch bekannt?

Antwort ▶ Außer den Sterilisatoren sind noch die **chemischen Verfahren**, wie zum Beispiel Formaldehyd, die **physikalischen Verfahren** anhand energiereicher Strahlung und die **Sterilfiltration** zur Herbeiführung der Keimfreiheit bei Flüssigkeiten und Gasen zu nennen.

Zusatzfrage Wie überprüfe ich die Funktion des Sterilisators?

Antwort ▶ Der Sterilisator muss mindestens einmal im Jahr geprüft werden, ob er einwandfrei funktioniert. Dies kann mit **Sporenpäckchen** oder **Indikatorpapier** kontrolliert werden.

15   *Was verstehen Sie unter Desinfektion?*

Antwort   ▶ Desinfektion bedeutet die **Entfernung bzw. Verminderung** von **Mikroorganismen**, so dass eine Infektion nicht mehr stattfinden kann. Sporenbildende Keime können jedoch damit nicht entfernt werden, sie vermögen durch Bildung der Sporenform zu überleben.

Zusatzfrage   *Welche Formen der Desinfektion kennen Sie?*

Antwort   ▶ Zu nennen ist die **Hautdesinfektion** beim Patienten, welche notwendig für jeglichen Eingriff in den Körper ist, die **Händedesinfektion** des Untersuchenden, die **chirurgische Händedesinfektion** und die **Flächendesinfektion**, die bei verunreinigten Arbeitsplatten und Fußböden eingesetzt wird.

Zusatzfrage   *Wie wird bei den jeweiligen Desinfektionsformen desinfiziert?*

Antwort   ▶ Desinfiziert wird mit **80%igem Äthylalkohol** oder **70%igem Isopropylalkohol** oder mit anderen vom Robert-Koch-Institut **zugelassenen Desinfektionsmitteln**.
Bei der **Hautdesinfektion** des Patienten wird bei sichtbarer Verschmutzung zuerst eine Reinigung mit Wasser und Seife vorgenommen. Dann wird entweder die Wisch- bzw. **Tupfermethode** oder die **Sprühmethode** angewandt. Bei der **Wischmethode** wird ein mit entsprechendem Alkohol oder einer handelsüblichen Lösung getränktem Tupfer in konzentrischen Kreisen um die Punktionsstelle von innen nach außen ca. 30 Sekunden lang gewischt. Bei der Sprühmethode wird die entsprechende Sprühlösung für ca. zwei Minuten aufgetragen.
Die **Händedesinfektion** wird durchgeführt indem die Hände mit dem entsprechenden Alkohol für ca. 30 Sekunden oder mit einer zugelassenen Desinfektionslösung für ca. **zwei Minuten** eingerieben werden. Die Einwirkzeit wird immer auf dem jeweiligen Desinfektionsmittel genannt. Besondere Sorgfalt ist auf die Desinfektion des Nagelfalzes und der Fingerkuppen zu verwenden. Verschmutzte Hände **dürfen erst nach ihrer Desinfektion mit Wasser und Seife** gereinigt werden.
Bei der **chirurgischen Händedesinfektion** werden die Hände und Unterarme zuerst **zwei Minuten mit Seife und Wasser** gründlich gewaschen und dann **zweimal zweieinhalb Minuten** mit dem entsprechenden **Desinfektionsmittel** eingerieben.
Bei der **Flächendesinfektion** wird das entsprechende Flächendesinfektionsmittel aufgesprüht und dann mit einem Haushaltstuch bzw. einem Mopp abgewischt. Dabei wird die „2-Eimer-Methode" benutzt.

16   *Was sagt Ihnen der Begriff kolloidosmotischer Druck?*

Antwort   ▶ Der kolloidosmotische Druck wird bestimmt durch die in der Blutflüssigkeit befindlichen Eiweißpartikel, die Albumine. Man könnte auch sagen, es ist die Kraft, mit der Albumine die Wassermoleküle an sich ziehen. Dieser Druck spielt für die Wasserrückresorption im venösen Kapillarschenkel eine wichtige Rolle.

17 Erklären Sie die Systole bzw. Diastole des Herzens! Welche Herzklappen sind dabei geöffnet?

Antwort
▶ Die Systole ist die Arbeitsphase des Herzens. Man unterscheidet die Anspannungsphase, in der alle Klappen geschlossen sind und die Austreibungsphase, in der die Taschenklappen, also die Aortenklappe und die Pulmonalklappe durch den Blutstrom geöffnet werden.
Die Diastole ist die Erschlaffung des Herzmuskels nach der Systole. Man unterscheidet die Erschlaffungsphase, in der alle Klappen geschlossen sind und die Füllungsphase, in der die Segelklappen, also die Mitralklappe und die Trikuspidalklappe sich durch das aus den Vorhöfen strömende Blut öffnen.

Zusatzfrage
In welcher Arbeitsphase des Herzens fließt Blut in die Koronararterien?

Antwort
▶ In der Diastole fließt das Blut in die beiden Koronararterien, deren Abgang direkt hinter der Aortenklappe liegt. Während der Systole ist die Taschenklappe geöffnet und verschließt so die Eingänge in die Koronararterien. Erst in der Erschlaffungsphase des Herzens drückt die Blutsäule in der Aorta das Blut in die Koronararterien.

18 Wie wirkt der Sympathikus und wie der Parasympathikus? Nennen Sie ein paar Beispiele!

Antwort
▶ Sympathikus und Parasympathikus repräsentieren das **vegetative Nervensystem**. Sie haben meist entgegengerichtete Wirkungen.
Der Sympathikus **mobilisiert Energie** bei physischen und psychischen Stressreaktionen, er wirkt erregend auf alle Organe, die er zur Stressbewältigung benötigt und hemmend auf die Verdauungsorgane.
Der Parasympathikus wirkt **entgegengesetzt** des Sympathikus und vor allem **in Ruhe**. Er wirkt steigernd auf die **Verdauungsorgane** und abschwächend auf die Herz- und Atemfrequenz. Ein paar Beispiele:
Sympathikus erhöht die **Herzfrequenz** und die **Kontraktionskraft** des Herzmuskels, Parasympathikus erniedrigt sie.
Sympathikus erhöht den **Blutdruck**, Parasympathikus führt zur Senkung.
Sympathikus erweitert die **Gefäße der Skelettmuskulatur**, Parasympathikus erweitert die Gefäße der Verdauungsorgane.
Sympathikus führt zur Erweiterung der **Bronchien**, Parasympathikus zur Verengung.
Sympathikus führt zur Erweiterung der **Pupillen**, Parasympathikus zur Verengung der Pupillen.
Sympathikus führt zur Hemmung der **Magen-Darm-Motorik**, Parasympathikus zur Steigerung.
Sympathikus führt zur vermehrten **Schweißdrüsensekretion**.

Wie ist das Rückenmark aufgebaut?
Geben Sie uns einen groben Überblick!

Antwort ▶ Am Rückenmark ist, wie im Gehirn auch, die graue und weiße Substanz zu unterscheiden. Jedoch ist die **weiße Substanz** des Rückenmarks **außen** und die **graue Substanz innen** zu finden. Beim Gehirn ist das genau umgekehrt.

Die graue Substanz besteht aus den Zellkörpern der Nervenzellen, während die weiße Substanz aus den markhaltigen Nervenfasern aufgebaut ist.

Die graue Substanz des Rückenmarks weist im Querschnitt eine **schmetterlingsförmige Gestalt** auf. Die hinteren Flügel dieser Gestalt werden als **Hinterhörner** bezeichnet, hier münden die sensiblen Nervenfasern aus der Peripherie in das Rückenmark; die vorderen Flügel der Gestalt werden als **Vorderhörner** bezeichnet, hier entspringen die motorischen Nervenfasern zur Peripherie.

In den **Seitenfortsätzen** einiger Spinalsegmente befinden sich die **vegetativen Neurone** des Sympathikus (C_8-L_2) und Parasympathikus (S_2-S_4).

Die äußere weiße Substanz um die schmetterlingsähnliche Figur herum besteht aus markhaltigen auf- und absteigenden Nervenfasern und wird in drei Stränge unterteilt: den Vorderstrang, Seitenstrang und Hinterstrang.

Zusatzfrage **Bis wohin erstreckt sich das Rückenmark?**

Antwort ▶ Das Rückenmark beginnt direkt hinter dem Hinterhauptsloch und endet ungefähr am ersten bis zweiten Lendenwirbel. Darunter ziehen die restlichen Spinalnerven zu ihrem jeweiligen Zwischenwirbelloch. Man nennt das Bündel dieser Spinalnerven Cauda equina, zu Deutsch „Pferdeschwanz".

Zusatzfrage **Welche Aufgabe hat das Rückenmark?**

Antwort ▶ Das Rückenmark **leitet** die **Nervenimpulse** vom Gehirn zur Peripherie und umgekehrt. Außerdem ist es in der Lage **Reflexe** zu vermitteln.

Zusatzfrage **Was ist ein Spinalnerv und wie viel gibt es davon ?**

Antwort ▶ Ein Spinalnerv bezeichnet die Ansammlung von **motorischen, sensiblen und vegetativen Nervenfasern**, welche von einem Rückenmarkssegment stammen und gemeinsam durch ein Zwischenwirbelloch bzw. einer Öffnung im Kreuzbein austreten bzw. eintreten. Es gibt **31** Spinalnervenpaare, 8 zervikale, 12 thorakale, 5 lumbale, 5 sakrale und 1 kokzygeales Spinalnervenpaar.

20 Können Sie mir die 12 Hirnnerven nennen?

Antwort

▶ Hirnnerven sind Nervenstränge, die nicht über das Rückenmark zur Peripherie verlaufen, sondern direkt aus dem Gehirn entspringen.

Der **erste** Hirnnerv ist der **Riechnerv**, der Nervus **olfactorius**, ein rein sensibler Nerv.

Der **zweite** Hirnnerv ist der **Sehnerv**, der Nervus **opticus**, auch ein rein sensibler Nerv.

Der **dritte** Hirnnerv ist ein **Augenmuskelnerv**, der Nervus **oculomotorius**, ein hauptsächlich motorischer Nerv mit parasympathischen Anteilen.

Der **vierte** Hirnnerv ist wieder ein **Augenmuskelnerv**, der Nervus **trochlearis**, ein rein motorischer Nerv.

Der **fünfte** Hirnnerv ist der sog. **Drillingsnerv**, besser bekannt unter den Namen **Trigeminus**. Er teilt sich in drei Hauptäste, den Nervus ophthalmicus, den so genannten Augenhöhlennerv, den Nervus maxillaris, den so genannten Oberkiefernerv und den Nervus mandibularis, auf Deutsch den Unterkiefernerv.

Der **sechste** Hirnnerv ist der dritte **Augenbewegungsnerv**, der Nervus **abducens**, ein rein motorischer Nerv.

Der **siebte** Hirnnerv ist der **Gesichtsnerv**, auch besser bekannt unter den Namen **Fazialis** bzw. Nervus **facialis**, ein gemischter Hirnnerv.

Der **achte** Hirnnerv ist der **Hör-** und **Gleichgewichtsnerv**, der Nervus **vestibulocochlearis**, ein rein sensibler Hirnnerv

Der **neunte** Hirnnerv ist der **Zungenrachennerv**, der Nervus **glossopharyngeus**, ein gemischter Hirnnerv.

Der **zehnte** Hirnnerv ist der „berühmte" **Vagus** bzw. Nervus vagus, der Hauptnerv des **Parasympathikus**. Vagus bedeutet „der Umherschweifende". Er innerviert fast den gesamten Rumpf.

Der **elfte** Hirnnerv ist der **Halsnerv** oder auch Beinerv genannt, der Nervus **accessorius**, ein rein motorischer Nerv, der zwei Halsmuskeln innerviert

Der **zwölfte** Hirnnerv ist der **Zungennerv**, der Nervus **hypoglossus**, ein rein motorischer Hirnnerv, welcher die Zungenbewegungen und die Bewegungen des Kehlkopfes innerviert.

21 Nennen Sie uns die Abschnitte der Wirbelsäule und deren normale Biegungen!

Antwort

▶ Die Wirbelsäule unterteilt sich in die Halswirbelsäule mit **sieben Halswirbeln**, die Brustwirbelsäule mit **zwölf Brustwirbeln** und die Lendenwirbelsäule mit **fünf Lendenwirbeln**. Dann folgt das **Kreuzbein**, welches aus fünf miteinander verschmolzenen Wirbeln besteht und das **Steißbein**, welches sich aus 3–6 verkümmerten, ineinander verschmolzenen Wirbeln zusammensetzt.

Bei den physiologischen Wirbelsäulenkrümmungen wird die **Kyphose** von der **Lordose** unterschieden. Diese Krümmungen sind am deutlichsten von der Seite zu erkennen. Die Kyphose stellt den normalen Krümmungsverlauf der Wirbelsäule nach hinten dar, so bei den Brustwirbeln als Brustkyphose und beim Steißbein als Sakralkyphose. Die Lordose stellt die Krümmung nach vorne dar, so bei den Lendenwirbeln als Lendenlordose und bei den Halswirbeln als Halslordose.

Zusatzfrage *Welche Besonderheiten kennen Sie an der Halswirbelsäule?*

Antwort ▶ Der erste Halswirbel, der **Atlas**, und der zweite Halswirbel, der **Axis**, bilden zusammen ein zapfenartiges Gelenk, das dem Kopf eine Drehung und eine Vor- und Rückbewegung ermöglicht.

Eine Besonderheit der Halswirbel ist, dass sie in ihren **Querfortsätzen** ein Loch enthalten, in denen die Wirbelschlagader, die **Arteria vertebralis** verläuft.

Zu nennen ist noch der siebte Halswirbel, der **Prominens**. Er besitzt einen besonders ausgeprägten Dornfortsatz, der bei gebeugtem Kopf gut fühlbar ist, und an dem die Schultermuskulatur aufgehängt ist.

(Siehe auch Wirbelaufbau im Teil I Frage Nr. 61)

Zusatzfrage *Was ist das Besondere an den Lendenwirbeln?*

Antwort ▶ Im Vergleich zu anderen Wirbeln besitzen die Lendenwirbel einen **größeren Wirbelkörper**, denn diese Wirbel müssen ja die ganze Last der oberen Körperpartien tragen. Der **Wirbelkanal** ist im Vergleich wesentlich **kleiner**. Der Grund liegt darin, dass das Rückenmark ausläuft und nur noch die restlichen Spinalnerven hier entlang laufen. Der **Dornfortsatz** ragt wie bei den Halswirbeln horizontal nach hinten, ist aber wesentlich **plumper** und **flacher**.

---

22 Nennen Sie die fünf Zeitphasen eines Sterilisators!

Antwort ▶ Zur Inbetriebnahme eines Sterilisators müssen mehrere Schritte beachtet werden. Erstens werden direkt nach dem Gebrauch die benutzten Instrumente für mindestens zwei Stunden in eine 10%ige Desinfektionslösung eingelegt, man nennt dies **Grobdesinfektion**.

Zweitens erfolgt die **Feindesinfektion** mit Bürsten und Waschen der Instrumente unter fließendem Wasser.

Drittens erfolgt das **Abtrocknen** der Instrumente und **Einlegen** in den Sterilisator.

Viertens ist die **Aufwärmzeit** von ca. ½ Stunde zu beachten, bevor dann fünftens die **Inbetriebnahme** des Sterilisators erfolgt.

(Dauer der Inbetriebnahme siehe Teil I Frage Nr. 14)

---

23 Erklären Sie den Wandaufbau des Dünndarms!

Antwort ▶ Der Wandaufbau des Verdauungskanals, egal ob Magen, Dünndarm oder Dickdarm, ist immer gleich und wird in vier Schichten unterteilt. Je nach Spezifikation des Organs sind die einzelnen Schichten unterschiedlich aufgebaut, vor allem die Schleimhaut.

Innen befindet sich die **Mukosa**, die Schleimhautschicht. Beim Dünndarm besteht diese aus **Dünndarmzotten**, welche die Aufnahme der Nahrungsbausteine zur Aufgabe haben. Dann folgt die **Submukosa**, eine Verschiebeschicht aus Bindegewebe, die der Wand die Anpassungsfähigkeit gegenüber Volumenveränderungen verleiht. Die **Muskularis**, die Muskelschicht, besteht im Dünndarm aus einer inneren ringförmig verlaufenden Faserschicht und einer äußeren längs verlaufenden Schicht. Die **Serosa** stellt die äußere Bindegewebshülle dar, sie ist das viszerale Blatt des Bauchfells.

24   *Beschreiben Sie, wo die Nieren liegen!*

Antwort   ▶ Die Nieren befinden sich rechts und links neben der Wirbelsäule am **Übergang** der **Brustwirbelsäule** zur **Lendenwirbelsäule**, ungefähr zwischen dem 11. Brustwirbel und dem 3. Lendenwirbel. Der Nierenhilus ist dabei der Wirbelsäule zugewandt. Die **linke Niere** liegt unterhalb der **Milz**, wobei sie sich etwas höher befindet als die rechte Niere. Diese wird im rechten Oberbauch durch die **Leber** nach unten verdrängt.
Die Nieren sind zur besseren Fixierung in einer **Fett- und Bindegewebskapsel** eingelagert. Die Lage der Nieren im Bauchraum wird als **retroperitoneal** bezeichnet, das heißt, sie liegen hinter der vom Bauchfell umschlossenen Bauchhöhle.

Zusatzfrage   *Welche Aufgaben der Nieren kennen Sie?*

Antwort   ▶ Die Nieren dienen dem Körper als **Filter** zum „Reinigen" **des Blutes**. Hier werden **harnpflichtige Stoffe** und von der Leber abgebaute körperfremde Substanzen filtriert und mit dem Harn ausgeschieden. Durch diese Fähigkeit der Niere Stoffe zu filtrieren und dann wieder in das Blut zu resorbieren, besitzt die Niere die Aufgabe den **Wasser-Salz-Haushalt** zu regulieren, vor allem um die Bilanz von Natrium und Kalium auszugleichen. So wirkt sie auch an der Regulierung des **Säuren-Basen-Gleichgewichtes** mit. Außerdem wird im Nierengewebe **Renin** und **Erythropoetin** produziert. Renin bewirkt über das Renin-Angiotensin-Aldosteron-System eine Erhöhung des Blutdrucks und Erythropoetin führt im roten Knochenmark zur vermehrten Bildung der roten Blutkörperchen.
(Aufbau der Nieren siehe Teil I Frage Nr. 42)

Zusatzfrage   *Was verstehen Sie unter dem Renin-Angiotensin-Aldosteron-System?*

Antwort   ▶ Das Renin-Angiotensin-Aldosteron-System, kurz auch RAA-System oder RAAS genannt, **erhöht** den **Blutdruck** um den effektiven Filtrationsdruck bei der glomerulären Filtration zu gewährleisten. Aus Angiotensinogen entsteht durch die Wirkung von Renin **Angiotensin I**, welches durch das Angiotensin-Converting-Enzym, auch kurz ACE genannt, in das aktive **Angiotensin II** überführt wird. Dieses Angiotensin wirkt stark **gefäßverengend**, zudem kommt es zur Ausschüttung von **Aldosteron** in der Nebennierenrinde.

25   *Geben Sie mir einen kurzen Überblick über die Abschnitte des Gehirns?*

Antwort   ▶ Zu unterscheiden ist das **Großhirn**, das durch eine Längsfurche in zwei so genannte Hemisphären unterteilt wird, das **Zwischenhirn** mit Thalamus, Hypothalamus und Hypophyse, das **Mittelhirn** mit größtenteils weißer Substanz und einigen Anteilen der grauen Substanz, die **Brücke**, auch genannt Pons, die die Verbindung zwischen Kleinhirn und Großhirn darstellt, das **verlängerte Rückenmark**, die Medulla oblongata, in der sich wichtige Reflex- und Schaltzentren befinden und schließlich das **Kleinhirn**.

Zusatzfrage   *Welche Funktion besitzt das Kleinhirn?*

Antwort   ▶ Das Kleinhirn hat die **Koordination** von **Bewegung**, **Muskeltonus** und **Gleichgewicht** zur Aufgabe. Damit der Mensch bei größeren Bewegungen sein Gleichgewicht nicht verliert, muss der Bewegungsablauf so kontrolliert bzw. koordiniert werden, dass gegenläufige automatische Bewegungen anderer Körperteile das Gleichgewicht ausbalancieren.

26 Zeigen Sie uns den Weg des Blutes durch das Herz auf!

Antwort   ▶ Von der **unteren** und **oberen Hohlvene** gelangt das Blut in den **rechten Vorhof**. Während der Füllungsphase der Diastole öffnet sich unter dem Druck des Blutes die **Trikuspidalklappe**. Das Blut füllt die **rechte Kammer**. Die Trikuspidalklappe wird durch die Anspannungsphase der Systole geschlossen. Während der Austreibungsphase öffnet sich die **Pulmonalklappe**, das Blut gelangt in den **Truncus pulmonalis**, von dort in die **rechte** und **linke Pulmonalarterie**. In den **Lungenkapillaren** wird das Blut mit Sauerstoff angereichert. Von dort gelangt es über die **Lungenvenen** in den **linken Vorhof**. Während der Füllungsphase der Diastole öffnet sich unter dem Druck des Blutes die **Mitralklappe**. Das Blut füllt die **linke Kammer**. Die Mitralklappe wird durch die Anspannungsphase der Systole geschlossen. Während der Austreibungsphase öffnet sich die **Aortenklappe**, das Blut gelangt unter hohem Druck in die **Aorta**.

27 Wie sind die Arterien und Venen aufgebaut?

Antwort   ▶ **Arterien** sind Gefäße, die vom Herzen wegführen. Sie sind **Hochdruckgefäße**, außer den Pulmonalarterien im Lungenkreislauf. **Venen** sind Gefäße, die zum Herzen hinführen. Sie sind so genannte **Kapazitätsgefäße**. Grundsätzlich ist der Schichtaufbau der Arterien und Venen gleich: an der Innenseite die **Intima**, ein einschichtiges Plattenepithel mit einer kleinen Schicht elastischen Bindegewebes, dann die **Media**, die aus glatter Muskulatur und elastischem Bindegewebe besteht und schließlich die **Adventitia**, die als äußere Schicht das Gefäß umschließt und abgrenzt.
Bei den Arterien lassen sich zwei Arten unterscheiden: Erstens die Arterien vom „**elastischen Typ**", die in der Media eine große Anzahl von elastischen Fasern besitzen. Sie befinden sich in der Nähe des Herzens und sind für die Windkesselfunktion geeignet. Und zweitens die Arterien vom „**muskulären Typ**", die in der Media überwiegend ringförmige Muskelfasern aufweisen. Sie dienen vor allem der Blutdruckregulation bzw. der Regelung der Durchblutung der einzelnen Organe.
Die **Media** der **Venen** ist wesentlich **dünner** als die der Arterien und besitzt auch weniger elastische Fasern, denn in diesen Gefäßen befinden sich 70–80 % des gesamten Blutvolumens. Um eine Fortbewegung des Blutstroms zu gewährleisten, befinden sich in den venösen Gefäßen **Venenklappen**.

Zusatzfrage   *Was verstehen Sie unter Windkesselfunktion?*

Antwort   ▶ Unter Windkesselfunktion versteht man die Eigenschaft der Aorta und der in der Nähe des Herzens befindlichen großen Arterien, einen **fortlaufenden Blutstrom zu erzeugen**. Dieser gleichmäßige Blutfluss geschieht durch die **starke Dehnbarkeit** der großen Arterien infolge der zahlreichen elastischen Fasern in der Arterienwand. Die Arterien nehmen während der Systole einen Teil des Herzschlagvolumens auf und drücken das Blut in der Diastole wieder weiter.

28   Was ist ein Dermatom?

Antwort   ▶ Ein Dermatom ist ein von einem **Spinalnerv** sensibel innervierter **Hautbezirk**.

29   Erklären Sie uns grob wie das Ohr aufgebaut ist!

Antwort   ▶ Das Ohr kann unterteilt werden in äußeres Ohr, Mittelohr und Innenohr.
Das **äußere Ohr** beinhaltet die Ohrmuschel und den äußeren **Gehörgang** und ist für das Auffangen und die Weiterleitung des Schalls zuständig.
Das **Trommelfell** stellt die Begrenzung zwischen äußerem Ohr und **Mittelohr** dar. Es überträgt die Schwingungen auf die im Mittelohr liegenden **Gehörknöchelchen**, den Hammer, den Amboss und letztlich den Steigbügel, welcher mit dem **ovalen Fenster** verwachsen ist. Der Raum im Mittelohr nennt sich **Paukenhöhle**. Dieser ist mit **lufthaltigen Zellen** im **Warzenfortsatz** des Schläfenbeins verbunden und besitzt über die Ohrtrompete, auch **Eustachi'sche Röhre** genannt, eine Verbindung zum oberen Rachenraum, dem Nasenrachenraum. Diese Verbindung dient als Druckausgleich.
Das **innere Ohr** liegt in einer Höhlung im **Felsenbein**, einem Teil des Schläfenbeins und beinhaltet das **Hörorgan** in Form einer Schnecke und das **Gleichgewichtsorgan** in Form von Vorhof und Bogengangsapparat.

Zusatzfrage   *Welchen normalen Inspektionsbefund erhalten Sie, wenn Sie das Trommelfell mittels eines Otoskops untersuchen?*

Antwort   ▶ Bei einem normalen Befund ist die Farbe des Trommelfells perlmuttgrau. Die Membran ist vollständig geschlossen, weist eine leichte Wölbung nach innen auf und zeigt sonst keine weiteren Veränderungen, z. B. eine Rötung oder Fibrinauflagerungen. Außerdem lässt sich der durchscheinende Griff des Hammers in der Mitte des Trommelfells erkennen.

30 Geben Sie uns eine kurze Beschreibung über den Aufbau des Auges!

Antwort ▶ Das Auge besteht aus dem **Augapfel**. Außen lassen sich drei **Augenhäute** unterscheiden. Die **Lederhaut**, die vorne in die **Hornhaut** übergeht, dann die **Aderhaut**, die nach vorne in die **Regenbogenhaut**, genannt Iris, übergeht, und schließlich innen die **Netzhaut**, die für die optische Sinneswahrnehmung zuständig ist.

Die innere Struktur wird durch den **Glaskörper** und die **Augenlinse** bestimmt. Der mit Kammerwasser gefüllte Hohlraum zwischen Linse und Hornhaut wird durch die Regenbogenhaut in die **vordere** und **hintere Augenkammer** unterteilt. In der hinteren Augenkammer wird das **Kammerwasser** vom **Ziliarkörper** produziert, in der vorderen Kammer fließt das Wasser im Kammerwinkel über den **Schlemm'schen Kanal** in das venöse System ab.

31 Wie ist das Blut aufgebaut?

Antwort ▶ Das Blut ist ein flüssiges Körpergewebe. Es besteht aus den **Blutzellen**, den **Erythrozyten**, **Thrombozyten** und **Leukozyten** und aus dem **Blutplasma**. Das Blutplasma stellt die Flüssigkeit außerhalb der Blutzellen dar. Es besteht zu **90 % aus Wasser**, der Rest enthält **Bluteiweiße**, Nährstoffe, Elektrolyte, Vitamine, Spurenelemente, Abbauprodukte und andere Stoffwechselprodukte.

Zusatzfrage **Nennen Sie den Unterschied zwischen Blutplasma und Blutserum!**

Antwort ▶ Das Blutplasma ist der extrazelluläre Anteil des Blutes, also die Flüssigkeit außerhalb der Blutzellen. Das **Blutserum** stellt das **Blutplasma ohne Fibrinogen** dar. Fibrinogen spielt eine Rolle bei der Blutgerinnung.

Zusatzfrage **Welche Bluteiweiße kennen Sie?**

Antwort ▶ Zu unterscheiden sind die **Albumine**, die eine **Transportfunktion** ausüben und eine wichtige Rolle in der Erzeugung des kolloidosmotischen Druckes spielen. Die **Globuline**, die sich noch weiter in α-1 und α-2, β- und γ-Globuline unterteilen, üben eine Trägerfunktion aus, außer den **Gammaglobulinen**, die als **Antikörper** benutzt werden.

Unterschieden werden die Bluteiweiße in der klinischen Medizin mit der Hilfe der Elektrophorese.

Zusatzfrage **Was ist der Hämatokritwert?**

Antwort ▶ Der Hämatokritwert ist der **prozentuale Anteil** der zellulären Bestandteile des Blutes am Gesamtblutvolumen. Er beträgt bei Frauen ca. 37–48 % und bei Männern ca. 40–52 %.

32   *Wie ist das Kniegelenk aufgebaut!*

Antwort   ▶ Das Kniegelenk ist ein **Drehscharniergelenk**. Daran beteiligt sind der **Oberschenkelknochen**, das **Schienbein** und die **Kniescheibe**.

Im Kniegelenk befinden sich zwei sichelförmige Faserknorpelscheiben, der **Innenmeniskus** und der **Außenmeniskus**. Sie sind mit dem Schienbein und der Gelenkkapsel verwachsen, sind jedoch so beweglich, dass sie dem Oberschenkelknochen eine der jeweiligen Gelenkstellung angepasste Gelenkpfanne bieten. Außerdem dämpfen und verteilen sie die Druckkräfte bei gestrecktem Kniegelenk. Die **Kniegelenkbänder** bestimmen den Bewegungsumfang des Kniegelenks und garantieren die Stabilität. Die **Seitenbänder** verlaufen außerhalb der Gelenkkapsel und verhindern eine Drehbewegung der beiden großen Knochen im gestreckten Knie. **Vorderes** und **hinteres Kreuzband** befinden sich im Gelenkinneren und verhindern eine Verschiebung der beiden Knochen im gebeugten Knie.

(Untersuchung der Kreuzbänder siehe auch Teil III Frage Nr. 18)

33   *Nennen Sie die Größe, Lage und die angrenzenden Organe der Bauchspeicheldrüse!*

Antwort   ▶ Die Bauchspeicheldrüse liegt **quer** im **Oberbauch** und ist ca. 15–20 cm lang. Sie kreuzt die Wirbelsäule in **Höhe des ersten** und **zweiten Lendenwirbels**. Sie wird unterschieden in **Kopf**, **Körper** und **Schwanz**. Der Verlauf vom Kopf zum Schwanz erfolgt schräg nach oben links. Der Kopf der Bauchspeicheldrüse liegt in der so genannten C-Schlinge des **Zwölffingerdarms**. Davor liegt die **Leber**. Der Körper der Bauchspeicheldrüse liegt hinter dem **Magen**, der Schwanz reicht bis zum **Milzhilus**, die Ein- und Austrittspforte an der Innenseite der Milz. Hinter der Bauchspeicheldrüse befindet sich die **Bauchwand**, mit der sie fest verwachsen ist. Sie liegt daher **retroperitoneal**, das heißt, sie liegt hinter dem Bauchfell.

Zusatzfrage   *Was sind die Aufgaben der Bauchspeicheldrüse?*

Antwort   ▶ Die Bauchspeicheldrüse hat zwei Funktionen. Erstens, die Produktion des **bikarbonatreichen** Bauchspeichels. Er hat die Aufgabe, den sauren Magenbrei im Zwölffingerdarm auf einen pH-Wert von 7–8 zu führen und zum anderen durch **Enzyme** die **Aufspaltung** der **Nährstoffe** zu beschleunigen. Zweitens hat das Organ auch eine **endokrine Funktion**. In den so genannten Langerhans-Inseln werden die Hormone **Insulin** und **Glukagon** produziert. Diese sind an der Regulation des Blutzuckerhaushaltes beteiligt, wobei Insulin zu einer Senkung des Zuckergehalts des Blutes führt und Glukagon zu einer Erhöhung.

Zusatzfrage   *Welche Fermente (Enzyme) werden von der Bauchspeicheldrüse produziert?*

Antwort   ▶ Im Bauchspeichel werden drei Enzymgruppen unterschieden: die **Proteasen**, welche Eiweißmoleküle in ihre molekularen Bausteine, die Aminosäuren aufspalten, die **Amylasen**, welche Kohlenhydrate aufspalten und die **Lipasen**, welche Triglyzeride in Fettsäuren und Glyzerin aufspalten.

34 Unterteilen Sie das Nervensystem!

Antwort ▶ Unter Nervensystem versteht man die Gesamtheit des Nervengewebes, welches in der Lage ist Reize aufzunehmen und weiterzuleiten. Man kann das Nervensystem nach der **anatomischen** Lage in **Zentralnervensystem** und **peripheres Nervensystem** unterteilen, wobei das ZNS aus **Gehirn** und **Rückenmark** und das periphere Nervensystem aus 31 **Spinalnerven-** und 12 **Gehirnnervenpaaren** besteht. Eine weitere Unterteilung des Nervensystems wird durch die Funktion bestimmt, nämlich in **willkürliches** bzw. animales und in unwillkürliches bzw. **vegetatives** Nervensystem.

35 Welche Organe befinden sich im Mediastinum?

Antwort ▶ Das Mediastinum, auf Deutsch Mittelfellraum genannt, bezeichnet den **Raum innerhalb** des **Brustkorbes zwischen** den beiden **Lungenflügeln**. Nach vorn wird es begrenzt durch das Brustbein, nach hinten durch die Wirbelkörper und nach unten durch das Zwerchfell. Folgende Organe befinden sich in diesem Raum: **Herz**, **Thymus**, **Luftröhre**, **Stammbronchien**, **Speiseröhre**, **Milchbrustgang**, **Brustaorta**, **untere Hohlvene** und andere Gefäße, Nerven, Lymphgefäße und Lymphknoten.

36 Wie funktioniert das Reizleitungssystem des Herzens? Nennen Sie uns wichtige Strukturen davon!

Antwort ▶ Das Herzreizleitungssystem ist ein **Leitungssystem** aus **speziellen Herzmuskelfasern**, die selbstständig und **rhythmisch** einen **Erregungsreiz** erzeugen und ihn zu allen Herzmuskelzellen weiterleiten, um schließlich eine Kontraktion zu bewirken. Durch die **Glanzstreifen** des Herzmuskels sind die Herzmuskelfasern mechanisch und elektrisch so miteinander verbunden, dass das Herz nur als eine einzige große Herzmuskelplatte erregt bzw. kontrahiert werden kann. Der **Sinusknoten** ist der so genannte **Herzschrittmacher**. Er erzeugt elektrische Reize in einem Takt von 60–80 pro Minute und befindet sich am rechten Vorhof. Von dort werden die Reize zum **AV-Knoten** geleitet, der als sekundäres Erregungsbildungszentrum eine Eigenfrequenz von 40–60 pro Minute aufweist. Dann folgen **His-Bündel**, rechter und linker **Tawara-Schenkel**, **Purkinje-Fasern** und schließlich die Herzmuskelzellen.

37 Wo liegt die Milz und von welchen Organen ist sie umgeben?

Antwort ▶ Die Milz liegt **intraperitoneal**, das heißt sie befindet sich innerhalb des Bauchfells. Sie liegt im **linken hinteren Oberbauch** unter der Zwerchfellkuppe ungefähr in Höhe der **neunten bis elften Rippe**. Folgende Organe liegen in der Nähe bzw. berühren die Milz: nach **vorn** der **Magen**, nach **unten** die **Dickdarmkrümmung**, nach **hinten** die **Niere**, am **Milzhilus** der **Schwanz** der **Bauchspeicheldrüse** und nach außen die Rippen.

Zusatzfrage   *Ist die Milz im normalen Zustand zu palpieren?*

Antwort   ▶ **Nein**, normal ist sie nicht fühlbar. Nur bei einer vergrößerten Milz, einer Spleno-
megalie.
(Splenomegalie siehe Teil II Frage Nr. 161, Palpation der Milz siehe unter Teil III Frage
Nr. 9)

Zusatzfrage   *Welche Aufgaben hat die Milz?*

Antwort   ▶ Die Milz ist ein zum **lymphatischen System** gehörendes **Abwehrorgan**. Sie ist in
der Lage **Phagozytose** zu betreiben, das heißt, schädliche Stoffe können „aufgefres-
sen" werden. Man unterscheidet die **rote Milzpulpa**, in der der größte Teil der **roten
Blutkörperchen** nach Beendigung ihrer normalen Lebenszeit durch das Monozyten-
Makrophagen-System **abgebaut** wird. In der **weißen Milzpulpa** werden **T-Lymphozyten gebildet**. Zusätzlich ist das Milzgewebe in der Lage **Eisen** und **Blut** zu **speichern**.
Beim ungeborenen Kind wird in der Milz Blut gebildet.

---

38   Erzählen Sie mir etwas über den Kohlenhydratstoffwechsel, wo findet er statt, welche Enzyme und Hormone sind daran beteiligt?

Antwort   ▶ Der Kohlenhydratstoffwechsel fängt schon im Mund an, durch die **Alphaamylase**
des Speichels, das **Ptyalin**. Deshalb auch die Empfehlung lange und gut zu kauen. Der
enzymatische Abbau der Kohlenhydrate setzt sich durch die Alphaamylase der **Bauchspeicheldrüse** im Zwölffingerdarm weiter fort. Schließlich werden die molekularen
Bausteine der Kohlenhydrate, die **Monosaccharide**, über die Dünndarmzotten in den
Körper bzw. in das Blut der Pfortader aufgenommen. In der Leber, aber auch in anderen stoffwechselaktiven Geweben, zum Beispiel dem Muskelgewebe, können die
molekularen Zuckerbausteine unter Mitwirkung von **Insulin** in den Zellen **gespeichert**
werden. Diese Speicherform nennt sich **Glykogen**. Sie wird durch die Hormone **Glukagon**, Adrenalin, Schilddrüsenhormone oder Wachstumshormone in Glukose umge-
wandelt. Diese Zuckerbausteine werden in den Mitochondrien der Zellen unter
Gewinnung von Energie abgebaut.

---

39   Was gehört zum lymphatischen System und welche Aufgabe besitzt es?

Antwort   ▶ Zum lymphatischen System gehören das **Lymphgefäßsystem**, die **Lymphknoten**,
Milz, **Thymus**, **Mandeln** und lymphatisches Gewebe in vielen Organen, z.B. im **Kno-
chenmark**, im **Wurmfortsatz** des Blinddarms, in den **Peyer-Plaques** im Krummdarm.
Das lymphatische System dient der spezifischen und unspezifischen **Abwehr**. Zum
einen werden hier **Lymphozyten gebildet**, zum anderen dient es als Filterstation, die
Lymphknoten als Filter der Lymphe und die Milz als eine Art Blutfilter.

Zusatzfrage	**Wie sind Lymphknoten aufgebaut und welche Aufgaben haben sie?**

Antwort ▶ Die Lymphknoten gehören zum lymphatischen System. Sie bestehen aus **retikulärem** Gewebe. Das heißt, sie enthalten eine Vielzahl von **Hohlräumen**, in deren Wände **Fresszellen** sitzen, die schädliche Stoffe aus der Lymphe aufnehmen und unschädlich machen. Außerdem sind die Lymphknoten der **Vermehrungs-** und **Aufenthaltsort** der **Lymphozyten**.

Zusatzfrage	**Was versteht man unter regionären Lymphknoten?**

Antwort ▶ Unter regionären Lymphknoten versteht man die **erste Filterstation** für die Lymphe einer bestimmten Region. Bei den inneren Organen liegen diese meist in der Nähe des Organs, während sie bei den Extremitäten in der Achselhöhle bzw. in der Leiste zu finden sind.

Zusatzfrage	**Sind Lymphknoten normalerweise zu ertasten?**

Antwort ▶ **Nein**. Gesunde Lymphknoten sind **weich** und nicht abzugrenzen vom übrigen Gewebe. Nur bei Erkrankungen bzw. Infektionen können sie stark anschwellen und fühlbar werden. Als Folge einer Entzündung kann Bindegewebe in den Lymphknoten eingebaut werden. Dann sind diese Lymphknoten zeitlebens als Knoten fühlbar. Bei bösartigem Befall der Lymphknoten sind sie als besonders hart zu ertasten und mit der Umgebung nicht zu verschieben.

Zusatzfrage	**Was verstehen Sie unter Lymphe?**

Antwort ▶ Die Lymphe ist eine aus dem **Zwischenzellraum** gewonnene **Flüssigkeit**. Sie ähnelt dem Blutplasma, besitzt aber **weniger Eiweiß** und **mehr Fett**. Innerhalb von 24 Stunden werden ca. 2–3 Liter aus dem Zwischenraum der Zellen aufgesogen, von den Lymphknoten filtriert und schließlich über die Venenwinkel zwischen Drossel- und Schlüsselbeinvene dem venösen Blut zugeführt.

---

40 Mit welchem Epithel sind die großen Bronchien aufgebaut und welche Aufgabe besitzt es?

Antwort ▶ Die Bronchien sind mit **Flimmerepithel** ausgestattet. Das ist eine Zellschicht, welche an der Oberfläche so genannte **Flimmerhärchen** innehat. Durch **schleimproduzierende Becherzellen** besitzen diese Flimmerhärchen die Fähigkeit in der Atemluft enthaltene **Fremdkörper abzufangen** und durch rhythmische Bewegungen nach **außen** zu **transportieren**.

41 — Aus welchen Knochen besteht der Beckengürtel?

Antwort ▶ Das Becken bzw. der Beckengürtel besteht aus drei großen Knochen, dem **Kreuzbein** und dem **rechten** und **linken Hüftbein**. Das Kreuzbein ist über das **Ileosakralgelenk**, das Kreuzbein-Darmbein-Gelenk, mit den Hüftbeinen verbunden. Dieses Gelenk ist ein mit einem starken Bändcrapparat fest fixiertes und nahezu unbewegliches Gelenk. Nach unten sind beide Hüftbeine durch die **Symphyse** knorpelig miteinander verbunden. Die Hüftbeine selbst bestehen aus drei zusammengewachsenen Einzelknochen: **Darmbein**, **Sitzbein** und **Schambein**.

Zusatzfrage **Welche Unterschiede kennen Sie zwischen dem männlichen und weiblichen Becken?**

Antwort ▶ Der Winkel zwischen den beiden Schambeinen des Hüftknochens, genannt **Schambeinwinkel**, ist beim weiblichen Becken **stumpfer** und hat einen **größeren Beckenausgang**. Das weibliche Becken ist **kürzer** und **breiter** und das Gewicht ist **leichter**.

42 — Wie ist die Niere aufgebaut?

Antwort ▶ Die funktionelle Einheit der Niere besteht aus einem **Nephron**, pro Niere gibt es ca. eine Million Nephrone. Bei einem Nephron unterscheidet man die **Nierenkörperchen** und die **Nierenkanälchen**, auch Tubulusapparat genannt. In den Nierenkörperchen findet sich ein Knäuel aus Kapillarschlingen, dem **Glomerulusapparat**. Hier findet die **glomeruläre Filtration** statt. Dadurch entsteht der Primärharn, der durch die **Bowman-Kapsel** des Nierenkörperchens aufgefangen und in die Nierenkanälchen weitergeleitet wird. Diese werden in einen **proximalen Tubulus**, der **Henle-Schleife** und einen **distalen Tubulus** unterteilt. Um die Wandung der Nierenkanälchen finden sich Kapillaren, die die bei der glomerulären Filtration in den Primärharn entlassenen Substanzen wieder aufnehmen. Man nennt dies **tubuläre Resorption**. Zusätzlich können Substanzen vom Blut in den Tubulusapparat gebracht werden, dies wird **tubuläre Sekretion** genannt. Über **Sammelrohre** wird der fertige Harn über Nierenpapillen in das **Nierenbecken** abgegeben.
Schneidet man die Niere auf, so kann man mit dem bloßem Auge die **Nierenrinde** und das **Nierenmark** erkennen, wobei das Aussehen der rotbraunen körnigen Rinde durch die Strukturen der Nierenkörperchen entsteht.
(Lage und Aufgaben der Niere siehe unter Teil I Frage Nr. 24)

43 Wie ist die Haut aufgebaut?

Antwort ▶ Die Haut besteht aus **Oberhaut**, Epidermis genannt, und der **Lederhaut**, Dermis genannt. Die Oberhaut besteht aus mehrschichtigem verhornten Plattenepithel **ohne** eigene **Gefäßversorgung**. Die Ernährung erfolgt aus der darunter liegenden Lederhaut durch Diffusion. Folgende Schichten sind ab Lederhaut zu unterscheiden: die **Basalzellschicht**, die **Stachelzellschicht**, die **Körnerzellschicht** und die **Hornschicht**, die aus abgestorbenen miteinander verklebten Deckzellen besteht. Die Lederhaut besteht aus gefäßreichem Bindegewebe mit sehr viel **elastischen** und **kollagenen Fasern**, die der Haut die Qualität der Reißfestigkeit und der elastischen Dehnung verleihen. Die ohne eigentliche Grenze unter der Lederhaut liegende Unterhaut gehört streng genommen nicht mehr zur Haut. Sie dient vor allen der Speicherung von Fett, daher auch der Name „Unterhautfettgewebe".

Zusatzfrage **Nennen Sie uns die Aufgaben der Haut!**

Antwort ▶ In erster Linie bietet die Haut **Schutz** gegen **mechanische**, **chemische** und **physikalische Reize** durch die Oberhaut bzw. der Hornschicht. Durch die Fähigkeit der Haut Schweiß zu verdunsten und Strahlen abzugeben, wirkt sie bei der Erhaltung der **Wärmeregulation** mit, außerdem hat sie dadurch eine vermittelnde Funktion im Wasserhaushalt. In der Haut und in der Unterhaut liegen verschiedenste **Hautsensoren**, die Reize zur Gefahrenabwendung oder zur Überprüfung von motorischen Handlungen wahrnehmen können, zum Beispiel Schmerzrezeptoren, Thermorezeptoren oder Mechanorezeptoren.
Das Unterhautfettgewebe, genannt Subkutis, hat die Aufgabe Energie zu speichern und dient gleichzeitig der Wärmeisolierung.

44 Nennen Sie die Hormone der Nebennierenrinde und deren Wirkung!

Antwort ▶ Die Nebennierenrinde lässt sich in drei Zonen unterteilen, die als Produktionsort unterschiedlicher Hormone dienen.
In der **äußeren Schicht**, der Zona glomerulosa, werden **Mineralokortikoide** produziert, deren Hauptvertreter das **Aldosteron** ist und die in der Niere den **Wasser-** und **Elektrolythaushalt** regulieren.
In der **mittleren Schicht**, der Zona fasciculata, werden **Glukokortikoide** produziert, deren Hauptvertreter **Kortisol** bzw. **Kortison** sind. Sie führen zu einem **Anstieg** des **Blutzuckerspiegels** und haben einen **antientzündlichen Effekt**.
In der **innersten Schicht**, der Zona reticularis, werden vor allem männliche **Geschlechtshormone**, die **Androgene**, in geringerem Ausmaß auch weibliche Geschlechtshormone, die **Östrogene** produziert.

Zusatzfrage **Was wissen Sie über das Nebennierenmark?**

Antwort ▶ Das Nebennierenmark weist eine ähnliche Herkunft auf wie die Nervenzellen des Sympathikus. Es produziert **Adrenalin** und Noradrenalin, welche als so genannte Botenstoffe des **sympathischen Nervensystems** Sympathikuswirkung besitzen.

45 Wie ist der feinstoffliche Aufbau der Leber?

Antwort ▶ Die kleinste anatomische Einheit der Leber ist das **Leberläppchen** mit der räumlichen Gestalt eines **sechseckigen** Zylinders. Zwischen den Leberläppchen an den Eckpunkten verlaufen die Äste der **Pfortader**, der **Leberarterie** und der in der Leber gelegenen **Gallengänge**. Das Blut der Pfortader und der Leberarterie gelangen in die **Lebersinusoide**, welche, von doppelreihigen platten Leberzellen, den **Leberzellbalken**, begrenzt, sternförmig zur Mitte des Leberläppchen verlaufen. Dort fließt das Blut über eine **Zentralvene** ab. Vor den eigentlichen Leberzellen befinden sich Endothelzellen und **Kupffer-Sternzellen**. Diese gehören zu den Makrophagen und haben „Fresscharakter". Innerhalb des dreidimensionalen Balkenwerks der platten Leberzellen befinden sich die intrahepatischen Gallengänge, welche von der Mitte zur Peripherie verlaufen und die von den Leberzellen produzierte Gallenflüssigkeit aufnehmen.

46 Nennen Sie die ableitenden Gallengänge!

Antwort ▶ Unterschieden werden die **intrahepatischen** Gallengänge, also die innerhalb der Leber gelegenen Gallenwege, und die **extrahepatischen** Gallengänge, die außerhalb der Leber gelegenen Gallenwege. Diese beginnen an der Leberpforte mit den zwei Lebergängen aus der rechten und linken Leberhälfte, welche die Galle an den großen gemeinsamen Lebergallengang, auch **Ductus hepaticus communis** genannt, abgeben. Der Ductus hepaticus communis geht an der Abzweigung zur Gallenblase in den **Ductus choledochus**, den Hauptgallengang, über. Der Choledochus mündet in vielen Fällen zusammen mit dem Ausführungsgang der Bauchspeicheldrüse, dem **Ductus pancreaticus**, über die **Vater-Papille** in den absteigenden Teil des Zwölffingerdarms. Der Gallenblasengang, genannt **Ductus cysticus**, entspringt am Übergang des Ductus hepaticus communis zum Ductus choledochus.

Zusatzfrage **Was verstehen Sie unter Leberpforte?**

Antwort ▶ Die Leberpforte bezeichnet die **Einmündungsstelle** der Pfortader und der Leberarterie bzw. die Austrittsstelle der beiden Lebergallengänge.

47 Was produzieren die Magendrüsen?

Antwort ▶ Die schlauchförmigen Magendrüsen befinden sich in der Magenschleimhaut und produzieren den **sauren Magensaft**. Zu unterscheiden sind die **Hauptzellen**, welche die unwirksame Vorstufe des einweißspaltenden Enzyms Pepsin produzieren, die **Belegzellen**, welche die Salzsäure bereiten und den Intrinsic-Faktor herstellen und schließlich die **Nebenzellen**, die den schützenden Schleim für die Magenwand produzieren.

Zusatzfrage **Wofür ist der Intrinsic-Faktor wichtig?**

Antwort ▶ Der Intrinsic-Faktor ist notwendig zur **Aufnahme** von **Vitamin B_{12}** in den Körper. Er bildet zusammen mit dem Vitamin B_{12} einen Komplex, welche im Krummdarm über die Dünndarmzotten in den Körper aufgenommen wird. Fehlt der Intrinsic-Faktor, kann auch das Vitamin B_{12} nicht aufgenommen werden, es entsteht die **perniziöse Anämie** (siehe unter Teil II Frage Nr. 63).

Zusatzfrage   *Schildern Sie die Lage des Magens!*

Antwort   ▶ Der Magen liegt links im **Oberbauch** zwischen **Leber** und **Milz**. Oberhalb des Magens befindet sich die linke Zwerchfellkuppe, hinter dem Magen die **Bauchspeicheldrüse**, hinten links die Milz. Zur Hälfte wird der Magen von dem linken Leberlappen überlappt. Unterhalb des Magens befindet sich der querliegende **Dickdarm** bzw. Teile des Dünndarms. Der Magen liegt **intraperitoneal**, also innerhalb des Bauchfells.

Zusatzfrage   *Welche Aufgaben übernimmt der Magen?*

Antwort   ▶ Der Magen hat die Aufgabe die zerkaute **Nahrung aufzufangen** und sie mit dem Magensaft gut zu **durchmischen**. Dabei beginnt die enzymatische **Aufspaltung** der **Eiweiße**. Durch den niedrigen pH-Wert hat der Magen eine **bakterizide Wirkung**. Gleichzeitig schützt sich der Magen durch die Bildung eines zähen Schleims vor der eigenen Magensäure.

---

48   *Schildern Sie kurz den Verlauf der Aorta von der Aortenklappe bis zur Aortenbifurkation!*

Antwort   ▶ Die Aorta ist die Hauptschlagader des Körpers. Sie beginnt am Herzen hinter der Aortenklappe und wird unterteilt in einen **aufsteigenden Teil**, den **Aortenbogen** und einen **absteigenden Teil**. Vom Aortenbogen gehen **drei große Gefäße** ab, die den Kopf und den rechten und linken Arm versorgen. Das **Zwerchfell** unterteilt den absteigenden Teil der Aorta in **Brust**- und **Bauchaorta**. Von der Bauchaorta gehen folgende große Arterien ab: der **Truncus coeliacus**, ein Gefäßstamm für die Magen-, Leber- und Milzschlagader, die **obere Gekröseschlagader**, die rechte und linke **Nierenarterie**, die **untere Gekröseschlagader** und die paarig angelegten Hoden- bzw. Eierstockarterien. Die Aortenbifurkation bezeichnet die **Gabelung** der **Aorta** in die rechte und linke gemeinsame Beckenarterie. Diese Teilungsstelle befindet sich in **Höhe** des **vierten Lendenwirbels**.

---

49   *Wie ist ein Gelenk aufgebaut?*

Antwort   ▶ Gelenke sind **Verbindungen** von **Knochen** untereinander, die eine Körperbewegung erst ermöglichen. Bei den an einem Gelenk beteiligten Knochen unterscheidet man meist einen **Gelenkkopf** und eine **Gelenkpfanne**. Ein strapazierfähiger **Gelenkknorpel** überzieht die beteiligten **Gelenkflächen** um das darunter liegende empfindliche Knochengewebe zu schützen. Der Raum zwischen den am Gelenk beteiligten Knochen wird als **Gelenkspalt** bezeichnet und charakterisiert ein **echtes Gelenk**. Innerhalb der Gelenkhöhle hat die **Gelenkflüssigkeit**, genannt Synovia, zum einen die Aufgabe als Gelenkschmiere die Reibung der Gelenkflächen herabzusetzen und zum andern, den Gelenkknorpel zu ernähren, da das Knorpelgewebe keine Blutgefäße enthält. Gelenkspalt und Gelenkflüssigkeit werden von einer Gelenkkapsel umschlossen. Ein so genanntes unechtes Gelenk weist keinen Gelenkspalt auf, sondern stellt ein Haften von Knochen mit Knochen bzw. Knochen mit Knorpeln dar.

50 Was ist ein Kornealreflex?

Antwort ▶ Ein Kornealreflex ist ein **Hornhautreflex**, ein Fremdreflex. Durch Berührung bzw. Reizung der Hornhaut kommt es zur automatischen **Schließung** des **Augenlids**.

Zusatzfrage **Was ist ein Pupillenreflex?**

Antwort ▶ Der Pupillenreflex bezeichnet die unwillkürliche Veränderung der Pupillenweite. Bei **Lichteinfall** kommt es zur Verengung der Pupille und bei **Dunkelheit** zur Weitstellung. Bei vegetativen Veränderungen führt ein erhöhter Sympathikustonus zur Pupillenerweiterung und ein erhöhter Vagustonus zur Pupillenverengung.

51 Wie sind die Leukozyten aufgeteilt? Erläutern Sie uns kurz deren Aufgaben!

Antwort ▶ Leukozyten stellen die **Abwehrzellen** dar. Es werden Granulozyten, Monozyten und Lymphozyten unterschieden. Die **Granulozyten** dienen der **unspezifischen Abwehr**. Nach ihrem Färbeverhalten werden sie in basophile, eosinophile und neutrophile Granulozyten unterteilt. **Basophile** Granulozyten wirken **entzündungsfördernd**, sie enthalten unter anderem Histamin und Heparin. **Eosinophile** Granulozyten sind vermehrt vorhanden bei **Allergien**, **Parasitenbefall**, zum Beispiel Würmern, und vor allem in der letzten Phase des Abwehrgeschehens, die daher auch eosinophile Heilphase oder „Morgenröte der Genesung" genannt wird. Die **neutrophilen** Granulozyten übernehmen die Aufgabe des Unschädlichmachens, der **Phagozytose**, indem sie körperfremde Substanzen „auffressen" und auflösen. Bei einer Entzündung sind sie immer als Erstes am Entzündungsort. Unter dem Mikroskop können **stabkernige** und **segmentkernige** neutrophile Granulozyten wahrgenommen werden. Die Stabkernigen zeigen den Anteil der jungen Granulozyten auf und sind im Normalfall im Differenzialblutbild nur wenig vorhanden. Ein übermäßiges Auftreten von Stabkernigen weist auf eine akute Entzündung hin, dies wird „**Leukozytose** mit **Linksverschiebung**" genannt.
Die **Monozyten**, auch Makrophagen genannt, weil sie so groß sind, bewirken in erster Linie **Phagozytose**. Sie sind jedoch auch an der spezifischen Abwehr beteiligt, da sie durch die Fähigkeit einer Antigenpräsentation an ihrer eigenen Zellmembran die Lymphozyten zur Antikörperbildung anregen können.
Die **Lymphozyten** dienen der **spezifischen Abwehr**, indem sie gegen bestimmte Antigene bestimmte Antikörper bilden und diese so unwirksam machen. Bei den Lymphozyten werden **B-Lymphozyten** und **T-Lymphozyten** unterschieden.
(Siehe auch Teil I Frage Nr. 63)

52 Geben Sie uns Informationen über das Blutbild!

Antwort   ▶ Das **rote Blutbild** ist eine quantitative Bestimmung der Blutbestandteile. Im großen Blutbild werden die **Zahlen** der **Erythrozyten**, der **Thrombozyten** und der **Leukozyten**, bezogen auf einen Mikroliter, bestimmt. Zusätzlich gibt es Auskunft über den **Hämoglobinwert** in Gramm, bezogen auf hundert Milliliter und den **Hämatokritwert**, der in Prozent angegeben wird.

Das **weiße Blutbild**, auch **Differenzialblutbild** genannt, gibt Auskunft über die prozentualen Anteile der einzelnen Leukozytenarten.

Rotes Blutbild		
Erythrozyten m	4,4–5,8	Mill./µl
Erythrozyten w	4,0–5,4	Mill./µl
Retikulozyten	ca. 1	% der Erythrozyten
Thrombozyten	150 000–340 000	µl
Leukozyten	4000–10 000	µl
Hämoglobin m	14–18	g/dl
Hämoglobin w	12–16	g/dl
Hämatokrit m	40–52	%
Hämatokrit w	37–48	%

Weißes Blutbild/Differenzialblutbild	
Stabkernige neutrophile Granulozyten	0–5 % der Leukozyten
Segmentkernige neutrophile Granulozyten	50–70 % der Leukozyten
Eosinophile Granulozyten	0–5 % der Leukozyten
Basophile Granulozyten	0–2 % der Leukozyten
Lymphozyten	25–50 % der Leukozyten
Monozyten	2–6 % der Leukozyten

53 Was ist das Peritoneum?

Antwort   ▶ Das Peritoneum, das Bauchfell, hat die Aufgabe, eine Verschieblichkeit der Bauchorgane untereinander zu ermöglichen. Das nach außen gelegene Bauchfellblatt ist mit der Bauchmuskulatur und der hinteren Bauchwand befestigt, das innere Blatt legt sich um die Bauchorgane herum. So wird eine **Fixierung** der **Bauchorgane** bei **gleichzeitiger Bewegungsfreiheit** ermöglicht.

Zusatzfrage   *Welche Organe liegen intraperitoneal, welche retroperitoneal?*

Antwort   ▶ Die im Bauchfell gelegenen Bauchorgane werden als **intraperitoneale** Organe bezeichnet. Dazu zählen **Magen, Leber, Milz, Leerdarm** und **Krummdarm, Blinddarm** mit dem **Wurmfortsatz, querliegender Dickdarm** und **S-förmiger Teil des Dickdarms**. Die hinter dem Bauchfell liegenden Organe werden als **retroperitoneale** Organe bezeichnet. Einige sind mit einem Teil ihrer Oberfläche an dem Bauchfell verwachsen, z. B. **Zwölffingerdarm, Bauchspeicheldrüse, aufsteigender** und **absteigender Teil** des **Dickdarms**, andere liegen völlig frei zwischen Bauchfell und hinterer Bauchwand, z. B. die Nieren, Harnleiter, Aorta, untere Hohlvene, Milchbrustgang.

54   Beschreiben Sie die Lage des Herzens!

Antwort   ▶ Das Herz liegt im **Mediastinum**, im Raum zwischen den beiden Lungenflügeln, **hinter** dem **Brustbein**. Es liegt ungefähr zu **zwei Drittel links** und zu einem Drittel rechts der **Körpermittellinie**. Die **Herzspitze** ist mit dem **Zwerchfell verwachsen** und befindet sich normalerweise im fünften Interkostalraum innerhalb der Medioklavikularlinie.

Zusatzfrage   *Wie verläuft die Herzachse?*

Antwort   ▶ Die Herzachse bezeichnet die **Verbindung** der **Herzbasis**, also der Mitte der Oberseite des Herzens mit der **Herzspitze**. Sie verläuft **diagonal** von **rechts oben hinten** nach **links unten vorne**. Zusätzlich ist das Herz um die Achse so gedreht, dass das rechte Herz vorne und das linke Herz hinten liegt.

55   Wo ist die Blutbildungsstätte beim Erwachsenen?

Antwort   ▶ Die Blutbildung, auch Erythropoese genannt, vollzieht sich beim **Erwachsenen** im **roten Knochenmark**, vor allen in den **Epiphysen**, den Knochenendstücken der langen **Röhrenknochen** und in den kurzen, **platten Knochen**, zum Beispiel dem Brustbein und den Rippen. Sie kann jedoch bei bestimmten **Blutkrankheiten**, zum Beispiel bei Leukämie oder Lymphogranulomatose, auch in **Leber** und **Milz** erfolgen.
Beim **ungeborenen Kind** findet die Blutbildung ebenfalls in **Leber** und **Milz** statt.
Die Bildung der Blutzellen erfolgt aus den Stammzellen. Aus diesen differenzieren sich nach unterschiedlicher Entwicklung die Erythrozyten, die Thrombozyten und die Leukozyten.

56   *Was wissen Sie über Erythrozyten?*

Antwort   ▶ Die Erythrozyten, auf Deutsch „**rote Blutkörperchen**", sind kleine, auf beiden Seiten eingedellte **Scheiben**. Sie besitzen **keinen Zellkern** mehr und sind daher auch nicht in der Lage sich zu teilen oder neues Zellplasma zu produzieren. Nach ungefähr **120 Tagen** verlieren sie ihre Fähigkeit sich zu verformen und werden vor allem in der **Milz abgebaut**. Ihr Aufgabe besteht in der „losen **Bindung**" der **Sauerstoffmoleküle**, welche in den Lungenkapillaren aufgenommen und im Stoffaustauschgebiet an die Zellen abgegeben werden. Die Bindung des Sauerstoffs erfolgt über das **Hämoglobin**, den roten Blutfarbstoff.

57   *Was ist Hämolyse?*

Antwort   ▶ Unter Hämolyse versteht man den **Abbau** überalterter **Erythrozyten** im **Monozyten-Makrophagen-System**, vor allem in der Milz, Leber und im Knochenmark. Dabei wird das frei gewordene Globin, ein **Bluteiweiß**, in der Leber neu verwertet. Der aus dem Häm-Molekül frei gewordene Eiweißanteil wird zu Bilirubin umgebaut und im Blutplasma an Albumine gebunden. Dieses Bilirubin nennt sich **unkonjugiertes Bilirubin**. Das beim Abbau des Häm-Moleküls freigewordene **Eisen** wird vor allem in Leber und Milz gespeichert. (Siehe auch „Bilirubinkreislauf" Teil I Frage Nr. 13)

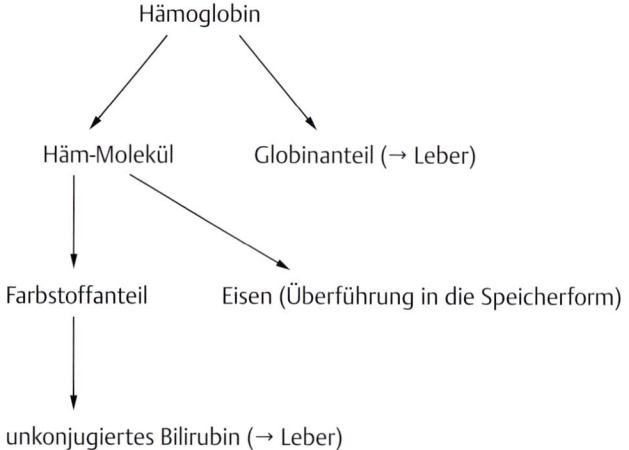

58 Beschreiben Sie uns den anatomischen Verlauf des Verdauungskanals, angefangen vom Mund bis zum Anus!

Antwort ▶ Der Verdauungskanal bildet ein durchgehendes Rohr vom Mund bis zum Anus. Der Speisebrei gelangt von der **Mundhöhle** durch den Schluckakt in den **Mundrachenraum**, den **Kehlkopfrachenraum**, die **Speiseröhre** und schließlich in den **Magen**. Der **Magenpförtner**, genannt Pylorus, trennt den Magen vom **Dünndarm**. Dieser ist ein drei bis vier Meter langer Verdauungskanal, der in drei nahtlos ineinander übergehende Abschnitte unterteilt wird: den **Zwölffingerdarm** als kürzesten Abschnitt, den **Leerdarm** und den **Krummdarm**. Der Krummdarm wird durch die Ileozökalklappe, die **Bauhin'sche Klappe**, zum **Dickdarm** abgegrenzt. Dieser beginnt mit dem **Blinddarm** und dem dazugehörigen **Wurmfortsatz**, dem Appendix vermiformis, und dem **aufsteigenden Teil** des Dickdarms. Es folgt die rechte Dickdarmkrümmung unter der Leber, der **querliegende** Dickdarm, die linke Dickdarmkrümmung unter der Milz, der **absteigende** Dickdarm und der **S-förmige** Teil des Dickdarms, der in den **Mastdarm** übergeht. Der **Anus** stellt mit seinen Schließmuskeln die Begrenzung des Verdauungskanals nach außen dar.

Zusatzfrage *Welche Aufgabe hat der Verdauungskanal zu erfüllen?*

Antwort ▶ Ziel des Verdauungskanals ist es, die Nahrung durch **Enzyme** in aufnahmebereite **Bausteine** zur spalten und diese in den Körper **aufzunehmen**. Um dies zu ermöglichen, muss die gesamte Nahrung **mechanisch zerkleinert**, **vermischt** und weiter **bewegt** werden. Die nicht vom Körper aufgenommenen Stoffe werden schließlich **eingedickt** und in Form von Kot **ausgeschieden**.

59 Wo liegt die Gallenblase und welche Funktion hat sie?

Antwort ▶ Die Gallenblase liegt **unterhalb** der **Leber** in einer Längsfurche und ist an der **Oberseite** mit der **Leber verwachsen**. Sie reicht bis zum **unteren Leberrand**. Sie hat die **Speicherung** und **Eindickung** der Gallenflüssigkeit zur Aufgabe.

Zusatzfrage *Welche Aufgabe hat die Galle?*

Antwort ▶ Die Galle wird meist während der Nacht von der Leber gebildet, in der Gallenblase gespeichert und bei Bedarf über hormonelle Steuerung abgegeben. Sie hat die Aufgabe, die **Fette** im Speisebrei zu **emulgieren**, das heißt, die Fette wasserlöslich zu machen und in einer Lösung zu halten. So werden die von den Lipasen aufgespalteten Fette in kleinsten molekularen Tröpfchen, den Mizellen, zu den Dünndarmzellen transportiert.

Die Galle besteht aus ca. 80 % Wasser, Gallensäuren, Cholesterin und Gallenfarbstoffen. Durch ihre Fähigkeit fettlösliche Stoffe aufzunehmen, besitzt sie auch eine **Entgiftungsfunktion**. Der Körper kann wasserunlösliche Substanzen über die Galle ausscheiden.

Eine geringe Konzentration von Gallensäuren kann dafür sorgen, dass die Galle mit Cholesterin übersättigt ist und es zur Steinbildung, Cholelithiasis genannt, kommt.
(Cholelithiasis siehe unter Teil II Frage Nr. 90)

68 Wo befindet sich die Patella und welche Aufgaben hat sie?

Antwort ▶ Die Patella, auf Deutsch die Kniescheibe, ist in der Sehne des Musculus quadriceps femoris, dem vierköpfigen **Unterschenkelstrecker**, eingebettet. Sie dient zum einen als **Umlenkrolle** über den knöchrigen Strukturen des Kniegelenks und zum anderen **schützt sie das Kniegelenk** während der **Beugung**, indem sie in den Kniegelenkspalt hineinrutscht.

69 Erklären Sie uns den Fettstoffwechsel, vom Mund beginnend bis zur Leber!

Antwort ▶ Wichtige Fette, die mit der Nahrung aufgenommen werden, sind **Cholesterine** und **Triglyzeride**. Eine enzymatische Aufspaltung erfolgt nur bei Triglyzeriden. Im Magen und im Pankreas werden die dazu benötigten Enzyme, die **Lipasen**, produziert. Die Aufspaltung der Triglyzeride in drei Fettsäuren erfolgt jedoch nur im Dünndarm, da erst dort die **Gallenflüssigkeit** abgegeben wird und sie die Fette **emulgieren** kann. Durch die Gallensäuren entstehen kleinste molekulare Fetttröpfchen, die sogenannten **Mizellen**. Sie transportieren alle fettlöslichen Substanzen bis zu den Mikrovilli, dem sogenannten Bürstensaum der Dünndarmresorptionszellen. Dort lösen sich die Mizellen auf und die Fette werden in den Körper resorbiert, in **Chylomikronen** verpackt und größtenteils über den Milchbrustgang, den Ductus thoracicus, in das Blut und somit zur Leber gebracht. Die Leber verpackt die endogenen Fette in **VLDL** und **LDL** und transportiert sie so zu den einzelnen Zellen.

70 Schildern Sie uns den Verlauf der Venen von der Vena poplitea zum Herzen!

Antwort ▶ Die Vena poplitea bezeichnet die **Kniekehlenvene**. Von dort fließt das venöse Blut über die Oberschenkelvene, die Vena femoralis, in die äußere Beckenvene, die Vena iliaca externa. Die **äußere Beckenvene** geht in die **gemeinsame Beckenvene** über, welche dann in die **untere Hohlvene**, die Vena cava inferior, einmündet. Die untere Hohlvene zieht sich durch den ganzen Bauchraum, durch die Leber und mündet oberhalb des Zwerchfells in den **rechten Vorhof**.
Vena poplitea – Vena iliaca externa – Vena iliaca communis – Vena cava inferior – rechter Vorhof.

Teil II

Fragenkatalog zur Pathologie

Was sind Herzgeräusche?
Welche Erkrankungen können dazu führen?

Antwort ▶ Herzgeräusche sind durch **Strömungsturbulenzen** auftretende Geräusche, die zwischen den beiden Herztönen festzustellen sind. **Funktionelle Herzgeräusche** entstehen durch eine erhöhte Strömungsgeschwindigkeit, wie zum Beispiel bei Fieber, Anämie, in der Schwangerschaft oder bei der Hyperthyreose. **Akzidentelle Herzgeräusche** sind vor allem bei Kindern und Jugendlichen zu finden. Sie haben keine krankhafte Bedeutung. Das Wort „akzidentell" bedeutet „zufällig", „unbedeutend, nicht krankhaft". **Organische Herzgeräusche** entstehen durch **Herzklappenfehler** im Rahmen einer **Endokarditis**, also einer Entzündung der Herzinnenhaut, des Endokards. Organische Herzgeräusche sind im Gegensatz zu funktionellen und akzidentellen Herzgeräuschen nicht **lagerungsabhängig**.

Zusatzfrage *Welche Unterscheidung der Herzgeräusche kennen Sie nach dem zeitlichen Auftreten?*

Antwort ▶ Unterschieden werden die Herzgeräusche nach den Arbeitsphasen des Herzens in systolische und diastolische Herzgeräusche. **Systolische Geräusche** treten während der systolischen Herzphase auf und entstehen aufgrund einer **Stenose** der **Taschenklappen** oder einer **Insuffizienz** der **Segelklappen**. **Diastolische Geräusche** treten während der diastolischen Herzphase auf und entstehen aufgrund einer **Insuffizienz** der **Taschenklappen** oder einer **Stenose** der **Segelklappen**.

2 Erzählen Sie uns kurz etwas über das rheumatische Fieber!

Antwort ▶ Das **rheumatische Fieber** kann 1–3 Wochen nach einem Infekt mit beta-hämolysierenden Streptokokken der Gruppe A auftreten. Die dabei vom Körper gebildeten Antikörper wirken bei diesen Menschen kreuzreaktiv, das heißt, dass diese Immunglobuline auf körpereigene Strukturen reagieren und eine Entzündung hervorrufen. Betroffen sind vor allem große Gelenke, Herz, Haut und manchmal auch das Gehirn. Sind die Gelenke betroffen, spricht man von einer **akuten Polyarthritis**. In 50% der Fälle ist auch das Herz betroffen. Dann spricht man von einer **rheumatischen Karditis**. Sie macht sich meist durch eine Endokarditis bemerkbar. An der Haut können druckschmerzhafte, rötliche bis braune Knötchen entstehen, Erythema nodosum genannt. Seltener wird im Gehirn eine Enzephalitis oder Chorea minor ausgelöst.

3 Was ist eine Agranulozytose?

Antwort ▶ Die Agranulozytose ist eine innerhalb von Stunden einsetzende **Abnahme** von **Granulozyten** im Blut. Die Ursache liegt in einer **allergischen Reaktion** auf eine bestimmte **Medikamenteneinnahme**, zum Beispiel Antibiotika, Antirheumatika, Diuretika, Schmerzmittel, Beruhigungsmittel und viele andere Medikamente. Die Granulozytenbildung im roten Knochenmark wird so gestört, dass es bis zum völligen Verschwinden der Granulozyten kommen kann. Die Erkrankung tritt meist **plötzlich** aus voller Gesundheit mit **schwerem Krankheitsgefühl** auf. Es besteht anhaltend hohes **Fieber** mit **Schüttelfrost**. An den **Schleimhäuten** entwickeln sich innerhalb kurzer Zeit **Geschwüre**. Die regionalen Lymphknoten sind geschwollen.

Zusatzfrage *Welche Maßnahmen würden Sie einleiten, wenn Sie in Ihrer Praxis einen Patienten mit Verdacht auf Agranulozytose hätten?*

Antwort ▶ Eine **sofortige Krankenhauseinweisung** ist notwendig. Der Patient muss unverzüglich die **Medikamenteneinnahme stoppen**. Bis zur Übernahme ins Krankenhaus muss unbedingt darauf geachtet werden, dass der Patient nicht mit pathogenen Keimen in Kontakt kommt.

4 Nennen Sie die Ursachen und die Symptomatik der Hypoglykämie!

Antwort ▶ Hypoglykämie heißt Unterzucker, in der Regel versteht man darunter den **hypoglykämischen Schock**. Dies ist ein **lebensbedrohlicher** Zustand mit einem Blutzuckerwert unter 50 mg auf 100 ml. Die häufigste **Ursache** ist beim **Diabetiker** die Überdosierung von Insulin, eine gleichbleibende Insulindosis bei verstärkter körperlicher Arbeit oder bei verminderter Nahrungsaufnahme oder ein Zuviel an Alkohol. Andere mögliche Ursachen sind zum Beispiel Insulin produzierende Tumoren, starker **Alkoholgenuss** während einer **Nulldiät**, im Rahmen einer **Nebennierenrindeninsuffizienz** oder einer **Hypophysenvorderlappeninsuffizienz**. Die Symptome beginnen meist **plötzlich**. Es zeigen sich ein starkes **Hungergefühl**, **Unruhe**, Schwitzen, Blässe, **Zittern**, **Krämpfe**, gesteigerte Reflexe und eine erhöhte Herzfrequenz. Der Blutdruck ist am Anfang normal, dann sinkend. Es kann eine vermehrte Aggressivität und **emotionale Aufregung** bestehen. Schließlich kommt es zum **Bewusstseinsverlust**.

Zusatzfrage *Wie würden Sie therapieren?*

Antwort ▶ Dies ist ein **Notfall**. Ich alarmiere den Rettungswagen. Bei annäherndem Verdacht ist eine **Verabreichung** von **Glukose** notwendig, besonders, wenn der Patient als Diabetiker bekannt ist. Ist der Patient bei Bewusstsein, reicht die orale Gabe eines Zuckerstückchens, ist er nicht mehr bei Bewusstsein, ist eine intravenöse Gabe von 30 ml einer 5%igen Glukoselösung erforderlich, anschließend wird er in die **stabile Seitenlage** gebracht. Bis zum Eintreffen des Rettungswagens werden in kurzen Zeitabständen die **Vitalfunktionen** überprüft.

Pathologie

Nennen Sie die Symptomatik der Hyperglykämie!

▶ Eine Hyperglykämie ist eine Überzuckerung des Blutes. Bei hohen Blutzuckerwerten entsteht das **hyperglykämische Koma**, eine Komplikation eines Diabetikers. Grundsätzlich sind zwei Formen zu unterscheiden, das ketoazidotische Koma und das hyperosmolare Koma. Das **ketoazidotische Koma**, wie es typischerweise beim Typ-I-Diabetes vorkommt, entsteht durch einen **starken Insulinmangel**. Dieser führt zu einer Hyperglykämie und einem verstärktem Abbau der Fettreserven mit Entstehung von Ketonkörperchen. Diese sauren Stoffwechselprodukte führen in großer Anzahl zu einer **Übersäuerung** des **Blutes**, der pH-Wert des Blutes sinkt unter den Normwert. Man nennt dies **metabolische Azidose**. Charakteristische Symptome für diese Komaform ist der **Azetongeruch** über Haut und Mund und die **Kußmaul-Atmung**. Unbewusst versucht der Patient durch diesen speziellen Atmungstyp über vermehrte Ausatmung die Azidose, also die Übersäuerung im Blut zu kompensieren.

Das **hyperosmolare Koma**, wie es typischerweise beim Typ-II-Diabetes vorkommt, entsteht durch einen **starken Bedarf an Insulin**, also durch eine falsche Ernährungsweise, die zu einer hohen Konzentration von Glukose im Blut führt. Der hohe Blutzuckerwert übersteigt das Leistungsvermögen der Niere, die Glukose aus dem Primärharn wieder zurückzuresorbieren, es kommt zu einem vermehrten **Ausscheiden** von **Glukose** über den **Harn**. Glukose kann nur in löslicher Form ausgeschieden werden, also entsteht gleichzeitig ein hoher Wasser- und Elektrolytverlust. Der Patient muss viel Wasser lassen, man nennt dies **Polyurie**, und er hat natürlich einen sehr starken Durst, man nennt dies **Polydipsie**.

Beide Komaformen ähneln einander sehr und haben eine verstärkte Urinausscheidung und einen verstärkten Durst gemeinsam. Es finden sich typische Zeichen einer **Austrocknung**, vor allem beim hyperosmolaren Koma: stehende **Hautfalten**, **trockene Haut** und **Schleimhäute** und **weiche Augäpfel**. Der Patient ist **müde**, hat **keinen Appetit** und wirkt teilweise **apathisch**. Die **Reflexe** sind meist **abgeschwächt**. Meist besteht **Übelkeit** und **Erbrechen**. Das Bewusstsein trübt sich allmählich ein, bis zum Koma.

(Weitere Diabetes-Fragen unter Teil II Frage Nr. 33 und Nr. 102)

Zusatzfrage   *Wie würden Sie therapieren?*

Antwort   ▶ Der Patient gehört auf die **Intensivstation**. Dort steht eine intravenöse **Flüssigkeitszufuhr** plus Gabe von **Normalinsulin** im Vordergrund.

Differenzialdiagnose Hyperglykämie und Hypoglykämie		
Symptome	**Hyperglykämisches Koma** (ab 400 mg/dl)	**Hypoglykämischer Schock** (unter 50 mg/dl)
Atemgeruch	ketoazidotisches Koma: obstartig; hyperosmolares Koma: normal	normal
Atmung	typische Kußmaul-Atmung (nur beim ketoazidotischen Koma)	normal
Blutdruck/ Frequenz	Blutdruck erniedrigt, Frequenz schwach fühlbar	Blutdruck erst normal, dann abfallend; schneller Puls
Durst	starker Durst, aufgrund der vermehrten Harnausscheidung und Austrocknung	kein Durst
Entwicklung	in der Regel langsam	schnell und plötzlich
Exsikkosezeichen	Ja; weicher und trockener Augapfel, stehenbleibende Hautfalten	Nein
Haut	durch Exsikkose trocken	feucht, schweißig
Hunger	kein Hunger, Appetitlosigkeit	typischer Heißhunger
Tonus der Muskulatur	schwach, abgeschwächte oder fehlende Reflexe, nie Krämpfe	Patient fühlt sich schwach, ist aber erregt, Krämpfe und Tremor möglich, Halbseitenlähmung möglich, evtl. Babinski-Zeichen positiv
Urinstatus	Polyurie, Glukosurie, Ketonkörperchen	Normal
Therapie	Insulingabe subkutan, Zufuhr von Flüssigkeit	Glukose oral, wenn ansprechbar, Glukose intravenös, wenn bewusstlos

Pathologie

37

Was wissen Sie über die Lymphogranulomatose?

Antwort
▶ Die Lymphogranulomatose, auch **Morbus Hodgkin** genannt, stellt eine **bösartige**, kontinuierlich fortschreitende **Erkrankung** des **lymphatischen Gewebes** dar. Dabei kommt es in den Lymphknoten zu **knötchenförmigen Gewebsneubildungen**, welche teilweise aus entarteten Lymphozyten bestehen, den so genannten **Hodgkin-Zellen** und den Sternberg-Riesenzellen. Die **Ursache** ist **unbekannt**. Zuerst fallen **nicht schmerzhafte Lymphknotenschwellungen** meist im **Halsbereich** auf. Später breitet sich die Erkrankung auf Lymphknoten aus, die in der Achselhöhle, im Bauchraum und in der Leistenbeuge lokalisiert sind. Es können Allgemeinerscheinungen auftreten, wie **Fieberschübe**, **Nachtschweiß** und **Gewichtsverlust**. Diese verschlechtern die Prognose. Der Patient fühlt sich **müde** und **schwach**, häufig besteht ein **generalisierter Juckreiz**, meist auch eine **Leber-** und **Milzschwellung**. Seltener kommt es zum so genannten **Alkoholschmerz**, dabei empfindet der Patient nach Alkoholgenuss Schmerzen in den betroffenen Lymphknoten. Im Labor findet sich eine stark erhöhte Blutsenkungsgeschwindigkeit und meist eine Erniedrigung der Lymphozyten, genannt Lymphozytopenie.

Zusatzfrage **Was verstehen Sie unter Non-Hodgkin-Lymphomen?**

Antwort
▶ Unter Non-Hodgkin-Lymphomen werden alle bösartigen Erkrankungen des lymphatischen Systems zusammengefasst, bei denen **keine Hodgkin-Zellen** nachweisbar sind. Neben dem Lymphknotenkrebs zählt man auch das **Plasmozytom** und die **chronische lymphatische Leukämie** zu den Non-Hodgkin-Lymphomen.

7

Was wissen Sie über die chronische Polyarthritis?

Antwort
▶ Die chronische Polyarthritis bezeichnet eine **andauernde Entzündung mehrerer Gelenke**. Sie ist auch unter dem Namen **rheumatoide Arthritis** bekannt. Frauen sind dreimal häufiger betroffen als Männer. Die genaue **Ursache** ist **unbekannt**. Es handelt sich um eine **autoaggressive Erkrankung** mit **entzündlichem Befall** in und um **Gelenke** herum. Es kann jedoch auch zu Manifestationen von Gelenken entfernt kommen, so zum Beispiel zu sogenannten **Rheumaknoten**. Der Krankheitsverlauf ist nicht vorhersehbar und äußerst unterschiedlich. Typisch sind **Schübe**, in denen das betroffene **Gelenk** stark **schmerzt**, **gerötet** und **entzündlich** geschwollen ist. Die Schübe können aber auch weniger heftig verlaufen, mit leicht **erhöhtem Fieber**, **Nachtschweiß**, **Appetitlosigkeit** und **Unwohlsein**. Es besteht eine **Missempfindung** und **Morgensteifigkeit** vor allem in den **Fingergelenken**. Die Hand kann beim Händeschütteln schmerzen. Durch die permanenten Entzündungsschübe kommt es zur **allmählichen Zerstörung** des **Gelenkes**. Es entwickeln sich zum Teil charakteristische **Gelenksdeformationen**, wie zum Beispiel die Ulnardeviation, eine Abweichung der Finger in den Grundgelenken zur Seite der Elle hin.

Zusatzfrage	*Welche Laborbefunde würden Sie erwarten?*

Antwort　　▶ In vielen Fällen ist der **Rheumafaktor** erhöht. Die **Blutsenkungsgeschwindigkeit** ist meist erhöht, ebenfalls das C-reaktive Protein, ein unspezifischer Parameter für Entzündungsvorgänge im Körper. Häufig findet sich auch eine Erhöhung der Leukozyten, eine **Leukozytose**.

Zusatzfrage　　*Was verstehen Sie unter Rheumafaktor?*

Antwort　　▶ Der Rheumafaktor ist ein **Antikörper-Antikörper-Komplex**. Es entsteht eine Antikörperbildung gegen das eigene Immunglobulin der Klasse G. Dieser Komplex ist typisch bei rheumatoider Arthritis.

Zusatzfrage　　*Welche Komplikationen der chronischen Polyarthritis kennen Sie?*

Antwort　　▶ Ein schneller Verlauf kann innerhalb von ein bis zwei Jahren die Gelenke völlig zerstören, sodass der Patient zum **Invaliden** wird und ohne Pflege nicht auskommt. In einigen Fällen können auch **innere Organe** betroffen sein, so kann es zum Beispiel zu folgenden Erkrankungen kommen: Augenerkrankungen, Pleuritis, Myokarditis, Vaskulitis, Polyneuropathie. In schweren Fällen kann es auch zu einer **Spontanfraktur** kommen, im ungünstigsten Fall zu einer **Querschnittslähmung**.

---

8 Nennen Sie die Komplikationen einer Streptokokkenangina!

Antwort　　▶ Angina bedeutet Enge bzw. das Gefühl einer Beengung. Im deutschen Sprachgebrauch versteht man darunter häufig **Tonsillitis**, eine Mandelentzündung. Diese wird neben Viren oft von **betahämolysierenden** Streptokokken der **Gruppe A** verursacht, auch Streptococcus pyogenes genannt. Die Streptokokkenangina tritt wesentlich **häufiger** bei **Kindern** auf und birgt einige Komplikationen in sich. Diese werden unter dem Begriff **rheumatisches Fieber** zusammengefasst. Dabei kann es zu einer wandernden akuten **Polyarthritis** kommen, eventuell auch zu **Hauterscheinungen**, im schlimmsten Fall kann sich die Herzinnenhaut entzünden. Diese **Endokarditis** führt meist erst in späteren Jahren zum **Herzklappenfehler** mit entsprechender Symptomatik. Eine andere Komplikation der Streptokokkenangina ist die **Glomerulonephritis**, eine abakterielle Entzündung der Nierenkörperchen mit Ödembildung, Ausscheidung von Blut und Proteinen über den Harn und Bluthochdruck.

Was ist eine Hiatushernie?

Antwort ▶ Die Hiatushernie, auf Deutsch **Zwerchfellhernie**, stellt eine **erworbene Erweiterung** der **Öffnung** des **Zwerchfells** für die Speiseröhre dar, so dass **Magenanteile** in den **Brustraum** treten können. Diese Öffnung wird Hiatus oesophagus genannt. Am häufigsten sind ältere Menschen betroffen. 90% aller Zwerchfellhernien sind **axiale Gleithernien**. Dabei verlagert sich der Mageneingang in den Brustraum so dass die **Speiseröhre nach oben geschoben** wird. Meist bestehen **keine Beschwerden**, eventuell schließt sich der untere Schließmuskel der Speiseröhre nicht mehr richtig und der Patient klagt über **Sodbrennen** und **Schluckbeschwerden**. Dabei besteht die Gefahr, das es zu einer so genannten **Refluxösophagitis** kommt. Nicht selten besteht auch **Druckgefühl** im **Oberbauch** oder hinter dem **Brustbein**, besonders **nach den Mahlzeiten**. Wenn der obere Magenanteil, der Fundus, völlig in den Brustraum verlagert wird, besteht die Gefahr auf **Sickerblutungen** oder im schlimmsten Fall auf eine **Einklemmung** mit Zelluntergang und Ausbildung eines **akuten Abdomens**. Bei einer großen Hernie können die in den Brustraum eingetretenen Magenanteile zu einer **Herzverlagerung** führen. Dabei entstehen Herzrhythmusstörungen, **Beklemmungsgefühl** ähnlich einer Angina pectoris und **Atemnot**.

Zusatzfrage **Was würden Sie dem Patienten raten?**

Antwort ▶ Eine Behandlung ist nur bei Beschwerden nötig. Wichtig ist, den **intraabdominalen Druck** zu **verringern**, das heißt, zum Beispiel eine bestehende **Verstopfung** zu therapieren, bei **Übergewicht** die Ernährungsweise umzustellen um eine **Gewichtsabnahme** herbeizuführen. Es ist ratsam bei der Nahrungsaufnahme **langsam** zu **essen** und hastiges Schlucken zu vermeiden. Von **Alkohol** und **Nikotin** ist **abzuraten**, weil sie auf den Ösophagusschließmuskel schädigend wirken.
Eine eindeutige Diagnose bzw. die Einteilung in eine bestimmte Form der Hiatushernie wird durch die Endoskopie und durch Schlucken von Röntgenkontrastmitteln gestellt. Dabei wird auch ein erforderlicher chirurgischer Eingriff erkannt.

Was sind Xanthelasmen?

Antwort ▶ Xanthelasmen sind **gelbe Knoten** an den **Augenlidern**, die durch lokale Fetteinlagerungen entstehen und bei längerfristig erhöhten **Cholesterinwerten** vorkommen. Sie können im Alter jedoch auch unabhängig von einer Fettstoffwechselstörung entstehen.

Zusatzfrage **Welche Erkrankungen gehen häufig noch mit einer Fettstoffwechselstörung einher?**

Antwort ▶ Fettstoffwechselstörungen finden sich oft gemeinsam mit weiteren Erkrankungen. Diese werden als das so genannte **Wohlstandssyndrom**, das metabolische Syndrom bezeichnet. Dazu zählt man **Adipositas**, die **essenzielle Hypertonie**, eine Erhöhung der **Harnsäurekonzentration** im Blutserum über 6,4 mg auf 100 ml, genannt Hyperurikämie und eine **pathologische Glukosetoleranz**.

Was verstehen Sie unter pathologischer Glukosetoleranz?

Antwort ▶ Man kann dies als Vorstufe eines **Diabetes mellitus Typ II** auffassen. Der Körper ist nach Aufnahme von Glukose nicht in der Lage den Blutzuckerspiegel in der Norm zu halten. Erst nach einiger Zeit **sinkt** der **Blutzuckerspiegel allmählich** wieder ab. Der Grund liegt in einer **herabgesetzten Insulinempfindlichkeit** der **Zielzellen**. Diese ist durch die anhaltend übermäßige Zufuhr von zuckerhaltigen Nahrungsmitteln entstanden. Eine Glukoseintoleranz wird durch den Glukose-Toleranztest ermittelt. (Glukose-Toleranztest siehe Teil III Frage Nr. 23)

11 Nennen Sie die Symptome der Mastoiditis!

Antwort ▶ Unter Mastoiditis versteht man eine **Entzündung** des Processus mastoideus, des **Warzenfortsatzes** des **Schläfenbeins**, auch kurz Mastoideus genannt. Er ist als **Knochenvorsprung** direkt **hinter** dem **Ohrläppchen** tastbar und dient als Ansatzpunkt des Kopfwenders. Diese knöcherne Erhebung besteht nicht aus kompakten Knochen, sondern sie enthält **Hohlräume**, die mit der **Paukenhöhle**, also dem Mittelohr, in Verbindung stehen. Mastoiditis entsteht fast immer als Komplikation einer **nicht ausgeheilten Mittelohrentzündung**. Der Warzenfortsatz ist **druckschmerzhaft** und kann **sichtbar geschwollen** sein. Neben Kopfschmerzen bestehen Symptome der Mittelohrentzündung, zum Beispiel klopfende **Ohrenschmerzen**, Schwerhörigkeit und Ohrgeräusche.

Zusatzfrage *Welche Beratung geben Sie Ihrem Patienten, bei dem offensichtlich eine Mastoiditis besteht?*

Antwort ▶ Eine **medikamentöse Therapie** mit **Antibiotika** ist dringend anzuraten, da die Gefahr gegeben ist, dass sich der Entzündungsprozess auf den Knochen verlagert und im schlimmsten Fall auf das Gehirn übergreift und zu einer **Meningitis** oder einem **Hirnabszess** führt.

12 Was verstehen Sie unter Zyanose?

Antwort ▶ Zyanose ist eine **bläuliche Veränderung** der **Häute** und **Schleimhäute** aufgrund einer **Abnahme** der **Sauerstoffsättigung** des Blutes. Die Verfärbung ist besonders gut im Bereich der **Lippen**, der **Zunge**, der **Nasenspitze** und der **Finger-** und **Zehenspitze** zu sehen. Bei der **zentralen Zyanose** besteht eine verminderte arterielle Sauerstoffsättigung, meist aufgrund von **Lungenerkrankungen** mit Behinderung des Gasaustausches oder im Rahmen eines Herzfehlers mit einem Rechts-links-Shunt, während bei der **peripheren Zyanose** die venöse Sauerstoffsättigung bei ausreichender arterieller Sauerstoffsättigung herabgesetzt ist. Dies geschieht wenn dem Blut vermehrt Sauerstoff entzogen wird und entsteht bei **vermindertem Blutfluss**, wie zum Beispiel bei Herzinsuffizienz oder bei Schock. Eine **lokale Zyanose** entsteht bei **arteriellen** oder **venösen Durchblutungsstörungen**.

Pathologie

Findet sich bei der Anämie auch eine Zyanose?

Antwort ▶ Eine Zyanose wird bei der Anämie **schwerer bemerkt**. Bei einer sehr schweren **Anämie** tritt eine Zyanose **nicht** mehr in **Erscheinung**. Das hat mit der allgemeinen Verminderung des Hämoglobins zu tun. Umgekehrt, bei der Polyglobulie, einer Vermehrung der Erythrozyten, tritt eine Zyanose schon sehr früh auf.

13 Ein Patient kommt mit Schluckbeschwerden zu Ihnen in die Praxis, welche Erkrankungen würden Sie vermuten?

Antwort ▶ Schluckstörungen, auch wenn sie nicht schmerzhaft sind und nur von geringer Intensität, bedürfen einer **genauen** medizinischen **Abklärung**! Im schlimmsten Fall kann es sich um ein **Ösophaguskarzinom**, auf Deutsch Speiseröhrenkrebs, handeln. Dieser verursacht meist erst Schluckbeschwerden, wenn die Lichtung mehr als die Hälfte durch den Tumor eingeengt wird. Häufig bestehen **keine weiteren Symptome**. Zurückfließen der noch unverdauten Nahrung, Schmerzen hinter dem Brustbein oder Blutungen zeigen sich meist erst im Endstadium der Erkrankung. Verdächtig sind vor allen **Männer** im **50sten** und **60sten Lebensjahr**, die in der Anamnese einen chronischen **Alkoholkonsum** oder länger bestehende **Erkrankungen** der **Speiseröhre** aufweisen. Begünstigende Faktoren sind außerdem noch Nitrosamine, das sind stickstoffhaltige Verbindungen, die zum Beispiel in geräucherten Waren enthalten sind, oder Aflatoxine, giftige Stoffwechselprodukte des Schimmelpilzes Aspergillus. Weitere Erkrankungen im Bereich der Speiseröhre, die ausgeschlossen werden müssen, sind zum Beispiel **Ösophagusdivertikel**, **Hiatushernie**, **Entzündungen** der **Speiseröhrenschleimhaut**, **verschluckte Fremdkörper**, **Vernarbungen** oder möglicherweise auch **Systemerkrankungen**, wie zum Beispiel die Sklerodermie oder Erkrankungen die zu neuromuskulären Störungen führen, wie zum Beispiel die **Ösophagusachalasie**. In der Anamnese und bei der körperlichen Untersuchung ist jedoch auch auf organische Veränderungen zu achten, die von außen auf die Speiseröhre verdrängend wirken könnten, so zum Beispiel eine gutartige oder bösartige **Schilddrüsenvergrößerung** oder eine **bösartige Lymphknotenschwellung** im Bereich des Mediastinums.

Sind alle organischen Ursachen durch medizinische Untersuchungen, wie die Endoskopie und das Schlucken eines Kontrastmittels ausgeschlossen, wird die Diagnose **Globus hystericus** gestellt. Darunter versteht man Schluckstörungen, die psychisch bedingt sind und häufig in Verbindung mit einer depressiven oder hypochondrischen Persönlichkeit stehen.

Zusatzfrage *Erklären Sie uns kurz den Begriff Ösophagusachalasie!*

Antwort ▶ Achalasie bedeutet die **Unfähigkeit** der **glatten Muskulatur** sich zu **entspannen**. Bei der Ösophagusachalasie ist der untere Schließmuskel der Speiseröhre aufgrund **degenerativer Veränderungen** des Auerbach-Plexus nicht mehr in der Lage zu erschlaffen. Die Folge ist, dass vor allem feste oder nicht gut zerkaute Nahrung bei der Passage in den Magen behindert wird. Es kommt dann zur Regurgitation, dem Zurückfließen von noch unverdauter Nahrung. Vor allem im Liegen ist das Schlucken von Nahrungsbrei stark behindert. Bei den meisten Patienten besteht durch die verminderte Nahrungsaufnahme Gewichtsverlust.

Welche Erkrankungen könnten noch hinter einer Regurgitation stecken?

Antwort ▶ Alle **Verengungen** der **Speiseröhre**, wie zum Beispiel der Speiseröhrenkrebs, Vernarbungen nach Entzündungen oder verschluckte Fremdkörper. Charakteristisch ist das Zurückfließen von gerader geschluckter Nahrung außerdem für ein **Ösophagusdivertikel**. Das ist eine erworbene **sackförmige Ausstülpung** der Wand der Speiseröhre. Am häufigsten kommt sie als so genanntes **Zenker-Divertikel** im Bereich des Übergangs des Kehlkopfrachenraums zur Speiseröhre vor und entsteht im Wesentlichen durch **zu hastiges Schlucken** bei ungenügendem Kauen.

---

14   *Was ist ein Schockindex?*
Ab wann spricht man von einem Schock?
Woran erkennt man diesen?

Antwort ▶ Unter Schockindex versteht man den **Quotienten** aus dem aktuellen **Pulsschlag** und dem **systolischen Blutdruckwert**. Nehmen wir an, ein gesunder Mensch hat normal eine Herzfrequenz von 65 und einen systolischen Blutdruck von 130, so ist der Quotient genau 0,5. Von einer Erkrankung bzw. einem Schock spricht man, wenn der Quotient stetig auf 1 zugeht oder **über 1** liegt. Dies ist an dem **erhöhten Herzschlag** bei **sinkendem systolischem Blutdruck** festzustellen. Selbst wenn kein Blutdruckmessgerät vor Ort vorhanden ist, zeigt ein hochfrequentierter und schwacher, manchmal kaum zu spürender Radialispuls das Vorliegen eines Schockzustandes an. Außerdem zeigt der Patient eine **kaltschweißige Haut**, eine **schnelle Atmung** und **Unruhe** und **Angst**.

Unter Schock versteht man ein **akutes Kreislaufversagen** mit einer **kritischen Mangeldurchblutung**. Es besteht ein **Missverhältnis** zwischen dem **Sauerstoffbedarf** der Zellen und dem tatsächlichen **Sauerstoffangebot**.

Pathologie

43

Zusatzfrage   *Welche Schockarten kennen Sie?*

Antwort   ▶ Je nach Ursache werden verschiedene Schockformen unterschieden. Von einem **hypovolämischen Schock** spricht man bei einer Abnahme des Blutvolumens durch Blut- und Wasserverluste, zum Beispiel infolge einer Blutung nach außen oder innen, durch heftige Durchfallerkrankungen, bei heftigem Erbrechen oder infolge einer Verbrennung.

Von einem **kardiogenen Schock** spricht man beim Pumpversagen der Herzens, zum Beispiel infolge eines Herzinfarktes, durch eine schwere Linksherzinsuffizienz, bei schweren Herzrhythmusstörungen oder im Rahmen einer Myokarditis, einer Herzmuskelentzündung.

Der **anaphylaktische Schock** entsteht durch eine allergische Reaktion vom Typ I, dem Soforttyp. Durch verschiedenste Auslöser, zum Beispiel intravenöse Gabe von Medikamenten oder Insektenstiche, kommt es zu einer allgemeinen Freisetzung von Histamin und eine dadurch bedingte erhöhte Gefäßdurchlässigkeit. Diese führt zum allgemeinen Flüssigkeitsverlust mit Entstehung der typischen Schocksymptome, der Erhöhung der Herzfrequenz mit gleichzeitiger Abnahme des systolischen Blutdrucks. (Siehe auch Teil II Frage Nr. 21)

Von einem **septischen Schock** spricht man bei einer Überschwemmung des Blutes mit Bakterientoxinen. Der **neurogene Schock** entsteht durch Erkrankungen, Schädigungen oder Verletzungen des Zentralnervensystems.

15   *Was ist Durchfall?*

Antwort   ▶ Durchfall, Diarrhö genannt, ist eine **gehäufte Entleerung** von **Stühlen mehr** als **dreimal** am **Tag**, die einen **vermehrten Wassergehalt** und eine **vermehrte Stuhlmenge** aufweisen.

Zusatzfrage   *Welche Ursachen sind denkbar?*

Antwort   ▶ Die Ursachen einer Diarrhö können sehr vielfältig sein. Häufig entstehen sie infolge einer **akuten infektiösen Gastroenteritis**. Typische Erreger sind Noroviren, Rotaviren, Salmonellen, darmpathogene Yersinien, Shigellen. Weitere mögliche Ursachen sind **Vergiftungen**, zum Beispiel eine Pilzvergiftung, im Rahmen einer **Nahrungsmittelallergie**, zum Beispiel Zöliakie, bei **nichtinfektiösen Entzündungen** der **Dünndarmschleimhaut**, zum Beispiel Morbus Crohn, Mangeldurchblutung oder Pfortaderstauung, bei **nichtinfektiösen Erkrankungen** des **Dickdarms**, zum Beispiel Colitis ulcerosa, Dickdarmkarzinom, Dickdarmpolypen, entzündete Dickdarmdivertikel, im Rahmen **hormoneller Erkrankungen**, zum Beispiel Schilddrüsenüberfunktion, bei Einnahme bestimmter **Medikamente** oder auch als **Reizdarmsyndrom** als Ausschlussdiagnose.

Auf alle Fälle sollte eine länger als zwei bis drei Wochen andauernde Durchfallerkrankung genau diagnostisch abgeklärt werden.

16 Was ist Zöliakie?

Antwort ▶ Zöliakie bezeichnet eine **Überempfindlichkeitsreaktion** der Dünndarmschleimhaut gegen das Getreideeiweiß **Gluten** im Säuglings- bzw. Kindesalter. Dabei kommt es zu heftigen **Entzündungsvorgängen** mit Gefahr auf einen **Schwund** der **Dünndarmzotten**. Im **Erwachsenenalter** wird dieses Krankheitsbild als **Sprue** bezeichnet. Das Kind hat meist **massive großvolumige Durchfälle**, die eine **fettig-schleimige** Konsistenz aufweisen und äußerst **unangenehm riechen**. Die Folge ist eine starke **Gewichtsabnahme** mit allgemeiner **Schwäche**. Aufgrund des bestehenden Vitamin- und Mineralmangels kann das Kind bis zur Kachexie abmagern. Bei besonders starken Durchfällen besteht die Gefahr einer **Exsikkose**, auf Deutsch Austrocknung, mit der Gefahr eines hypovolämischen Schocks. Bei der Untersuchung findet sich neben den **Mangelsymptomen** meist auch ein **aufgetriebener Bauch** und eine Hypotonie.

Zusatzfrage **Welche Therapie ist notwendig?**

Antwort ▶ Gluten ist in Hafer, Gerste, Roggen, Weizen und deren Produkten, wie zum Beispiel allen Backwaren und Nudeln enthalten. Diese müssen **strikt gemieden** werden, dann kommt es meist zur vollständigen Gesundung der Dünndarmschleimhaut ohne bleibende Schäden.

17 Nennen Sie die Ursachen der Gastritis!

Antwort ▶ Zunächst einmal muss die akute von der chronischen Gastritis unterschieden werden. Die **akute Magenschleimhautentzündung** entsteht im Wesentlichen durch von außen zugeführte Gifte, zum Beispiel bei der Nahrungsmittelvergiftung oder durch Zufuhr von Alkohol oder bestimmten Medikamenten. Sie kann aber auch im Rahmen einer akuten Besiedlung mit Helicobacter pylori entstehen oder durch eine Stresssituation bedingt sein.
Bei der **chronischen Gastritis** gilt es drei Typen zu unterscheiden. Bei der **Typ-A-Gastritis** werden vom Körper **Antikörper** gegen die Belegzellen und den **Intrinsic-Faktor** gebildet. Infolgedessen kommt es zum Schwund der Belegzellen mit Fehlen der Magensäure und Entwicklung einer perniziösen Anämie, das heißt, einer Vitamin-B_{12}-Mangel-Anämie. Die am häufigsten vorkommende **Typ-B-Gastritis**, auch Antrumgastritis genannt, wird typischerweise durch eine chronische Infektion der Magenschleimhaut mit **Helicobacter pylori** verursacht, daher auch der Name Helicobacter-pylorus-Gastritis. Die **Typ-C-Gastritis** wird durch Gallenreflux, Medikamente oder andere giftige Substanzen, wie zum Beispiel Alkohol hervorgerufen.

Wie sind die Symptome einer Gastritis?

Antwort   ▶ Die akute Magenschleimhautentzündung geht mit unvermittelt auftretenden Beschwerden einher. Typisch sind **Magenkrämpfe**, **Übelkeit** und **Erbrechen**. Appetit besteht nicht mehr und der Oberbauch ist **druckschmerzhaft**. Bei schweren Entzündungen können **Blutungen** entstehen. Nach Absetzen des schädigenden Reizes und nach Beginn einer Diät verbessert sich der Zustand meist rasch und die Symptomatik verschwindet allmählich.

Die Symptomatik der chronischen Gastritis ist jedoch sehr unterschiedlich, oft bestehen sogar **keine Beschwerden**. Appetitlosigkeit, Erbrechen und Übelkeit sind untypisch. Typisch ist ein **Druck-** und **Völlegefühl** nach dem Essen, eventuell besteht auch eine Unverträglichkeit gegenüber schwer verdaulichen Speisen. Bei der Typ-A-Gastritis können sich zusätzlich Symptome einer **Vitamin-B$_{12}$-Mangel-Anämie** zeigen. Das sind die typischen Anzeichen einer Anämie mit Müdigkeit, Blässe, Leistungsmangel, Kopfschmerzen und allgemeiner Schwäche plus neurologischer Symptome wie zum Beispiel Empfindungsstörungen. Die Typ-B-Gastritis kann unter Umständen zu einer **Ulkusbildung** führen.

---

18 | *Unterscheiden Sie Ulcus duodeni und Ulcus ventriculi!*

Antwort   ▶ Ein Ulkus im Verdauungskanal bezeichnet einen umschriebenen Substanzverlust der Schleimhaut. Man spricht von der **Ulkuskrankheit**. Zu unterscheiden sind Ulcus ventriculi, das Magengeschwür, und Ulcus duodeni, das Zwölffingerdarmgeschwür, welches am häufigsten vorkommt. In der Hälfte der Fälle machen **Magen-Darm-Geschwüre keine Beschwerden**, so dass diese erst durch das Auftreten von Komplikationen diagnostiziert werden! Typisch für das **Zwölffingerdarmgeschwür** ist der **schneidende**, stechende **Schmerz**, der zwei bis drei Stunden **nach dem Essen** oder auch **nachts** auftritt und der durch erneute Nahrungsaufnahme meist wieder verschwindet. Beim **Magengeschwür** werden die **Schmerzen** oft durch die **Nahrungsaufnahme verstärkt** und häufig besteht auch nur ein Druck- und Völlegefühl. Die Symptomatik ist teilweise sehr uneinheitlich, so dass eine Diagnose erst durch eine endoskopische Untersuchung gestellt wird. Übelkeit, Erbrechen, Magenbrennen und Appetitlosigkeit können mit oder ohne Schmerzen bestehen.

Welche Komplikationen sind bei Magen-Darm-Geschwüren zu befürchten?

Antwort ▶ Zu befürchten sind akute **Blutungen**, die zu einem **hypovolämischen Schock** führen können oder ein **Durchbruch** des Geschwürs durch die Magen- oder Darmwand in die Bauchhöhle, was mit einem **akuten Abdomen** einhergeht. Denkbar ist auch eine **Pylorusstenose**, eine narbige Verengung im Bereich des Magenpförtners. Diese macht sich durch plötzliches und heftiges Erbrechen, während oder kurz nach dem Essen, bemerkbar. Bei Bestehen eines Magengeschwürs über Jahre und Jahrzehnte ist eine **Entartung** der Magenschleimhaut denkbar.

Differenzialdiagnose Ulcus ventriculi/Ulcus duodeni		
	Ulcus ventriculi	**Ulcus duodeni**
Lokalisation	kleine Kurvatur, Grenze zwischen Antrum und Korpus	Anfangsteil des Duodenums, in der Nähe des Pylorus
Häufigkeit	seltener	3–4-mal häufiger als Magenulkus
jahreszeitliches Auftreten	immer	Herbst und Frühling
Patienten	meist ältere Menschen, wirken krank, klagen über Beschwerden, Nasolabialfalte	meist jüngere Patienten, Männer sind wesentlich häufiger betroffen, stark leistungsorientiert, klagen selten über Beschwerden
Helicobacter pylori	in 70–80 % d.F. nachweisbar	fast immer nachweisbar
Entartung	Magenkarzinom in 3 % d.F.	äußerst selten
Blutgruppe	häufig Blutgruppe A	häufig Blutgruppe 0
punktuelle Schmerzen	links der Mittellinie	rechts der Mittellinie
typische Beschwerden	Sofortschmerz nach Nahrungsaufnahme	Spätschmerz (1–3 Stunden nach dem Essen), Nacht- und Nüchternschmerz, Schmerzen werden mit der Nahrung besser
Komplikationen	Perforation, Penetration, Blutungen, Entartung	Perforation, Penetration, Blutungen, Pylorusstenose

Pathologie

Welche Hautkrebsarten kennen Sie?

Antwort ▶ Die bekanntesten Hauttumoren sind das Basaliom, das maligne Melanom und das Spinaliom. Das **Basaliom** geht von der **Basalschicht** der Oberhaut aus und wächst langsam zerstörerisch in die Umgebung hinein. Allerdings bildet es in der Regel **keine Metastasen**, daher wird dieser Tumor auch als **semimaligner**, halbbösartiger, bezeichnet. Die häufigste Lokalisation ist das Gesicht.

Das **maligne Melanom** geht von den **Melanozyten** der **Oberhaut** aus und gilt als **sehr bösartiger** Tumor, das heißt er metastasiert sehr früh. Man weiß, dass **Sonnenbrände** und eine starke und **langjährige Sonneneinwirkung** das Entstehen dieser Krebsart begünstigt. Auch gilt eine **lichtempfindliche Haut** und eine **hohe Anzahl** von **Leberflecken** als eine erhöhtes Risiko.

Das **Spinaliom**, der so genannte Stachelzellkrebs oder auch Plattenepithelkarzinom, geht von der **Stachelzellschicht** der Oberhaut aus. Diese Krebsart findet sich besonders an **Schleimhäuten**, zum Beispiel als Lippen- oder Zungenkrebs bei **Zigarren-** oder **Pfeifenrauchern**, oder auch im Genitalbereich als Penis- und Vulvakrebs.

Zusatzfrage **Wann besteht bei Ihnen ein Verdacht auf eine bösartige Hauterkrankung?**

Antwort ▶ Vor allem sind **Hautveränderungen** verdächtig, die sich in einem **kurzem Zeitraum** ereignen, zum Beispiel ein schnell wachsender Pigmentfleck, eine plötzliche blauschwarze **Farbveränderung** oder das Entstehen einer höckrigen Oberfläche. Auch ein **Muttermal**, das sich verändert, entzündet, blutet, juckt oder schmerzt. gibt einen Verdacht auf Malignität. Zusätzliche regionale **Lymphknotenschwellungen** untermauern den Verdacht.

Was ist der Unterschied zwischen einer Arthritis und einer Arthrose?

Antwort ▶ Arthritis bezeichnet eine **akute** oder **chronische** Gelenkentzündung. Eine akute Arthritis mit den typischen **Entzündungszeichen** findet sich vor allem bei infektiöser Arthritis mit oder ohne Nachweis lebender Erreger im Gelenk, bei einem Gichtanfall oder im Rahmen eines Traumas. Eine chronische Gelenkentzündung ist typisch bei rheumatoider Arthritis und hat im Wesentlichen Gelenkveränderungen zur Folge. Für die akute Arthritis ist **Ruheschmerz** typisch, für die chronische Arthritis eher **Bewegungsschmerz**.

Arthrose dagegen bezeichnet eine **degenerative Gelenkerkrankung** mit chronischer Abnutzung des Gelenkknorpels, bei der keine immunologisch-entzündliche Veränderung vorliegt. Jedoch kann es zu kurzfristigen Entzündungsvorgängen im Gelenk kommen, wenn der Gelenkknorpel völlig verschwunden ist und die Knochenhäute sich berühren und entzünden. Typisch für die Arthrose ist der **Anlauf-** und **Belastungsschmerz**.

Zusatzfrage   *Welche Faktoren spielen bei der Entstehung einer Arthrose eine Rolle?*

Antwort   ▶ Arthrosen treten mit **zunehmendem Alter** häufiger auf. Man weiß, dass **Übergewicht**, dauernde **Fehlbelastung**, **Verletzungen**, wiederkehrende **Entzündungen** und angeborene **Fehlentwicklungen** eine Gelenkdegeneration begünstigen. **Stoffwechselerkrankungen** und **hormonelle Störungen** können auch zu degenerativen Erkrankungen im Gelenk führen. Bei Frauen tritt die Arthrose häufig während der **Wechseljahre** auf.

---

21 Wie sind die typischen Symptome beim anaphylaktischen Schock, welche Schweregrade werden unterschieden?

Antwort   ▶ Ein anaphylaktischer Schock entsteht durch eine **allergische Reaktion**, zum Beispiel durch eine intravenöse Gabe von Medikamenten oder durch Insektenstiche. Durch Freisetzung von Histamin kommt es zur **allgemeinen Gefäßerweiterung**. Schon Sekunden nach der Allergenzufuhr kann es zu Symptomen kommen. Dabei werden vier Schweregrade unterschieden. Beim **ersten Schweregrad** treten plötzlich **Hitzewallung** und **Schwindelgefühl** mit starken **Kopfschmerzen** auf. Dazu kann es zu **Hauterscheinungen** um den Nadelstich kommen, zum Beispiel eine Rötung oder eine Quaddelbildung. Das **Gesicht** ist meist hoch **rot**, die **Kopfhaut** und die **Zunge jucken** stark. Beim **zweiten Schweregrad** kommen zusätzlich dazu **Übelkeit** und **Erbrechen**, **leichte Atemnot** und eine allmähliche **Tachykardie** mit **Blutdruckabfall**. Beim **Schweregrad III** besteht eine **manifeste Schocksymptomatik** mit einem Schockindex über 1 und starker Atemnot. Tritt ein Atem- und Kreislaufstillstand ein, ist der letzte Schweregrad erreicht.

Zusatzfrage   *Wie verhalten Sie sich, wenn ein Patient in Ihrer Praxis Anzeichen eines anaphylaktischen Schocks zeigt?*

Antwort   ▶ Der **Notarzt** muss sofort verständigt werden. Falls möglich, muss die **Allergenzufuhr** sofort **gestoppt** werden, bei einem intravenösen Vorgang wird die **Nadel** aber **auf keinen Fall herausgenommen**. Falls keine intravenöse Injektion erfolgt ist, muss sofort ein großlumiger **venöser Zugang** gesichert werden. Sind Medikamente vorhanden, wird **Adrenalin** als Spray oder intravenös gegeben, zusätzlich intravenöse Gabe von **Kortison** und **Antihistaminikum**. Als **Volumensubstitution** wird die RingerLösung intravenös gegeben.

Pathologie

Was können Sie über die Tuberkulose erzählen?

Antwort
▶ Die Tuberkulose ist eine **bakterielle Infektionskrankheit**, die am häufigsten die Lunge befällt. Für den Heilpraktiker besteht gemäß Infektionsschutzgesetz §6 bei **Erkrankung** an einer Tuberkulose **Meldepflicht**. Die Erkrankung hat in der heutigen Zeit durch das Auftreten von AIDS wieder an Bedeutung gewonnen. Die Erreger sind **Mykobakterien**, auch Tuberkelbakterien genannt. Die Übertragung erfolgt durch **Tröpfcheninfektion**. Meist sind Menschen mit offener Tuberkulose die Ansteckungsquelle. Allerdings ist es möglich, wenn auch selten, sich durch infizierte Nahrungsmittel, zum Beispiel **kontaminierte Milch**, anzustecken. In der Regel beträgt die Inkubationszeit **vier** bis **sechs Wochen**. Eine Infektion hängt von der Zahl und von dem Grad der Aggressivität der Mykobakterien ab. Ebenso spielt die Dauer der Exposition und vor allem die **Abwehrlage** des betroffenen Menschen eine wichtige Rolle.

In 90% der Fälle läuft die Erstinfektion, auch **Primärtuberkulose** genannt, in der Lunge ab. Es bildet sich der **Primärherd**, die Erreger werden in den so genannten **Tuberkeln** abgekapselt. Bei schlechter Abwehrlage kann sich das Gewebe in den Tuberkeln verflüssigen und eventuell abgehustet werden, es entsteht die **offene Tbc**. Bei guter Abwehrlage kann die Erkrankung für immer abgeheilt sein. Die Erreger können jedoch in den abgekapselten Herden **überdauern** und bei verminderter Abwehrlage erneut aktiv werden. Man nennt dies die **postprimäre Tbc**. Bei **Überwindung der Lymphknotenschranke** können sich die Erreger über das Blut verbreiten und **andere Organe befallen**. Grundsätzlich kann jedes Organ befallen werden. Gefürchtet ist dabei die **Miliartuberkulose**, eine generalisierte Tuberkulose mit Bildung zahlreicher Tbc-Herde im Körper. Dabei besteht sehr hohes Fieber.

In der Regel verläuft die Primärtuberkulose symptomlos oder mit nur uncharakteristischen Beschwerden. Dazu zählen leichtes **Fieber**, **Nachtschweiß**, **Husten**, **Appetitlosigkeit**, **Gewichtsverlust**, Müdigkeit und **Schwäche**. Bei jüngeren Menschen entsteht häufig Pleuritis exsudativa, die feuchte Brustfellentzündung.

Zusatzfrage
Ein Patient berichtet Ihnen, dass sein Tuberkulin-Test pathologisch sei. Was sagt Ihnen das?

Antwort
▶ Der Tuberkulin-Test, auch Tine-Test genannt, weist auf eine Infektion mit Tuberkuloseerregern hin. Positiv ist der Test dann, wenn zwei bis vier Tage nach der intrakutanen Verabreichung eine typische Hautreaktion auftritt, dabei kommt es zu einer kleinen geröteten Schwellung bzw. zur Bildung von Knötchen. Das weist darauf hin, dass eine Infektion stattgefunden hat. Aufschluss über den zeitlichen Auftritt oder ob es sich um eine frische Infektion handelt, gibt der Test jedoch nicht.

> MERKE: Bei den Infektionskrankheiten immer mit der Meldepflicht für Heilpraktiker gemäß IFSG anfangen, falls vorhanden.

Nennen Sie die klassischen Symptome einer Meningitis!

Antwort ▶ Meningitis ist eine **Entzündung** der **Hirnhäute**, häufig ist dabei auch das Gehirn mit beteiligt, das wird dann Meningoenzephalitis genannt. Bei der Meningokokken-Meningitis besteht für den Heilpraktiker gemäß Infektionsschutzgesetz §6 bei **Verdacht** und **Erkrankung** eine **Meldepflicht**. Die Erkrankung tritt häufiger in der kalten und **feuchten Jahreszeit** auf. Besonders **gefährdet** sind **Säuglinge** und **Kleinkinder**. Der Erkrankung beginnt **plötzlich** mit **hohem Fieber** und **Schüttelfrost**. Der Patient klagt dabei über sehr **starke Kopfschmerzen** und eine starke **Überempfindlichkeit** gegenüber Berührung, Geräusche und Helligkeit. Häufig kommt **Übelkeit** und **Erbrechen** hinzu. Schon nach wenigen Stunden kann sich eine **Nackensteifigkeit** anbahnen, die dann allmählich in **Opisthotonus** übergehen kann, eine krampfartige Überstreckung von Kopf und Rücken. **Krämpfe**, **Lähmungen** und Bewusstseinsstörungen zeigen die Manifestation der Erkrankung an. Außerdem kann es zu Hautveränderungen mit Einblutungen kommen.

Zusatzfrage *Welche Untersuchungsmethoden fallen bei der klassischen Meningitis in der Regel positiv aus?*

Antwort ▶ Folgende Untersuchungsmethoden sind in der Regel positiv: Beim passiven Vorbeugen des Kopfes kommt es zur reflektorischen Beugung der Beine, das nennt sich **Brudzinski-Zeichen**. Eine passive Streckung der gebeugten Knie bei ebenfalls gebeugten Hüftgelenken ist nicht möglich, das nennt sich **Kernig-Zeichen**. Das aktive Anheben des gestreckten Beins in Rückenlage ist nicht möglich bzw. schmerzhaft, das nennt sich **Lasègue-Zeichen**. Außerdem ist es dem Patienten nicht möglich, das Knie bei angewinkelten Beinen mit dem Mund zu berühren, das nennt man **Knie-Kuss-Phänomen**. Eine freies Aufsitzen aus der Rückenlage ohne das Aufstützen mindestens eines Armes ist nicht möglich, das nennt sich **Dreifußzeichen**.

Was verstehen Sie unter Koma?

Antwort ▶ Koma ist eine **tiefste Bewusstlosigkeit**, bei der auch auf stärkste Reizung **keine Reaktion** mehr erfolgt.
Dem Koma gehen in der Regel verschiedene Bewusstseinsstörungen voraus. Bei der **Somnolenz** handelt es sich um eine krankhafte Schläfrigkeit mit starker Benommenheit und Apathie, bei der der Patient jedoch ansprechbar bzw. durch äußere Reize weckbar ist. Beim **Sopor** besteht eine fast völlige Reaktionslosigkeit, der Patient reagiert nur auf stärkste Reize, zum Beispiel auf Schmerzreize mit einer Abwehrbewegung.

Pathologie

Nennen Sie uns einige Komaarten und deren Ursachen und Leitsymptome!

Antwort   ▶ Zum Beispiel das **diabetische Koma**, das bei einem Patienten mit Diabetes mellitus bei einer Hyperglykämie entstehen kann. Als Leitsymptome sind Azetongeruch, Kußmaul-Atmung, starker Durst, Polyurie und Zeichen einer Austrocknung zu nennen.

Das **hepatische Koma** entsteht im Rahmen einer Leberzirrhose oder einer fulminanten Hepatitis. Das durch ungenügende Leberfunktion freiwerdende Ammoniak blockiert die Neurotransmitter in den Synapsen des Gehirns. Leitsymptom ist der erdige Geruch, wie nach frischer Leber. Eventuell sind Leberhautzeichen festzustellen.

Das **hypothyreote Koma** entsteht infolge einer extremen Schilddrüsenunterfunktion. Leitsymptome sind verlangsamte Herzfrequenz, Hypotonie, verlangsamte Atemfrequenz und Untertemperatur.

Das **thyreotoxische Koma**, auch als Coma basedowicum bekannt, entsteht infolge einer extremen Schilddrüsenüberfunktion. Leitsymptome sind eine hochgradige Tachykardie, Fieber, Durchfall, Zeichen der Austrocknung und extreme Unruhe.

Das **urämische Koma** entsteht als Endstadium einer Niereninsuffizienz. Leitsymptome sind der urinöse Geruch, eine gelbfahle Haut, fehlender Urinabgang und Hypertonie.

25   Was verstehen Sie unter Hyperurikämie?

Antwort   ▶ Hyperurikämie bedeutet eine **Erhöhung** der **Harnsäurekonzentration** im Blutserum über 6,4 mg/dl. Häufig bleibt die Erhöhung symptomlos, allerdings steigt das **Risiko** eines akuten **Gichtanfalls** mit zunehmender Höhe der Harnsäurekonzentration.

Zusatzfrage   *Was ist denn Harnsäure und wodurch kommt die Erhöhung zustande?*

Antwort   ▶ Beim Abbau von Zellkernen fallen Purinstoffe an. Diese werden in Harnsäure überführt und über die Niere als so genannter harnpflichtiger Stoff ausgeschieden. Harnsäure ist also ein **Endprodukt** des **Nukleinsäurestoffwechsels**. Die Ursache einer Vermehrung der Harnsäure im Blut liegt einmal in einer **erblichen Störung** des Harnsäurestoffwechsels in der Niere und zum anderen in dem **Essverhalten** des Patienten. Häufig sind leicht **übergewichtige Männer** des mittleren Lebensalters betroffen. Die Auslösung eines Gichtanfalls erfolgt meist durch **Ess**- und **Trinkgelage**, dabei wirkt die fleischreiche Kost, vor allem **Innereien**, stark harnsäureerhöhend. Der Genuss von **Alkohol** wirkt auf die Harnsäureausscheidung in der Niere hemmend und kann so auch einen Gichtanfall herbeiführen.

Zusatzfrage **Was raten Sie einem Patienten mit erhöhten Harnsäurewerten?**

Antwort ▶ Bei bestehendem Übergewicht ist eine **Gewichtsabnahme** anzuraten. In den meisten Fällen verschwindet dann die Hyperurikämie. Eine **purinarme Diät** ist notwendig, um die Gefahr eines akuten Gichtanfalls herabzusetzen. Innereien, in Öl eingelegter Fisch, Mayonnaisen und Remouladen sollten dabei völlig vermieden werden, ebenso Alkohol. Der Patient sollte möglichst **viel trinken**.

Zusatzfrage **Ist einem Patienten mit Hyperurikämie eine Nulldiät anzuraten?**

Antwort ▶ **Nein**! Durch den erhöhten Zellabbau fallen vermehrt Purinstoffe an. Diese können einen akuten Gichtanfall auslösen.

26 Haben Sie den Begriff Kaposi-Sarkom schon einmal gehört?

Antwort ▶ Ja. Das Kaposi-Sarkom (sprich: „Kaposchi") ist ein vom Bindegewebe der **Gefäße** ausgehender bösartiger, sehr **schnell wachsender Tumor**. Er tritt an der **Haut** und den **Schleimhäuten** in Form von **bräunlich-lividen** Flecken und **Knoten** auf, die eine Tendenz zur **Blutung** und **Geschwürsbildung** aufweisen. Die klassische Form ist sehr selten, jedoch tritt die epidemische Form im Rahmen der **AIDS-Erkrankung** zunehmend in den Vordergrund. Dabei kann, meist ausgehend von den Händen und Füßen, der ganze Körper befallen werden, auch innere Organe.

27 Erzählen Sie mir bitte alles Wichtige über Botulismus!

Antwort ▶ Botulismus ist eine **bakterielle Lebensmittelvergiftung** durch Botulismus-**Toxine**, welche äußerst giftig sind und im Körper die Reizübertragung zwischen Nerven und Muskeln blockieren. Für den Heilpraktiker besteht gemäß Infektionsschutzgesetz §6 bei **Verdacht** und **Erkrankung** an Botulismus **Meldepflicht**. Der Erreger ist **Clostridium botulinum**, die Inkubationszeit beträgt in der Regel nur **wenige Stunden**, die Übertragung erfolgt meist durch den **Verzehr** von **verdorbenen**, **ungenügend erhitzten Fleisch-** oder **Gemüsekonserven**. Magen-Darm-Beschwerden wie Übelkeit, Erbrechen, Durchfall und Magenkrämpfe sind in weniger als der Hälfte der Fälle vorhanden. Die **neurologische Symptomatik** beginnt am Kopf und schreitet langsam in Richtung Körper und Extremitäten fort. Typische Symptome sind **Sehstörungen** mit **Doppeltsehen, Schluckbeschwerden, Heiserkeit, Sprechschwierigkeiten, trockener Mund**. Es entsteht eine **allgemeine Muskelschwäche**. Fieber tritt nicht auf, Sensibilitätsstörungen sind nicht vorhanden. Häufig tritt der Tod durch Lähmung der Atemmuskulatur ein.

28 — Was ist eine Linksherzinsuffizienz und welche Symptome sind zu erwarten?

Antwort ▶ Eine Linksherzinsuffizienz ist eine **chronische Herzmuskelschwäche**, bei der die vom Lungenkreislauf ankommende Blutmenge nicht mehr genügend in den großen Körperkreislauf gepumpt werden kann. Die Folge ist ein **Absinken** des **Herzminutenvolumens** und ein **allmählicher Blutrückstau** in die **Lunge**. Infolge des chronisch verminderten Herzminutenvolumens klagt der Patient über **Müdigkeit**, **Leistungsschwäche**, **Konzentrationsschwierigkeit**, **Appetitlosigkeit** und **Gewichtsabnahme**. Durch den Rückstau des Blutes in die Lunge kommt es anfänglich unter normaler Belastung, dann unter leichter Belastung und später auch in Ruhe zur **Atemnot**. Diese Ruhedyspnoe manifestiert sich im klinischen Bild des **Asthma cardiale**. Der Patient klagt über **anfallsartige Atemnot** und **spastischen Husten**, die vor allem **nachts** auftreten. Die Atemnot verbessert sich durch Aufrechtsitzen. Langsam gewöhnt sich der Patient daran beim Schlafen Kissen zum Hochlagern des Oberkörpers zu benutzen. Man sagt, die Anzahl der Kissen im Rücken gibt den Grad der Linksherzinsuffizienz an.

Zusatzfrage **Welche Komplikationen der Linksherzinsuffizienz sind zu befürchten?**

Antwort ▶ Bei massiver Stauung ist ein **Lungenödem** zu befürchten, dabei besteht schwerste Atemnot, Angst und Zyanose. Rasselgeräusche können deutlich ohne Stethoskop wahrgenommen werden. Zu befürchten ist eine so genannte **Stauungspneumonie**, das heißt eine Lungenentzündung, die infolge des Blutrückstaus in die Lunge entsteht. Eine Linksherzinsuffizienz kann in ihrem Verlauf zu einer Rechtsherzinsuffizienz führen, man spricht dann von einer **Globalinsuffizienz**.

Zusatzfrage **Welche Ursachen einer Linksherzinsuffizienz kennen Sie?**

Antwort ▶ Die Ursachen einer Linksherzinsuffizienz können sehr vielfältig sein, zum Beispiel kann die **koronare Herzkrankheit** Ausgangspunkt sein. Aber auch Erkrankungen und **Entzündungen** des **Herzmuskels**, **Herzfehler**, **Herzrhythmusstörungen**, **chronische Hypertonie**, **Anämie** und **Schilddrüsenüberfunktion** können zu einer Herzmuskelschwäche führen.

29 — Was ist ein Myxödem?

Antwort ▶ Ein Myxödem ist eine **teigige Schwellung** von **Haut** und Unterhautzellgewebe infolge einer pathologischen Ablagerung von schleimigen Stoffwechselprodukten. Diese entstehen in der Regel bei einer **Schilddrüsenunterfunktion** und betreffen meist das **Gesicht** und die **Extremitäten**. Die **Haut** ist **trocken** und **wachsartig**. Das Myxödem ist kein Ödem im eigentlichen Sinne. Es handelt sich hier nicht um Wassereinlagerungen und es hinterlässt auch **keine Dellen**, wie es für Ödeme sonst typisch ist.
(Symptome der Hypothyreose siehe Teil II Frage Nr. 80)

30 Was ist eine Leberzirrhose und welche Ursachen hat sie?

Antwort　▶ Eine Leberzirrhose ist eine **chronische Lebererkrankung**, bei der die **Leberzellen zugrunde gehen** und durch **narbiges Bindegewebe** ersetzt werden. Die typische Blutgefäßarchitektur wird dabei zerstört. Die Folgen sind eine allmähliche **Abnahme der Leberfunktionsfähigkeit** und die Entwicklung eines Pfortaderhochdrucks, genannt **portale Hypertension**. Die Ursachen sind meist in einer **Alkoholkrankheit** oder einer **chronischen Virushepatitis** zu finden. Wesentlich seltenere Ursachen sind zum Beispiel chronische Gallenstauung, Giftstoffe, Medikamente, Eisenspeicherkrankheit, infolge einer chronischen Leberstauung durch zum Beispiel eine Rechtsherzinsuffizienz.

Zusatzfrage　*Welche Symptome erwarten Sie bei einem Patienten mit Leberzirrhose?*

Antwort　▶ Anfänglich bestehen Beschwerden, die einer Hepatitis ähnlich sind, zum Beispiel anhaltende **Müdigkeit**, **Völlegefühl**, **Appetitlosigkeit**, Fettintoleranz, **Verstopfung**, **Blähsucht** und Druckgefühl unter dem rechten Rippenbogen. Eine kurzfristige **Gelbsucht mit Juckreiz** kann hinzukommen. Die Erkrankung kann jedoch jahrelang auch ohne eine bedeutende Symptomatik verlaufen. Durch den allmählichen Rückstau des Blutes in das Pfortadersystem kommt es zu einem **Pfortaderhochdruck** mit **Bauchwassersucht**, **vergrößerter Milz**, **Medusenhaupt** und Krampfaderbildung im Bereich der unteren Speiseröhre. Diese **Ösophagusvarizen** können unter Umständen zu lebensbedrohlichen Blutungen führen. Als sehr charakteristisch gelten die **Leberhautzeichen**, die durch Stoffwechselstörungen infolge der Leberinsuffizienz entstehen. Zu nennen sind vor allem die Gefäßsternchen, auch **Spider Nävi** genannt, die besonders an lichtexponierten Hautstellen auftreten, eine symmetrische **Rötung** der **Handinnenfläche** und die so genannte **Geldscheinhaut**, die durch den Schwund der Haut mit Bildung von feinsten Falten entsteht. Häufig sind auch **Nägelveränderungen**, wie zum Beispiel Weißnägel und Uhrglasnägel zu beobachten. Auffallend ist das **fahle** und ausgezehrt wirkende **Gesicht** mit deutlichen **Lacklippen** und **Lackzunge**. Typisch ist auch eine vermehrte Blutungsneigung, welche sich durch Petechien zeigt. Es treten **hormonelle Störungen** auf, bei Männern weibliche Brustentwicklung, fehlende Sekundärbehaarung und Impotenz, bei Frauen fehlende Monatsregel und Libidoverlust. Im Endstadium der Leberzirrhose treten infolge der Ammoniakvergiftung psychotische Bewusstseinsstörungen auf. Es kommt zur abnormen Schläfrigkeit bis hin zum Koma. Der Patient riecht nach frischer Leber oder Lehmerde.
(Leberkoma siehe auch Teil II Frage Nr. 136)

31 Was ist eine Obstipation?

Antwort　▶ Von einer Verstopfung im klinischen Sinne spricht man, wenn der Stuhlgang nur unter starkem, längerem **Pressen** vollzogen wird und die Frequenz der Stuhlentleerung **weniger als dreimal die Woche** beträgt. Unter einer normalen Stuhlfrequenz versteht man Stuhlentleerungen von dreimal täglich bis dreimal wöchentlich, wobei der Stuhl nicht zu weich und nicht zu hart ist.

Pathologie

Welche Ursachen kennen Sie?

Antwort   ▶ Die Ursachen einen Obstipation sind sehr vielfältig. Grundsätzlich müssen organische Erkrankungen ausgeschlossen werden, zum Beispiel **Dickdarmkarzinom**, **Polypen**, **Hernien** und **narbige Verengungen**. Auch sind hormonelle Erkrankungen, zum Beispiel **Schilddrüsenunterfunktion**, **Morbus Addison**, **Nebenschilddrüsenüberfunktion** oder Elektrolytstörungen, wie zum Beispiel **Hypokaliämie** denkbar. Eine **Medikamenteneinnahme** muss abgeklärt werden, da viele Medikamente zu Verstopfungen führen, zum Beispiel Abführmittel, Beruhigungsmittel, Antazida und Antidepressiva. Am häufigsten sind jedoch funktionelle Störungen Hintergrund einer erschwerten Kotentleerung. **Ballaststoffarme Ernährung**, **mangelnde Bewegung** und zu **wenig Flüssigkeitszufuhr** begünstigen einen verzögerten Transport im Dickdarm. Obstipation findet sich auch recht häufig im Rahmen einer Neurose oder Psychose.

---

32 Welche Arten von Ikterus gibt es? Beschreiben Sie die Symptome und geben Sie die Veränderungen im Labor an!

Antwort   ▶ Ikterus bezeichnet die helle bis dunkle **Gelbfärbung** der **Haut** und **Schleimhäute**. Sie entsteht in der Regel ab einem **Bilirubinwert** im Blut **von 2 mg auf 100 ml**. Nach der Entstehungsursache wird der Ikterus in drei Arten unterteilt: Der **intrahepatische Ikterus** entsteht durch Schädigung der Leberzellen, meist im Rahmen einer Entzündung, der **Hepatitis**. Durch das fehlende Bilirubin im Darm kommt es zu einer Hellfärbung des Stuhls und durch eine vermehrte Ausscheidung von wasserlöslichem Bilirubin entsteht ein bierbrauner Urin, der nach Schütteln leicht schäumt. Im Blut ist das konjugierte und unkonjugierte Bilirubin erhöht.

Der **posthepatische Ikterus** wird auch **Verschlussikterus** genannt, da die Gelbfärbung der Haut durch eine **Abflussbehinderung** der **Galle** bedingt ist, meist im Rahmen eines Gallensteinleidens, aber auch durch Tumoren oder durch Entzündungen der Gallenwege. Es besteht ebenfalls eine Entfärbung des Stuhls und eine Dunkelfärbung des Urins. Der Juckreiz ist bei dieser Form besonders stark. Er entsteht durch das Übertreten der Gallensäuren in das Blut. Im Blut ist das konjugierte Bilirubin erhöht und das unkonjugierte Bilirubin normal.

Der **prähepatische Ikterus** entsteht durch eine gesteigerte Hämolyse. Dabei werden so viele rote Blutkörperchen abgebaut, dass bei der Leber die Aufnahmekapazität für das unkonjugierte Bilirubin überschritten ist und man von einer Hyperbilirubinämie spricht. Im Blut ist das unkonjugierte Bilirubin erhöht, das konjugierte Bilirubin jedoch normal. Der Stuhl ist eher brauner als normal, der Urin ist hingegen normal und nicht braun gefärbt. Erst bei einer starken Hämolyse entsteht eine Hämoglobinurie und somit ein brauner Urin.

Nennen Sie mir bitte die typischen Folgeschäden eines Diabetes mellitus!

Antwort ▶ Die Spätschäden eines Diabetes mellitus entstehen im Wesentlichen durch die **Schädigungen** der **großen** und **kleinen Gefäße**. Bei der so genannten **Makroangiopathie** kommt es zur **Arteriosklerose** der großen Gefäße. Häufig betroffen ist das Herz mit der Gefahr eines **Herzinfarkts**, das Gehirn mit der Gefahr eines **Gehirnschlags**, die Niere mit der Gefahr einer **Niereninsuffizienz** und auch die peripheren Arterien, mit der Gefahr einer **arteriellen Verschlusskrankheit**.

Bei der **Mikroangiopathie** sind die kleinsten Gefäße, vor allem die Kapillaren, betroffen. Dort kommt es im Bereich der Basalmembran zu einer Verhärtung und dadurch zu einem verminderten Stoffaustausch mit allmählichem Zelluntergang.

Ist das Auge betroffen, so spricht man von der **diabetischen Retinopathie**. Dabei besteht die Gefahr des Erblindens. Als erstes Symptom der Schädigung der Netzhautgefäße tritt ein verschwommenes Sehen auf.

Sind die Nieren betroffen, spricht man von der **diabetischen Nephropathie** oder dem **Kimmelstiel-Wilson-Syndrom**. Hier kommt es in den Nierenkörperchen zur Verdickung, Verhärtung und Brüchigkeit der glomerulären Basalmembran. Dabei besteht die Gefahr einer Niereninsuffizienz. Als Frühsymptom tritt Proteinurie, das vermehrte Ausscheiden von Albumin über den Harn auf.

Sind die Nerven betroffen spricht man von der **diabetischen Polyneuropathie**. Dabei kann es zu recht unterschiedlichen Symptomen kommen. Sind vor allem die peripheren Nerven betroffen klagen die Patienten über Sensibilitätsstörungen und Missempfindungen. Die Schmerz-, Berührungs- und Temperaturempfindung ist herabgesetzt. Häufig wird auch über Schmerzsyndrome berichtet wie zum Beispiel „burning feet" oder nächtliche Wadenkrämpfe. Es können sich motorische Störungen ausbilden, die bis zur Lähmung fortschreiten.

Sind die Gefäße betroffen, die das Zentralnervensystem versorgen, kann es zu unterschiedlichen vegetativen Störungen kommen, zum Beispiel zur Beeinträchtigung der Verdauung, der Blutdruckregulierung und der Blasenentleerung. Durch Schädigung der Kapillaren im Bereich des Fußes kommt es zum so genannten **diabetischen Fußsyndrom**. Dabei entstehen vor allem an den Zehen und an der Ferse sehr schlecht heilende Wunden, die im schlimmsten Fall bis zum Gangrän fortschreiten können. Unterschieden wird der **ischämische Fuß**, welcher durch eine Makroangiopathie entsteht, und der **neuropathische Fuß**, welcher durch eine Kombination von Mikroangiopathie und Polyneuropathie entsteht. Der Unterschied besteht darin, dass der ischämische Fuß kühle und livide Hautfarbe und fehlende Fußpulse aufweist, während der neuropathische Fuß eine warme Haut mit rosiger Farbe zeigt.

Ist das Auge betroffen, so spricht man von der **diabetischen Retinopathie**. Dabei besteht die Gefahr des Erblindens. Als erstes Symptom der Schädigung der Netzhautgefäße tritt ein verschwommenes Sehen auf. Besonders gefürchtet sind retinale Blutungen. Weitere typische Erkrankungen am Auge eines Diabetikers sind: grauer Star, grüner Star und Netzhautablösung.

(Ursache von Diabetes siehe Teil II Frage Nr. 102)

34   *Erzählen Sie uns etwas über Typhus abdominalis!*

Antwort   ▶ Typhus abdominalis ist eine **zyklische Infektionskrankheit**, bei der sich das **Organstadium** im lymphatischen Apparat des **Dünndarms** abspielt. Für den Heilpraktiker besteht gemäß Infektionsschutzgesetz §6 bei **Verdacht** und **Erkrankung** an Typhus abdominalis **Meldepflicht**. Bei den Erregern handelt es sich um Bakterien, die zur Gruppe der **Salmonellen** gezählt werden. Die Inkubationszeit beträgt in der Regel ein bis drei Wochen. Die Übertragung erfolgt meist über **infiziertes Wasser** und **kontaminierte Nahrungsmittel**. Als Infektionsquelle kommen vor allem **Dauerausscheider** in Betracht. Die Erreger gelangen über den Dünndarm in das Lymphsystem und von dort ins Blut. Nach Vermehrung befallen die Erreger vor allem die Peyer-Plaques im Krummdarm. Dabei kommt es zu einer geschwürigen Entzündung des lymphatischen Gewebes.

In der ersten Woche der Erkrankung zeigt sich ein langsamer **treppenförmiger Fieberanstieg** auf über 40 °C. Das Krankheitsgefühl nimmt allmählich zu, es bestehen häufig starke Kopf- und Gliederschmerzen und Verstopfung. In dieser Zeit besteht die Gefahr einer Fehldiagnose. Ab der zweiten Woche besteht **Kontinua**, ein gleichbleibend hohes Fieber, das erst in der vierten Woche allmählich zurückgeht. Erst in der zweiten Woche zeigen sich die charakteristischen Symptome: **Benommenheit** und Bewusstseinsstörungen, **erbsenbreiartige Durchfälle**, wenige **Roseolen** auf der **Bauchhaut**, **Typhuszunge** mit lederartigem Aussehen und graugelbem Belag. Bei der Untersuchung wird häufig eine **relative Bradykardie** festgestellt, das heißt, dass der Pulsschlag entsprechend zum Fieber zu niedrig ist. Die **Milz** ist meist **geschwollen**, seltener die Leber, und im Blutbild findet sich eine **Leukopenie** und eine erhöhte Blutsenkungsgeschwindigkeit.

35   *Wodurch wird eine akute Cholezystitis hervorgerufen und wie äußert sie sich?*

Antwort   ▶ Eine akute Gallenblasenentzündung wird meist durch **Cholelithiasis**, die Gallensteinbildung in der Gallenblase oder dem Gallenblasengang, dem Ductus cysticus hervorgerufen. Dabei entwickelt sich meist eine sekundäre **Bakterienbesiedlung** aus dem Darm. Der Patient berichtet über scharfe **Schmerzen** im **rechten Oberbauch**, die in die **rechte Schulter** ausstrahlen. Meist besteht **Fieber**, auch **Übelkeit** und **Erbrechen** sind nicht selten. Bei der Untersuchung ergibt sich ein positives **Murphy-Zeichen**: während der Palpation der Gallenblase kommt es bei gleichzeitiger Einatmung zum schmerzhaften Innehalten der Atmung des Patienten. Bei schwerem Verlauf sind die allgemeinen Entzündungsparameter erhöht, Leukozytose mit Linksverschiebung und erhöhte Blutsenkungsgeschwindigkeit. Bei Erhöhung der alkalischen Phosphatase, kurz AP genannt, ist der Verdacht auf Cholangitis, eine Entzündung der Gallenwege, gegeben. Eine Erhöhung der Amylase im Blutserum weist auf eine Mitbeteiligung der Bauchspeicheldrüse hin.

(Cholelithiasis siehe Teil II Frage Nr. 90)

Wie sind die Ursachen und Symptome einer akuten Pankreatitis?

Antwort   ▶ Eine akute Entzündung der Bauchspeicheldrüse ist eine **schwere Erkrankung**, da sie durch eine Aktivierung ihrer eigenen Enzyme mit einer **Selbstverdauung** einhergehen kann. Als Ursache sind am häufigsten **Alkoholmissbrauch** oder **Gallenwegserkrankungen** zu nennen, zum Beispiel durch einen „steckengebliebenen" Gallenstein oder Verengung der Vater-Papille. In einigen Fällen ist die Ursache jedoch nicht zu klären. Seltenere Ursachen können sein: Infektionen, Übergreifen eines Magen- oder Zwölffingerdarmgeschwüres, Medikamente, Nebenschilddrüsenüberfunktion.

Die akute Pankreatitis ist ein schweres Krankheitsbild. Der Patient klagt über plötzliche **heftigste Oberbauchschmerzen**, die häufig durch eine überreiche Mahlzeit bei gleichzeitigem Alkoholgenuss auftreten. Die Schmerzen können im gesamten Bauchraum ausstrahlen, was eine richtige Diagnose erschwert, oder auch in den Rücken mit **gürtelförmiger Ausstrahlung**. Dazu treten meist **Übelkeit**, **Erbrechen**, **Blähsucht** und **Massenstühle** auf. Der Patient nimmt meist eine so genannte **Pankreasschonhaltung** ein, das heißt er sitzt oder liegt vorwärtsgebeugt mit angezogenen Beinen, um eine Schmerzlinderung zu erfahren. Dabei versucht er jegliche Bewegung zu vermeiden. In den schwersten Fällen kann sich eine **Schocksymptomatik** entwickeln, die eine sofortige Krankenhauseinweisung notwendig macht. Dabei entwickelt sich meist eine elastische Bauchdeckenspannung, Gesichtsrötung und eventuell auch ein paralytischer Ileus, eine Darmlähmung.

Zusatzfrage   *Welche Blutbild- und Serumveränderungen erwarten Sie?*

Antwort   ▶ Im Blut und Urin findet sich eine **Lipase**- und **Alphaamylaseerhöhung**. Im Blutbild ist die **Blutsenkungsgeschwindigkeit** erhöht, es kommt zur **Leukozytose**. Der **Blutzuckerspiegel** ist erhöht. Bei schweren Fällen besteht **Fieber**.

Zusatzfrage   *Welche anderen Ursachen könnten ein ähnliches Beschwerdebild verursachen?*

Antwort   ▶ Durch das akute Schmerzbild ist die Erkrankung schlecht von **anderen akuten Oberbaucherkrankungen**, wie zum Beispiel Durchbruch eines entzündlichen Geschehens im Magen-Darm-Bereich, Milzinfarkt und Niereninfarkt abzugrenzen. Außerdem kann es sich trotz der Symptomatik eines akuten Abdomens auch um akute Erkrankungen im Brustbereich handeln, zum Beispiel **Herzinfarkt** oder **Lungenembolie**.

Pathologie

37 — Welche Ursachen einer akuten Pyelonephritis kennen Sie?

Antwort ▶ Bei einer akuten Pyelonephritis handelt es sich um eine gefährliche **Entzündung** des **Nierenbeckens** und des **Nierenzwischengewebes**, im ungünstigen Fall kann sogar das Nierenmark mitbetroffen sein. Als Ursache ist meist eine **aufsteigende Harnwegsinfektion** zu nennen. Häufig besteht im Vorfeld eine Blasenentzündung, sie kann jedoch auch fehlen. Das Aufsteigen von Bakterien, am häufigsten sind Escherichia coli zu nennen, kann durch **Abflussbehinderungen** des Harns begünstigt werden. Zu nennen sind Steine, Tumoren, anatomische Anomalien und Blasenfunktionsstörungen. Auch im Rahmen von **Stoffwechselstörungen**, wie zum Beispiel Diabetes mellitus, Hyperurikämie und Hyperkalzämie treten Nierenbeckenentzündungen vermehrt auf. **Abwehrschwäche**, **Schwangerschaft**, **Unterkühlung** mit **Nässe** und Medikamenteneinnahme sind als weitere prädisponierende Faktoren aufzuzählen.

Zusatzfrage **Wie sind die Symptome einer akuten Pyelonephritis?**

Antwort ▶ Eine akute Nierenbeckenentzündung mit Beteiligung des Nierengewebes verursacht **plötzlich hohes Fieber**, eventuell mit Schüttelfrost. Das **Nierenlager** der betroffenen Niere ist stark **klopfschmerzhaft**. Häufig bestehen schon im Vorfeld Zeichen einer **Blasenentzündung**, zum Beispiel Schmerzen beim Wasserlassen. Eventuell wird auch über Bauchschmerzen, Übelkeit und Erbrechen geklagt.

Zusatzfrage **Was wird in der Regel bei einer Urin- und Blutuntersuchung zur akuten Pyelonephritis festgestellt?**

Antwort ▶ Bei der Untersuchung des **Urins** mit Mehrfachteststreifen finden sich in der Regel **Leukozyten** und **Nitrit**. Im Blutbild fällt eine **Leukozytose** mit **Erhöhung** der **Blutsenkungsgeschwindigkeit** auf.

38 — Nennen Sie uns Erreger, Inkubationszeit, Übertragung und die Symptome der Windpocken!

Antwort ▶ Bei den Windpocken, auch Varizellen, handelt es sich um eine **hoch ansteckende Infektionskrankheit**, die in der Regel **Kinder** befällt. Der Erreger der Windpocken ist das **Varicella-zoster-Virus**, ein Virus der Herpes-Gruppe. Die **Inkubationszeit** beträgt in der Regel **zwei bis drei Wochen**. Die Übertragung geschieht durch aerogene Tröpfcheninfektion. Prodromalerscheinungen sind nicht häufig, wenn, dann zeigen sich Beschwerden einer leichten Grippe mit Kopf- und Halsschmerzen und mäßigem Fieber. Durch einen schubweisen Verlauf manifestiert sich der Hautausschlag in verschiedenen Entwicklungsstadien. Dabei entstehen die **vielgestaltigen Hauterscheinungen** wie rote **Flecken**, **Knötchen**, **Bläschen** und **Krusten**, daher auch der Name **Sternenhimmelausschlag**. Der Ausschlag beginnt am Kopf und Gesicht und breitet sich dann über den Rumpf, wo er am dichtesten ist, zu den Extremitäten aus. In der Regel **juckt** der Ausschlag.

Zusatzfrage **Welche Komplikationen kennen Sie?**

Antwort ▶ Bei **Infektion** der Mutter während der **Schwangerschaft** ist eine **Schädigung** des **Ungeborenen** zu befürchten. Direkte Komplikationen nach einer durchgemachten Windpockeninfektion sind selten. Es kann zu Entzündungen des Gehirns oder des Kleinhirns kommen. Bei älteren Menschen und bei Menschen mit Abwehrschwäche besteht generell die Gefahr einer Reaktivierung des Varicella-zoster-Virus. Dies nennt man **Herpes zoster** oder Gürtelrose. Dabei besteht Krankheitsgefühl, Fieber und ein halbgürtelartiger, meist einseitiger, sehr schmerzhafter Hautausschlag. Die regionalen Lymphknoten sind meist geschwollen. Das Sekret der Bläschen oder Pusteln ist infektiös und kann Kinder ohne Immunität an Windpocken erkranken lassen.

---

39 Erklären Sie bitte den Spannungspneumothorax!

Antwort ▶ Unter Pneu oder **Pneumothorax** versteht man das **plötzliche Eindringen** von **Luft** in den **Pleuraspalt**. Dadurch wird der negative Druck im Pleuraspalt aufgehoben und die Lunge fällt, wie ein Luftballon aus dem die Luft entweicht, zusammen. Bei der Ursache sind zu unterscheiden: der offene Pneumothorax, bei dem die Luft durch Verletzungen von außen eindringt und der geschlossene Pneumothorax, bei dem Luft aus den Atemwegen in den Pleuraspalt eindringt. Dieser so genannte **Spontanpneumothorax** kann durch schon bestehende Lungenerkrankungen hervorgerufen werden, zum Beispiel durch Bronchialkarzinom, Lungenemphysem, Asthma bronchiale oder Lungentuberkulose. Es kann sich auch um einen idiopathischen Spontanpneumothorax handeln, das heißt, ohne erkennbare Ursache platzen Lungenbläschen und Luft kann von innen in den Pleuraspalt eindringen und die Anheftung der Lunge an den Rippen aufheben. Dies tritt häufig bei jungen Männern während einer körperlichen Belastung auf. Der **Spannungspneumothorax** tritt als **Komplikation** auf und stellt einen **Notfall** dar. Es entsteht eine Art **Ventilmechanismus**, bei dem die **Luft** während der Einatmung in den Pleuraspalt eindringt, bei der Ausatmung jedoch **nicht wieder zurückströmt**. Es entsteht ein zunehmender **Überdruck** im **Brustkorb** mit der Gefahr einer Verdrängung auf die noch intakte Lunge und das Herz. Es besteht akute **Atemnot** mit Bildung einer **Zyanose**, einer Blaufärbung von Haut und Schleimhäuten. Der Puls ist schnell, der Patient klagt über zunehmend starke Schmerzen vor allem während der Einatmung. Es besteht eine erhöhte Gefahr auf Kreislaufversagen.

Zusatzfrage **Wie können Sie einen Spontanpneumothorax feststellen?**

Antwort ▶ Ein Spontanpneumothorax kann mit plötzlicher Atemnot und meist stechenden **Schmerzen** auf der betroffenen Seite einhergehen. Der Patient klagt über einen unproduktiven **Husten**, im extremen Fall wird die betroffene Brustseite bei der **Atmung nachgeschleppt**. Die Auskultation ergibt ein **abgeschwächtes** oder **fehlendes Atemgeräusch**, die Perkussion einen **verstärkten Klopfschall**, der **Stimmfremitus** ist **aufgehoben**. Eventuell besteht eine Tachykardie.

Zusatzfrage *Differenzialdiagnostisch denken Sie bei der Symptomatik eines Spontanpneus an welche Erkrankungen?*

Antwort ▶ Bei hochgradiger Atemnot und Schmerzen im Brustkorb ist differenzialdiagnostisch vor allem an **Herzinfarkt** und **Lungenembolie** zu denken. Eventuell liegt auch eine Pleuritis oder Perikarditis vor.

---

40 | Was ist Bradykardie und welche Ursache kennen Sie?

Antwort ▶ Bradykardie ist ein **langsamer Pulsschlag unter sechzig Schlägen pro Minute**. Bei gut trainierten Personen ist Bradykardie häufig zu finden. Innerhalb des Herzens können verschiedene Krankheiten dafür ursächlich sein, zum Beispiel **koronare Herzerkrankung**, **Myokarditis** und **AV-Block**. Außerhalb des Herzens kommen **Schilddrüsenunterfunktion**, **Unterkühlung** und **Hirndruckerhöhung** in Betracht. Auch eine **medikamentöse Behandlung** kann zur Bradykardie führen, zum Beispiel Digitalis und Betarezeptorenblocker.

Beschwerden treten in der Regel erst bei einem Herzschlag ab oder unter 40 auf. Es kommt zu Sehstörungen, Kopfschmerzen und allmählichem Bewusstseinsverlust.

Zusatzfrage *Was verstehen Sie unter relativer Bradykardie?*

Antwort ▶ Von einer relativen Bradykardie spricht man, wenn **trotz einsetzendem Fieber die Herzfrequenz nicht mitsteigt**. Normalerweise steigt der Herzschlag gewöhnlich um 10 Schläge bei Erhöhung um 1°C Fieber. Eine typische Infektionskrankheit, bei der relative Bradykardie auftritt, ist Typhus abdominalis.

---

41 | Was ist Tachykardie und welche Ursachen kennen Sie?

Antwort ▶ Tachykardie ist eine **beschleunigte Herztätigkeit von über hundert Schlägen** die Minute. Das Herz fängt an vermehrt zu schlagen, wenn **Sauerstoff** in der Peripherie **fehlt** und/oder wenn der **Sympathikotonus erhöht** ist. So ist eine Tachykardie vor allem bei plötzlicher körperlicher Arbeit oder bei emotionalem Stress völlig normal, ebenso nach Einnahme von Genussmitteln. Bei Fieber verändert sich die Herzfrequenz in der Regel um 10 Schläge pro Minute. Eine Tachykardie kann organischen Herzerkrankungen zugrunde liegen, zum Beispiel **koronare Herzkrankheit**, **Myokarditis**, **Herzinsuffizienz**. Weitere Gründe, die zu einer Tachykardie führen können sind zum Beispiel **Anämie**, **Unterzucker**, **Schilddrüsenüberfunktion**, **Phäochromozytom** oder **Medikamenteneinnahme**. Die **idiopathisch paroxysmale Tachykardie**, auf Deutsch eine anfallsartige, ohne erklärbare Ursachen entstehende Herzfrequenzsteigerung, kann Minuten bis Stunden dauern und tritt meist mit unangenehmen Begleitsymptomen wie Schwindel, Herzenge, Angst und Atemnot auf.

42

Ein 60-jähriger Patient berichtet von einer plötzlichen Rotfärbung des Urins. Das wäre letzte Woche schon einmal vorgekommen. Er fühle sich aber völlig gesund und hätte auch keine Schmerzen beim Urinieren. Woran denken Sie?

Antwort ▶ Eine schmerzlose Makrohämaturie, eine sichtbare Blutbeimengung im Urin, bedarf einer sorgfältigen Abklärung, da dieses Symptom beim **Nierenkarzinom** häufig auftritt. **Männer** sind **häufiger betroffen** und der Erkrankungsgipfel liegt zwischen 50 und 70 Jahren. Meist besteht auch ein **langjähriger Zigarettenkonsum**. Beim Auftreten der Blutungen kann man davon ausgehen, dass der Tumor schon im fortgeschrittenen Stadium ist und Metastasen gebildet hat. Der Patient kann über Flankenschmerzen und wiederkehrendes leichtes Fieber klagen. Eventuell besteht auch eine Anämie. Möglich wäre auch eine **Zystenniere**. Dabei handelt es sich um eine angeborene Erkrankung der Niere mit allmählicher Bildung von Zysten im Nierengewebe. Die Zysten verdrängen das Nierengewebe und im Endstadium entsteht eine Niereninsuffizienz, eine Urämie. In der Regel treten Symptome erst nach dem 40. Lebensjahr auf. Typische Symptome sind Makro- und Mikrohämaturie, Proteinurie, Flankenschmerzen.

Zusatzfrage *Welche Ursachen kann eine Hämaturie noch haben?*

Antwort ▶ Weitere Ursachen einer sichtbaren oder nicht sichtbaren Blutung über den Urin können sein: **Steinleiden** im Harnapparat, **Harnwegsinfektionen**, akute oder chronische **Pyelonephritis**, Erkrankung und Entzündung der Kapillarschlingen der Nierenkörperchen, auch bekannt als **Glomerulopathie**, **Nierentuberkulose**, Entzündung oder Tumoren der **Prostata**. Auch eine allgemeine **hämorrhagische Diathese**, eine erhöhte Blutungsneigung oder die Einnahme von bestimmten **Medikamenten**, zum Beispiel Antikoagulanzien können eine Hämaturie verursachen. Nicht selten fehlen jegliche organischen Veränderungen oder die Blutung ist durch eine ungewohnte **körperliche Tätigkeit** entstanden. Auch ist nicht jede Rotfärbung des Urins ein Beweis für eine Blutung, so können zum Beispiel Rote Bete und bestimmte Medikamente den Urin rot färben lassen.

Pathologie

43 Nennen Sie uns die Ursachen und die Symptome der Parkinson-Krankheit!

Antwort ▶ Das Parkinson-Syndrom, auch Schüttellähmung genannt, entsteht durch einen **Dopaminmangel**. In der **Substantia nigra** im **Mittelhirn** kommt es zu einer Degeneration der Nervenzellen, die Dopamin produzieren. Die **Ursache** beim primären Parkinsonismus ist **unbekannt**, der sekundäre Parkinsonismus kann im Rahmen von Gehirnerkrankungen, zum Beispiel Hirnarteriosklerose oder nach einer Enzephalitis entstehen. Ein längerfristige Einnahme von bestimmten Medikamenten, zum Beispiel Neuroleptika, oder eine Methanolvergiftung birgt auch die Gefahr auf Entstehung eines Parkinson-Syndroms. Beim Patienten wird eine Muskelsteifheit, **Rigor** genannt, beobachtet, der Muskeltonus ist stark heraufgesetzt. Bei Bewegungen muss ein konstanter Widerstand überwunden werden, dabei kommt es zu einem ruckartigen Nachlassen des Widerstandes, man nennt das **Zahnradphänomen**. Zusätzlich fällt eine Bewegungsarmut, **Akinese** genannt, auf. Die Mimik des Patienten bleibt unbeeindruckt, die **Sprache** besitzt **keinen Ausdruck**, sie ist **leise** und **monoton**. Der **Gang** ist bei **gebückter Haltung kleinschrittig** und **schlurfend**. Das **physiologische Mitbewegen** der Arme beim Gehen **fehlt**. Der Patient leidet unter einer **Haltungsinstabilität**. Auf der einen Seite bestehen **Bewegungsblockaden**, auf der anderen Seite können Bewegungen nicht mehr gebremst werden. Beim Patienten ist ein grobschlägiges Zittern der Gliedmaßen zu beobachten. Dieser **Ruhetremor** bessert sich bei Bewegung und verstärkt sich bei emotionaler Aufregung. Im Laufe der Krankheit kommt es zu einer allmählichen **Persönlichkeitsveränderung**, der Patient ist stimmungslabil, wirkt stark egozentrisch und **introvertiert** und leidet an depressiver Verstimmung.

44 Was ist eine Glomerulonephritis?

Antwort ▶ Glomerulonephritis ist ein Sammelbegriff verschiedener **Erkrankungen** und **Entzündungen** der **Nierenkörperchen**. Ursache sind fast immer **immunologische Reaktionen**, zum Beispiel gegen die Basalmembran der glomerulären Kapillarschlingen gerichtete Antikörper oder als **akute postinfektiöse Glomerulonephritis**. Diese tritt typischerweise als **Zweiterkrankung** nach einem **Streptokokkeninfekt** der oberen Atemwege auf, hat jedoch eine relativ gute Prognose. In Folge der Veränderungen der Kapillarschlingen der Nierenkörperchen wird die glomeruläre Filtration eingeschränkt und die Durchlässigkeit für großmolekulare Bestandteile erhöht. Zu befürchten ist eine **rapid progressive Glomerulonephritis**, eine rasch fortschreitende Entzündung mit Bindegewebswucherungen. Diese Form der Glomerulonephritis kann innerhalb von kurzer Zeit zu einer Niereninsuffizienz führen. Bei der **chronischen Form** der Glomerulonephritis findet sich meist keine vorausgegangene akute Entzündung. Diese Entzündungsform beginnt mit milder und schleichender Symptomatik und schreitet in der Regel bis zur Niereninsuffizienz fort.

Zusatzfrage   Wie sind die typischen Symptome einer akuten Glomerulonephritis?

Antwort   ▶ Die Symptome, die auf jeden Fall auftreten, sind Erythrozyturie und Proteinurie. Außerdem kann sich ein Bluthochdruck einstellen. Infolge der Proteinurie können sich Ödeme bilden, welche vor allem im Gesicht als **Lidödeme** auftreten. Allerdings verläuft die Hälfte der Fälle asymptomatisch. Weitere Beschwerden können sein: Lenden- und Rückenschmerzen, **Fieber**, **starkes Krankheitsgefühl** mit Appetitlosigkeit, Übelkeit und Erbrechen.

---

45   Was sind exogene und was sind endogene Psychosen?

Antwort   ▶ Psychose ist eine allgemeine Bezeichnung für **psychische Störungen**, die mit **starker Beeinträchtigung** der psychischen **Erlebniswelt** einhergehen und die zu einem veränderten, der objektiven Realität nicht angepassten und für die anderen unverständlichen Verhalten führt. Die Folge ist eine **mangelnde Fähigkeit** den üblichen **Lebensanforderungen zu genügen**. Unter Umständen kann ein psychotischer Patient **keine Verantwortung** mehr für sich übernehmen. Die Diagnose und die Behandlung erfolgt immer durch den Psychiater.

Unter einer **exogenen Psychose** versteht man eine **körperlich begründbare psychotische Handlungsweise**. Es handelt sich um eine symptomatische Psychose, das heißt, die psychischen Störungen sind **aufgrund** von **organischen Veränderungen** bedingt, zum Beispiel durch Erkrankungen des Gehirns, durch Stoffwechselstörungen und hormonelle Erkrankungen, im Rahmen einer Alkoholkrankheit oder durch Einnahme von anderen Drogen.

Im Gegensatz dazu entwickeln sich **endogene Psychosen ohne** eine **erkennbare organische Veränderung**, sie entstehen von „innen" her, ohne einen kausalen Zusammenhang. Schizophrenie und die manisch-depressive Erkrankung sind die typischen Erscheinungsformen einer endogenen Psychose.

Zusatzfrage   Wie sind die typischen Symptome der Schizophrenie?

Antwort   ▶ Charakteristisch bei der Schizophrenie sind **Ich-Störungen**, wie zum Beispiel Gedankenausbreitung, Gedankeneingebung oder Gedankenentzug. Besonders kennzeichnend ist das **Hören von kommentierenden Stimmen**, bzw. das Hören von Stimmen im Dialog. Weitere typische Symptome sind **Wahnwahrnehmung**, Gedankenabreißen, Vorbeireden, zerfahrenes Denken, Gedankenlautwerden und **Halluzinationen**. In einigen Fällen besteht auch ein katatoner Erregungszustand. Darunter versteht man eine extreme psychomotorische Unruhe mit Muskelkrämpfen, erhöhtem Muskeltonus und Wahnideen.

Nennen Sie uns Erreger, Inkubationszeit und Verlauf der Syphilis!

Antwort

▶ Die Syphilis, auch Lues genannt, ist eine durch **Geschlechtsverkehr übertragene Infektionskrankheit,** die zu typischen Veränderungen an den Geschlechtsorganen führt und chronisch in zeitlich verschiedenen Stadien verlaufen kann. Der **Erreger** ist ein Bakterium bzw. eine Spirochäte und wird **Treponema pallidum** genannt. Die Inkubationszeit beträgt in der Regel **ein bis drei Wochen**.

Im **Primärstadium** entsteht an der Eintrittspforte des Erregers ein **schmerzloses**, etwa münzgroßes **Geschwür**, das sich durch ein **braunrotes Aussehen** und eine **harte Konsistenz** auszeichnet und **harter Schanker** genannt wird. Die regionalen **Lymphknoten** sind deutlich **geschwollen**. Die Erkrankung heilt meist innerhalb von ein paar Wochen ab, auch wenn keine Behandlung erfolgt.

Bei Nichtbehandlung kann in einem Viertel der Fälle das **Sekundärstadium** nach einem beschwerdefreien Zeitraum von etwa fünf bis sechs Wochen auftreten. Dieses zweite Stadium, das durch das Auftreten der Erreger im Blut gekennzeichnet ist, kann bis zu fünf Jahre andauern und geht mit sehr **unterschiedlichen Allgemeinsymptomen** und **Hauterscheinungen** einher. Typisch sind die schubartigen Krankheitserscheinungen mit Fieber, Kopf- und Gliederschmerzen unter Ausbildung von Hautausschlägen. Meist besteht eine generalisierte **Lymphknotenschwellung** und eine **Milzschwellung**. Die hoch **infektiösen Hautveränderungen** treten bevorzugt an **Hohlhand** und **Fußsohle** auf und sind häufig **makulopapulös**, das heißt, sie gehen mit Flecken und Knötchen einher. Es kann auch zu **Schleimhautveränderungen** und **Haarausfall** kommen. Das Beschwerdebild kann jederzeit ausheilen.

Bei Nichtbehandlung kann sich in der Hälfte der Fälle das **Tertiärstadium** entwickeln, das durch die Bildung von nicht schmerzhaften entzündlichen **Granulationsgeschwulsten** in den verschiedensten Organen charakterisiert ist. In diesem Stadium ist die Erkrankung **nicht mehr infektiös** und eine Heilung nicht mehr möglich. Häufig sind in dieser Phase auch **Gehirn** und **Rückenmark** betroffen, dabei kann sich eine **progressive Paralyse**, sprich Gehirnzerfall, und **Tabes dorsalis**, sprich Rückenmarkschwund, mit der entsprechenden Symptomatik ausbilden.

Was passiert bei einem Herzinfarkt und welche Symptomatik erwarten Sie?

Antwort ▶ Herzinfarkt bedeutet, dass aufgrund einer akuten **unzureichenden Blutzufuhr** der Herzkranzgefäße ein bestimmtes Areal von **Herzmuskelgewebe abstirbt** und untergeht, man nennt dies *ischämische Myokardnekrose*. Die Ursache liegt meist in einer koronaren Herzkrankheit, einer **Koronarsklerose**. Gut ein Fünftel der Herzinfarkte verlaufen stumm, vor allem die Diabetiker sind davon betroffen. In der Regel klagen die Patienten über plötzlich auftretende, **hinter dem Brustbein liegende Dauerschmerzen**, die je nach Lokalisation des Gewebsuntergangs in **Schulter, linker Arm, Oberbauch, Hals** und **Unterkiefer ausstrahlen** können. Die Schmerzen werden zum Teil als „**Vernichtungsschmerzen**" bezeichnet. Der Patient ist unruhig und hat **Angst**, meist kommen vegetative Symptome wie **Übelkeit, Erbrechen**, Schwitzen und Blässe hinzu. Im Unterschied zu einem Angina-pectoris-Anfall verschwindet der Schmerzanfall nach Gabe von Nitroglyzerin nicht.
(Koronare Herzkrankheit siehe unter Teil II Frage Nr. 67)

Zusatzfrage **Welche Faktoren kennen Sie, die einen Herzinfarkt provozieren können?**

Antwort ▶ Der Zeitraum, in dem Herzinfarkte am häufigsten entstehen, sind die **frühen Morgenstunden**. Eine Myokardnekrose tritt vor allem nach einer **plötzlichen körperlichen Anstrengung** oder nach **Stresssituationen** auf. Auch eine **späte** und **reichliche Mahlzeit** kann zu einer Auslösung führen.

Zusatzfrage **An welche Komplikationen denken Sie bei einem Herzinfarkt?**

Antwort ▶ Der gefährlichste Zeitraum für Komplikationen liegt **innerhalb der ersten 48 Stunden**. Bei einem großen Herzinfarkt kann es zu einer verminderter Pumpleistung mit Ausbildung einer **akuten Linksherzinsuffizienz** kommen. Der Patient hat hochgradige Atemnot und kann nur in aufrechter Position ausreichend Luft bekommen. Eventuell sind über dem Brustraum auch feuchte Rasselgeräusche infolge eines **Lungenödems** zu hören. Durch das Absterben von Herzmuskelgewebe kann das Reizleitungssystem gestört sein. Es besteht die Gefahr von **Herzrhythmusstörungen**, im schlimmsten Fall von **Kammerflimmern**, wobei die Frequenz von über dreihundert Schlägen in der Minute zum Herzkreislaufstillstand führt. Wenn die ganze Herzwand vom Zelluntergang betroffen ist, besteht die Gefahr einer **Herzwandruptur** mit Bluteintritt in den Herzbeutel und infolgedessen eine tödlichen Komprimierung des Herzens. Befindet sich die Herzmuskelnekrose im Bereich eines Papillarmuskels, kann es zum **Abriss** der **Sehnenfäden** der betroffenen Segelklappe kommen. Dabei kann die Segelklappe in der Systole nicht mehr geschlossen werden und Blut wird zurück in den Vorhof gepumpt. Zudem sind arterielle und venöse Embolien gefürchtet.

Pathologie

Zusatzfrage   *Wie verhalten Sie sich bei Verdacht auf Herzinfarkt?*

Antwort   ▶ Ein Herzinfarkt ist immer ein **Notfall**. Der Patient muss unverzüglich auf die **Intensivstation** gebracht werden. Bei akuter Linksherzinsuffizienz muss man Patienten mit **erhöhtem Oberkörper lagern**. Wegen der Gefahr der Bildung eines Schocks ist es notwendig, in jedem Fall einen **venösen Zugang** zu sichern. Es ist jedoch wichtig, die Tropfgeschwindigkeit auf minimal zu stellen, um eine zusätzliche Herzbelastung zu vermeiden. Auf keinen Fall sollten intramuskuläre Injektionen erfolgen, da diese die Enzymdiagnostik verfälschen können. Wichtig ist, den Patienten zur **Ruhe** kommen zu lassen. Je größer die Aufregung, desto größer ist die Gefahr eines plötzlichen Herztodes. Dazu gehört auch die **Schmerzbekämpfung**. Falls vorhanden, darf in diesem Fall Morphium gegeben werden. Auch **Nitrolingual-Spray** eignet sich gut, um das Herz zu entlasten. Allerdings darf das Medikament auf keinen Fall bei einem systolischen Blutdruck unter 120 mmHg gegeben werden.

Zusatzfrage   *Welche Laborwerte würden Sie bei einem Herzinfarkt erwarten?*

Antwort   ▶ Es besteht eine **Leukozytose** mit **Linksverschiebung** und eine erhöhte **Blutsenkungsgeschwindigkeit**. **Leichtes Fieber** kann ein bis zwei Tage nach einem Infarkt auftreten. Für die Diagnose eines Herzinfarkts spielt die Enzymdiagnostik eine wesentliche Rolle. Wichtige Enzyme in der internistischen Medizin sind CK-MB, die **herzspezifische Kreatinkinase**, **Troponin T**, **Myoglobin**, **GOT** und **LDH**. Das **Elektrokardiogramm** kann Ausmaß und Lokalisation des Infarktes aufzeigen.

Zusatzfrage   *Welche anderen Ursachen kommen bei akuten retrosternalen Schmerzen mit Angst und Atemnot noch in Frage?*

Antwort   ▶ Differenzialdiagnostisch muss an **Lungenembolie**, **Spontanpneumothorax**, **akutes Abdomen**, **Angina-pectoris-Anfall** oder Aortendissektion gedacht werden.

Zusatzfrage   *Was verstehen Sie unter Aortendissektion?*

Antwort   ▶ Dissektion bedeutet Trennung, Spaltung. Bei der Aortendissektion handelt es sich um einen Einriss der innersten Wandschicht mit Einblutung und infolgedessen Trennung der Wandschichten. Es kommt zu plötzlichen, sehr starken Brust- oder auch Rückenschmerzen. Es handelt sich hier um ein akut lebensbedrohliches Ereignis.

> MERKE: In der mündlichen Prüfung medizinische Fachbegriffe und lateinische Ausdrücke nur dann benutzen, wenn man diese auch zu hundert Prozent erklären kann.

Was ist Psoriasis? Beschreiben Sie die Symptome!

Antwort

▶ Psoriasis, auch **Schuppenflechte** genannt, ist eine chronisch verlaufende **Verhornungsstörung der Oberhaut**. Dabei kommt es zu einer charakteristischen Ausbildung von scharf begrenzten roten **Hautplatten** und **silbrigweißen Schuppen**. Zeitweilig kann **Hautjucken** auftreten. Die **Ursache** ist **nicht bekannt**. Man weiß, dass eine vererbte Disposition besteht. Allerdings müssen noch bestimmte auslösende Faktoren hinzukommen, um eine Manifestation der Hautkrankheit zu bewirken, zum Beispiel Hautverletzungen und -erkrankungen, Infektionen, psychische Belastungen, nach Alkoholgenuss oder nach Medikamenteneinnahme. **Bevorzugte Stellen** sind der **behaarte Kopf** und die **Nähe** von **Gelenken**, vor allem die **Knie- und Ellenbogenregion**, an den **Handtellern** und den **Fußsohlen**. Ein typisches Psoriasisphänomen ist das **Kerzenfleck-Phänomen**: nach Abkratzen der obersten Hautschuppen entsteht ein weiß glänzender Hautfleck, der wie ein Wachsfleck aussieht. Beim Weiterkratzen stößt man dann auf ein dünnes Häutchen, das so genannte **Psoriasis-Häutchen**. Wird auch dieses letztes Häutchen entfernt, kommt es zur punktförmigen Blutung, dem so genannten **Tautropfen-Phänomen** oder Auspitz-Phänomen.

Bei vielen Patienten treten zusätzlich **Nagelveränderungen** auf: Ölflecknägel, Tüpfelnägel, bis hin zur vollständigen Ablösung der Nagelplatte.

Bei einem kleinen Teil der Patienten besteht außerdem eine **Psoriasisarthritis**, bei der an mehreren Gelenken gleichzeitig Beschwerden auftreten.

Pathologie

Erzählen Sie uns etwas über Tollwut!

Antwort

▶ Tollwut ist eine durch den **Biss** oder die **Berührung** eines **infizierten** und **kranken Tieres** übertragbare Infektionserkrankung mit Befall der grauen Substanz des Zentralnervensystems. Sie führt in der Regel zum Tod. Für den Heilpraktiker besteht gemäß Infektionsschutzgesetz §6 bei **Verdacht** und **Erkrankung** an Tollwut **Meldepflicht**. Ebenfalls ist die Verletzung eines Menschen durch ein tollwutkrankes, -verdächtiges oder ansteckungsverdächtiges Tier sowie die Berührung eines solchen Tieres oder Tierkörpers meldepflichtig. **Erreger** ist das **Tollwutvirus**, auch Rabiesvirus genannt. Die **Inkubationszeit** beträgt in der Regel **3 Wochen bis 3 Monate** und ist abhängig von der Anzahl der aufgenommenen Viren und der Distanz der Eintrittspforte zum Gehirn; je näher die Eintrittspforte zum Zentralnervensystem liegt, desto kürzer die Inkubationszeit. Die **Übertragung** erfolgt durch den infektiösen **Speichel erkrankter Tiere** bei Verletzung eines Menschen durch ein tollwutkrankes Tier oder bei Berührung eines solchen. Nach dem Biss eines tollwutkranken Tieres bricht die Erkrankung nur in 10–15 % der Fälle aus, **verläuft** dann aber **immer tödlich**. Die Viren dringen durch verletzte Hautstellen in den Körper ein und gelangen innerhalb der Nervenfasern zur grauen Substanz. Dort kommt es zur einer **Enzephalitis**, einer Entzündung des Gehirns.

Bei der Symptomatik werden drei Stadien unterschieden. Das **Vorläuferstadium** dauert 2 bis 4 Tage und zeichnet sich durch eine **gerötete** und **schmerzhafte Bissstelle** aus. Es kann **leichtes Fieber** bestehen, der Patient ist meist **reizbar** und depressiv verstimmt, eventuell herrscht auch ein **Krankheitsgefühl** mit Übelkeit und Erbrechen vor. Im **Erregungs**- bzw. Krampfstadium kommt es zu den charakteristischen Symptomen der Tollwut. Der Patient zeigt eine starke **motorische Unruhe**, die allmählich in eine **psychische Erregtheit** mit Wutanfällen, Halluzination und sogar Beißattacken gipfelt. Es kommt zu **Muskelzuckungen** und **Muskelkrämpfen**. Der Patient hat starken **Durst**, bekommt aber beim Anblick von Wasser und anderen schluckbaren Flüssigkeiten starke Schlingmuskelkrämpfe, die ein Trinken verhindern. Man nennt dies **Hydrophobie**. Es besteht ein **starker Speichelfluss** und aufgrund der mangelnden Flüssigkeitszufuhr entwickeln sich **Exsikkose-Zeichen**. Der Patient ist äußerst **überempfindlich** und schon kleinste akustische, optische oder sensitive Reize können einen Erregungs- und Krampfanfall auslösen. Die meisten Patienten sterben in diesem Stadium. Wer das Erregungsstadium überlebt gelangt in das **Lähmungsstadium**, die so genannte stille Wut. Es entstehen sensible und motorische Lähmungserscheinungen, der Patient wird zunehmend benommen und komatös. Der Tod tritt dann durch Atemlähmung ein.

Zusatzfrage   *Ein Patient kommt zu Ihnen und berichtet, dass er von einem sonst sehr vertraulichen Hund ohne Grund gebissen wurde. Wie verhalten Sie sich?*

Antwort   ▶ Es besteht ein **Tollwutverdacht**. Aufgrund der 100 %igen Letalität bei Ausbruch der Krankheit müssen dringend **Vorsorgemaßnahmen** erbracht werden. Die **Wunde** soll sofort mit Wasser und Seife **gründliche gereinigt** werden. Der Patient muss zum **Arzt** zur aktiven und passiven **Immunisierung** geschickt werden. Es muss beim Patienten erfragt werden, ob das Tier bekannt ist, welchem Herrn es gehört und wie die Adresse ist. Der Verdacht und alle weiteren Angaben betreff des Patienten und des Hundes müssen dem **Gesundheitsamt** unverzüglich **gemeldet** werden.

50 Was verstehen Sie unter Nephrolithiasis und welche Ursachen kennen Sie?

Antwort   ▶ Nephrolithiasis bedeutet das **Leiden** an **Harnsteinen**. Durch Übersättigung des Harns mit verschiedenen organischen Salzen kann es zur Kristallisierung und somit zur Harnsteinbildung in Niere, Nierenbecken, Harnleiter und Harnblase kommen. Die **Bildung** von Harnsteinen entsteht in der Regel **durch verschiedene Faktoren**; Männer sind dabei doppelt so oft betroffen wie Frauen. In unserer heutigen Wohlstandsgesellschaft mit übermäßig **eiweißreicher Ernährung**, **Bewegungsmangel** und häufig **ungenügender Flüssigkeitszufuhr** steigt die Gefahr der Harnsteinbildung in den ableitenden Harnwegen. So ist diese Erkrankung in den armen Ländern, wie zum Beispiel Indien fast unbekannt. Jedoch müssen auch Erkrankungen ausgeschlossen werden, die zu **Störungen des Kalziumstoffwechsels** oder des **Harnsäurestoffwechsels** führen, wie zum Beispiel eine **Nebenschilddrüsenüberfunktion** oder **Gicht**. Auch sich wiederholende **Harnwegsinfektionen** begünstigen eine Harnsteinbildung, ebenso ein zu **alkalischer Harn**.

MERKE: Nierensteine und Harnwegsinfektionen bedingen sich gegenseitig.

Zusatzfrage   *Welche Symptome erwarten Sie bei einem Harnsteinleiden?*

Antwort   ▶ Es ist gut möglich, dass ein Patient mit Harnsteinleiden sein ganzes Leben lang **ohne Beschwerden** bleibt. Eine gefürchtete Komplikation ist allerdings die Wanderung von kleineren Harnsteinen in den Harnleiter, die dann dort an den physiologischen Engen „stecken bleiben" und durch die Überdehnung des Harnleiters zu heftigsten **wellenförmigen Schmerzen** führen. Je nach Lokalisation kann der Schmerz in den **Rücken**, in die **Lenden** oder bei tief sitzenden Steinen sogar in die äußeren **Geschlechtsorgane ausstrahlen**. Bei sehr heftigen Schmerzattacken kann eine **vegetative Begleitsymptomatik** mit Übelkeit und Erbrechen, bis hin zum akuten Abdomen ausgelöst werden. Dadurch kann es zu einer Fehldiagnose im Bereich des Verdauungskanals kommen. Die Steine können jedoch auch die Schleimhaut reizen und so **Nierenbeckenentzündungen** begünstigen. Große Steine, zum Beispiel als Ausgussstein des Nierenbeckens, können im schlimmsten Fall zu einem **Harnstau** führen.

Pathologie

Nennen Sie Erreger, Übertragung und Symptome der Kinderlähmung!

Antwort　▶ Die Kinderlähmung oder auch **Poliomyelitis** genannt, stellt eine **Virusinfektionskrankheit** des **zentralen Nervensystems** dar. Sie tritt vor allem im **Kindesalter** auf, allerdings kommt es nur bei weniger als ein Prozent der Infizierten zum Krankheitsausbruch. Für den Heilpraktiker besteht gemäß Infektionsschutzgesetz §6 bei **Verdacht** und **Erkrankung** an Poliomyelitis **Meldepflicht**. Dabei gilt als Verdacht jede akute schlaffe Lähmung, außer wenn sie durch eine Verletzung bedingt ist. Die **Erreger** sind **Polioviren**. Die **Inkubationszeit** beträgt in der Regel **1–2 Wochen**, gelegentlich auch kürzer oder länger. Die **Übertragung** erfolgt meist durch **Schmierinfektion** oder **verseuchtes Wasser**, seltener ist eine Tröpfcheninfektion möglich.

Der klinische Verlauf lässt sich in vier unterschiedliche Stadien einteilen. Die Erkrankung kann in jedem dieser Stadien zur Heilung führen. Das **Anfangsstadium** ähnelt einer **Grippe** mit Halsschmerzen, Husten, Fieber, Kopf- und Gliederschmerzen. Die Beschwerden klingen nach ein paar Tagen ab und nach einem wenige Tage dauernden fieberfreien Intervall steigt die Temperatur erneut an, diesmal höher als zu Beginn. Man nennt diese **zweigipflige Fieberkurve Dromedarkurve**. In diesem **meningitischen Stadium**, auch präparalytisches Stadium genannt, kommt es durch Reizung der Hirnhäute zu typischen **meningitischen Zeichen**: sehr starke Kopfschmerzen, Licht- und Berührungsempfindlichkeit, Nackensteifigkeit. Die Reflexe können gesteigert sein, das Brudzinski- sowie das Kernig-Zeichen fallen positiv aus. Von einem positiven Brudzinski-Zeichen wird gesprochen, wenn der Kopf des Patienten passiv angehoben wird und es dadurch zu einer reflektorischen Beugung der Beine im Kniegelenk kommt. Das Kernig-Zeichen wird als positiv betrachtet, wenn eine passive Streckung der gebeugten Knie nicht möglich ist. Bei vielen Kindern ist die Erkrankung in diesem Stadium abgeschlossen und es kommt zur Heilung. Bei einem kleinen Prozentteil kommt es jetzt zum paralytischen Stadium, dem **Lähmungsstadium**. Dabei treten vor allem an den **Beinen** und **Armen** schlaffe **Lähmungen** auf. Häufig berichten die Kinder von **Muskelschmerzen**. Im vierten Stadium, dem so genannten **Reparationsstadium**, können sich die **Lähmungen** über einen Zeitraum von Wochen bis Monaten, manchmal sogar noch nach über einem Jahr **zurückbilden**.

Zusatzfrage　*Besteht für Poliomyelitis eine Impfpflicht?*

Antwort　▶ **Nein**, eine Impfpflicht gibt es in der BRD nicht mehr, aber eine **Impfempfehlung**. Diese wird jährlich von der **STIKO**, der Ständigen Impfkommission des Robert-Koch-Instituts, herausgegeben. Folgende Schutzimpfungen werden empfohlen: Diphtherie, Haemophilus influenzae Typ b, Hepatitis B, Keuchhusten, Masern, Meningokokken, Mumps, Papillomviren, Pneumokokken, Poliomyelitis, Röteln, Tetanus, Windpocken.

52 Welche Symptome erwarten Sie bei einem Bandscheibenvorfall?

Antwort ▶ Beim Bandscheibenvorfall kommt es zum **Herausquetschen** des **Gallertkerns durch** die Lücken des überdehnten und **zerrissenen Faserrings**. Der Vorfall ereignet sich meist in den **Zwischenwirbellöchern**, so dass es dort zu einer Einklemmung der Nervenwurzel des entsprechenden Spinalnervs kommt. Am häufigsten ereignet sich so ein Bandscheibenvorfall zwischen dem **vierten** und **fünften Lendenwirbel** bzw. dem fünften **Lendenwirbel** und dem **Kreuzbein**. In einigen Fällen kann auch die **Halswirbelsäule** betroffen sein, vor allem die Bandscheibe zwischen dem sechsten und siebten Halswirbel. Davon sind am häufigsten Frauen betroffen. Kommt es zum Vorfall im Bereich der Lendenwirbel berichten die Patienten neben den teils starken **Rückenschmerzen** mit verspannter Muskulatur auch von **Schmerzen** und **Sensibilitätsstörungen** im **Bereich** des **Beins** der betroffenen Seite; dieses Syndrom wird **Ischialgie** genannt. Dabei kann es zu **sensiblen** und **motorischen Ausfällen** im Bereich des Ischiasnervs kommen. Je nachdem, welche Bandscheibe betroffen ist, kann ein **Fersenstand** oder ein **Zehenstand unmöglich** sein. Bei der weiteren Untersuchung wird das **Lasègue-Zeichen positiv** diagnostiziert, das heißt, dem Patienten ist es nicht möglich, das gestreckte Bein in Rückenlage deutlich anzuheben. Unter Umständen ist der **Achillessehnenreflex** oder der **Patellarsehnenreflex** abgeschwächt bzw. aufgehoben.

Zusatzfrage Welche Ursachen können noch hinter einer Ischialgie stecken, außer dem Bandscheibenvorfall?

Antwort ▶ Die Nervendehnung des Ischias kann auch durch **Tumoren**, **Entzündungen** oder nach **Traumen** entstanden sein. Häufig klagen auch **Schwangere** über Schmerzen im Bereich des Ischiasnervs. Nervenentzündungen treten vor allem bei **Diabetes mellitus** und **Alkoholkrankheit** auf.

53 Was ist Erysipel (Wundrose)?

Antwort ▶ Bei der Wundrose handelt es sich um eine **akute Entzündung** der **Lederhaut**, die sich flächenhaft ausbreitet. Die Erreger, es sind meist **beta-hämolysierende Streptokokken** der **Gruppe A**, dringen über kleine Hautverletzungen ein. Die am häufigsten betroffenen Körperstellen sind das **Gesicht** und die **Unterschenkel**. Es kommt zu einer **hochroten, leicht ödematösen Schwellung** mit **flammenförmigen Ausläufern**. Der Ausschlag ist **deutlich begrenzt** und **schmerzt stark**. Es besteht **hohes Fieber** und **Krankheitsgefühl**. Die regionären Lymphknoten sind geschwollen.

Zusatzfrage Gibt es Vorzeichen, die auf einen Hirnschlag hinweisen könnten?

Antwort ▶ **Ja**. Dabei handelt es sich um neurologische Ausfallserscheinungen, die zeitlich begrenzt sind und die sich wieder völlig zurückbilden. Die transitorische ischämische Attacke, abgekürzt **TIA** genannt, bildet sich innerhalb von 24 Stunden wieder zurück, während das prolongierte reversible ischämische neurologische Defizit, kurz **PRIND** genannt, innerhalb von sieben Tagen eine vollständige Rückbildung vollzieht.

Zusatzfrage Was unternehmen Sie, wenn ein Patient bei Ihnen in der Praxis offensichtlich einen Schlaganfall erleidet?

Antwort ▶ Es handelt sich um einen **Notfall** und eine **sofortige Krankenhauseinweisung** ist notwendig. Die **Vitalfunktionen** müssen gesichert werden. Ist der Patient **bewusstlos**, muss er in die **stabile Seitenlage** gebracht werden. Besteht eine Hypertonie, erfolgt eine Lagerung mit erhöhtem Oberkörper, besteht dagegen Hypotonie, sollte der Patient flach gelagert werden. Es ist angebracht einen **venösen Zugang** zu legen, falls Lähmungen bestehen, geschieht dies immer auf der nicht gelähmten Seite.

57 · Welche Harnausscheidungsstörungen kennen Sie?

Antwort ▶ Bei den Blasenentleerungsstörungen werden verschiedene medizinische Begriffe verwendet, die unterschiedliche Störungen der Harnentleerung angeben. Im Normalfall und im Durchschnitt werden ca. 1500 ml Harn pro Tag abgegeben. Unter **Dysurie** versteht man eine erschwerte und auch meist schmerzhafte Harnentleerung, vorwiegend bei Harnwegsinfektionen und Harnabflussstörungen. **Oligurie** bezeichnet eine Harnausscheidung unter 500 ml innerhalb 24 Stunden, insbesondere bei Infektionen der Harnwege, Harnabflussstörungen und akutem Nierenversagen. Dagegen bezeichnet **Anurie** eine vollständige oder stark verminderte Harnausscheidung unter 100 ml innerhalb 24 Stunden. Dies ist typisch bei Schock, Niereninsuffizienz im letzten Stadium oder bei Verlegungen im Bereich der Harnblase und Harnröhre, zum Beispiel Prostatahyperplasie. Eine Harnausscheidung über 3000 ml innerhalb von 24 Stunden nennt man **Polyurie**. Gleichzeitig besteht ein reflektorisch gesteigerter Durst. Als häufigste Ursache ist Diabetes mellitus zu nennen, andere Ursachen können sein: Diabetes insipidus, Einnahme von Diuretika oder auch die psychogene Polyurie, wenn der Patient sehr viel trinkt, ohne dass ein ausreichender Grund dafür besteht. **Algurie** kennzeichnet ein schmerzhaftes, meist brennendes Wasserlassen, wie es zum Beispiel bei einer Harnblasenentzündung festzustellen ist. **Pollakisurie** gibt einen häufigen Harndrang mit nur geringer Harnmenge an, typisch bei Harnabflussstörungen, wie zum Beispiel Prostatahyperplasie oder Prostatakarzinom. **Nykturie** bezeichnet häufiges nächtliches Wasserlassen und findet sich vor allem bei Herzinsuffizienz.

58 Was verstehen Sie unter Harninkontinenz und welche Ursachen kennen Sie?

Antwort   ▶ Harninkontinenz bezeichnet einen **unfreiwilligen Harnabgang**. Bei der **Stressinkontinenz**, auch Belastungsinkontinenz genannt, besteht eine Schwäche der Schließmuskel bzw. Insuffizienz der Beckenbodenmuskulatur. Infolge einer Druckerhöhung im Bauchraum, zum Beispiel beim Pressen, Husten, Lasten heben und tragen, kommt es zu einem unwillkürlichen Harnabgang, meist in Form von einigen Tropfen. Frauen sind davon am häufigsten betroffen. Die **Dranginkontinenz** macht sich durch unwiderstehliche Harndrangattacken mit unfreiwilligem Urinabgang bemerkbar. Am häufigsten ist sie psychosomatisch bedingt, kann jedoch auch Harnabflussbehinderungen oder neurologische Erkrankungen als Ursache haben. Schädigungen der Nervenbahnen im Rückenmark oder im Gehirn führen zur so genannten **Reflexinkontinenz**, zum Beispiel infolge einer Querschnittslähmung oder eines Bandscheibenvorfalls. Als **Überlaufinkontinenz** wird der Harnabgang bezeichnet, wenn die passive Dehnung der Blasenwand den Druck der Blasenschließmuskel übersteigt.

59 In welchen Organen bzw. Organsystemen können Probleme durch Alkoholabusus entstehen?

Antwort   ▶ Im Verlauf einer Alkoholkrankheit kann es zu verschiedenen Organerkrankungen kommen. Typische Erkrankungen sind zum Beispiel **Ösophagitis**, **Ösophaguskarzinom**, **chronische Gastritis** vom Typ C, chronische **Pankreatitis**, **Pankreaskarzinom**, **Kardiomyopathie, Polyneuropathie**, Abnahme der Knochensubstanz, genannt Osteopenie, Impotenz und Libidoverlust. Bei der Leber findet sich zuerst eine **Fettleber** und später eine **Leberzirrhose**. Infolge des bindegewebigen Umbaus der Gefäßarchitektur kommt es zur Pfortaderstauung, auch portale Hypertension genannt. Zudem zeigen Alkoholkranke ein erhöhtes Risiko ein **primäres Leberzellkarzinom** zu entwickeln. Häufig entstehen auch degenerative Veränderungen im **Gehirn** mit der Gefahr des **geistigen Verfalls** oder Ausbildung einer **organischen Psychose**, zum Beispiel das **Korsakow-Syndrom**, welches eine Desorientiertheit, Gedächtnisstörungen und Konfabulation, eine Erzählung ohne Bezug zur Realität, bezeichnet. Infolge eines Vitamin-B_1-Mangels können Alkoholkranke an einer **Wernicke-Enzephalopathie** leiden. Gefürchtet sind außerdem das **Alkoholdelir**, erhebliche psychische und motorische Störungen infolge eines Absetzens von Alkohol und die **Alkoholembryopathie**, eine Schädigung des Ungeborenen bei alkoholkranken Schwangeren.

Pathologie

Wie entsteht eine Arteriosklerose und welche Risikofaktoren kennen Sie?

Antwort ▶ Arteriosklerose ist eine **Arterienverkalkung**. Dabei handelt es sich um einen degenerativen Prozess der Arterienwand, der, meist ausgehend von kleinsten Schäden der inneren Gefäßwand, zu einer **Anlagerung von** verschiedensten **Stoffwechselprodukten** führt. Diese können verhärten und zusammen mit einer reaktiven Vermehrung des umliegenden Bindegewebes zu einem **Elastizitätsverlust** und einer **Einengung** des **Gefäßlumens** führen. Aufgrund der veränderten Oberflächenstruktur können sich **Thrombosen** bilden und die Verengung beschleunigen. Die Folge ist eine unzureichende Versorgung bestimmter Organe mit Blut. In der Fachsprache nennt sich dies **Ischämie**.

Als **Risikofaktoren** zur Entstehung von Arteriosklerose sind bekannt: **Hypertonie**, **erhöhte Blutfettwerte**, **Nikotinmissbrauch**, **Übergewicht**, Bewegungsmangel und **Diabetes mellitus**. Eine genetische Disposition scheint für die Entwicklung der Arteriosklerose auch von Bedeutung zu sein.

Zusatzfrage **Welche Symptome entstehen durch Arteriosklerose?**

Antwort ▶ Der degenerative Prozess in und an der Gefäßwand verursacht keine Beschwerden. Zur Symptomatik kommt es erst, wenn die Lichtungseinengung des Gefäßes so groß ist, dass die Versorgung des jeweiligen Zielgebietes nicht mehr ausreicht. Im schlimmsten Fall kommt es zum Untergang des Gewebes. Je nach Verschlusslokalisation kommt es zu verschiedenen Beschwerdebildern. Sind zum Beispiel die **Koronararterien** am Herzen betroffen, spricht man von der **koronaren Herzkrankheit**, die letztendlich zum **Herzinfarkt** führen kann. Sind die **Gehirngefäße** von der Arterienverkalkung betroffen, entstehen entweder reversible Hirndurchblutungsstörungen, **TIA** oder **PRIND** genannt, oder irreversible Durchblutungsstörungen, der **Hirninfarkt**. Bei der **peripheren arteriellen Verschlusskrankheit** sind häufig die Gefäße der Beine betroffen. Dabei kommt es im Zuge der Gefäßverengung zu einer charakteristischen Symptomatik, die **Claudicatio intermittens** genannt wird. In seltenen Fällen kann es zum Ablösen eines Thrombus von der Arterienverkalkung kommen und zur arteriellen Embolie führen.

Zusatzfrage **Welche Stadien unterscheidet man bei der peripheren arteriellen Verschlusskrankheit der Beine und welche Beschwerden beschreibt der Patient?**

Antwort ▶ Nach den Fontaine-Stadien werden **vier Grade** unterschieden. Im Stadium I bestehen Gefäßeinengungen, die keinerlei Beschwerden aufweisen. Das **Stadium II** bezeichnet **Claudicatio intermittens**, auch als **Schaufensterkrankheit** tituliert. Dabei handelt es sich um **krampfartige Schmerzen** der **Beinmuskulatur**, die den Patienten nach einer bestimmten Gehstrecke aufgrund des akuten Sauerstoffmangels zum kurzweiligen Stehenbleiben zwingt. Diese Beschwerden zeigen, dass die Verengung des betroffenen Blutgefäßes mehr als $^2/_3$ der Gefäßlichtung beträgt. Das **dritte Stadium** bezeichnet die Phase, in der es auch schon **in Ruhe** zu **Schmerzen** kommt. Im **vierten Stadium** kommt es schließlich zum **Absterben** von Zellen und **Gewebe**. Es entsteht das Gangrän. In der fortgeschrittenen Phase klagen die Patienten infolge der Minderversorgung des Gewebes unter **Kältegefühl** und **Missempfindungen** in den Beinen. Die Haut ist **blass** oder **zyanotisch**, meist bestehen **Pilzerkrankungen** und/oder **schlecht heilende Wunden**.

Zusatzfrage **Welche anderen Erkrankungen könnten bei Schmerzen in den Beinen vorliegen?**

Antwort ▶ Auch entzündliche Erkrankungen der Gefäße können in Betracht kommen. Zum Beispiel **Thrombangiitis obliterans**, die so genannte Raucherkrankheit, so genannt, weil fast ausschließlich Raucher von der Krankheit betroffen sind. Oder **Panarteriitis nodosa**, eine knötchenförmige und nekrotische Entzündung der Arterien, deren Ursache auch unbekannt ist. Auch Erkrankungen der Venen, wie zum Beispiel **Phlebothrombose**, die tiefe Beinvenenthrombose, müssen ausgeschlossen werden. Letztendlich können auch Erkrankungen der **Knochen**, **Gelenke**, **Nerven** und **Muskeln** zu Schmerzen in den Beinen führen.

Zusatzfrage **Wie können Sie erkennen, dass eine periphere arterielle Durchblutungsstörung vorliegt?**

Antwort ▶ Bei Verdacht auf eine arterielle Verschlusskrankheit werden zuerst die Extremitäten untersucht: Ist die **Haut kühl** oder **blass**? Liegen Störungen im Bereich der Haut vor, die auf mangelnde Ernährung schließen lassen? Als Nächstes werden die verschiedenen **Pulsstellen seitenvergleichend** ertastet: die **Femoralisarterie** auf der Mitte der Linie zwischen oberem vorderen Darmbeinstachel und innerem Beinwinkel, die **Kniekehlenschlagader** in der Kniebeuge, die **Arteria tibialis posterior** zwischen dem inneren Fußknöchel und der Achillessehne und schließlich die **Arteria dorsalis pedis** auf dem Fußrücken zwischen den Sehnen der 1. und 2. Zehe. Ist der Puls definitiv nicht zu erfühlen, bedeutet dies einen Gefäßverschluss von mehr als 90%! An den gleichen Stellen wird mit dem **Stethoskop** nach **Gefäßgeräuschen** gefahndet. Als Funktionstest eignet sich der **Gehversuch**, die **Lagerungsprobe nach Ratschow** und bei Untersuchung der oberen Extremitäten die **Faustschlussprobe**. Bei der Lagerungsprobe nach Ratschow liegt der Patient auf dem Rücken und hebt die Beine senkrecht nach oben, wobei die Beine mit den Händen abgestützt werden. Der Patient wird aufgefordert mit den Füßen kreisende Bewegungen auszuführen. Liegt eine arterielle Durchblutungsstörung der Beine vor, so kommt es während der Übung zum Abblassen der Hautfarbe und Wadenschmerzen. Danach soll der Patient aufsitzen und die Beine hängen lassen. Bei einem Gesunden kommt es nach wenigen Sekunden zur Hautrötung, der reaktiven Hyperämie. Bei einem an peripherer arterieller Durchblutungsstörung Leidenden tritt die vermehrte Rötung und die anschließende Venenfüllung verspätet auf.

61 Was wissen Sie über Morbus Raynaud?

Antwort ▶ Beim Morbus Raynaud handelt es sich um **anfallsweise** mit **Gefäßkrämpfen** einhergehende **Durchblutungsstörungen** der **Finger**, **ohne** dass **organische Erkrankungen** dafür zugrunde liegen. Hauptsächlich sind **jüngere Frauen** betroffen. Als **auslösender Faktor** kommen meist **Kältereize** in Frage. Es kommt zu einer akut auftretenden mangelhaften Blutversorgung im Bereich der Finger II bis V. Meist tritt zuerst **Blässe** auf, dann eine **bläuliche Verfärbung** und schließlich eine **schmerzhafte** Rötung. In der Regel gilt das primäre Raynaud-Syndrom als harmlos.

Zusatzfrage *Welche Erkrankungen kennen Sie, die zu einem sekundären Raynaud-Syndrom führen können?*

Antwort   ▶ Das sekundäre Raynaud-Syndrom entsteht als Folge von schon bestehenden Erkrankungen wie zum Beispiel **progressive Sklerodermie**, **Thrombangiitis obliterans**, **Kälteagglutininkrankheit** oder **Diabetes mellitus**.

62	*Welche Symptome erwarten Sie bei der tiefen Beinvenenthrombose und welche Untersuchungsmethoden bieten sich an, um den Verdacht zu erhärten?*

Antwort   ▶ Bei der **Phlebothrombose** handelt es sich um eine akute **Thrombose** der **tiefen Beinvenen** mit **entzündlicher Reaktion** der umliegenden Venenwand. Vor allem in den ersten drei Tagen besteht **erhöhte Gefahr** einer **Lungenembolie**. Daher muss der Patient bei Verdacht auf tiefe Beinvenenthrombose in eine Klinik eingewiesen werden. Wichtig ist es, darauf zu achten, dass der Patient **auf keinen Fall aufstehen** darf.

In der Mehrzahl der Fälle bleibt die tiefe Beinvenenthrombose **symptomlos**, nicht selten ist dann die Lungenembolie das erste klinische Zeichen. Bei Symptomen klagt der Patient über **ziehende** oder auch **dumpfe Schmerzen** im Bein, die manchmal als Muskelkater fehlgedeutet werden. Die Schmerzen können sich bei Tieflagerung des Beins oder manchmal auch **beim Husten verstärken**. Das betroffene **Bein** ist **geschwollen**, mit **glänzender** und **gespannter Haut** und **überwärmt**. Beim Herunterhängen des Beins kann eine zyanotische, also eine **bläuliche Verfärbung** auftreten. Die allgemeinen Entzündungszeichen im Blut sind erhöht, eventuell kann auch Fieber vorhanden sein.

Bei den möglichen Früherkennungszeichen, die alle in Rückenlage des Patienten ausgeführt werden sollen, um das Loslösen eines Thrombus und die damit verbundene Lungenembolie zu verhindern, handelt es sich um das **Payr-Zeichen**, der Fußsohlendruckschmerz und das **Homann-Zeichen**, der Schmerz bei Dorsalflexion, das heißt, beim Heranziehen des Fußrückens. Die sog. **Meyer-Druckpunkte** entlang der medialen Schienbeinkante können sich auch als schmerzhaft erweisen.

Zusatzfrage *Welche Ursachen der tiefen Beinvenenthrombose kennen Sie?*

Antwort   ▶ Generell sind bei der Entstehung einer Thrombose drei grundsätzliche Faktoren zu erwähnen, die zusammen als so genannte **Virchow-Trias** bezeichnet werden. Darunter sind Gefäßwandschäden, eine verlangsamte Blutgeschwindigkeit und eine veränderte Blutzusammensetzung zu verstehen.

Bei der tiefen Beinvenenthrombose sind vor allem **ältere Personen** mit **Bettlägerigkeit** sowie Personen mit **Übergewicht** und vorbestehenden **Venenerkrankungen** betroffen. Auch eine **Östrogentherapie** in Kombination mit **Nikotinmissbrauch** birgt eine erhöhte Gefahr der Thrombosebildung.

Welche Komplikationen der tiefen Beinvenenthrombose können Sie nennen?

Antwort ▶ Eine gefürchtete Komplikation ist sicherlich die **Lungenembolie**, die je nach Größe des Embolus zur akuten Rechtsherzinsuffizienz und nicht selten auch zum Tod führen kann. Als Spätkomplikation kann infolge der Verlegung des venösen Gefäßes eine **chronisch venöse Insuffizienz** entstehen. Infolge der venösen Stauung kann es zu Ernährungsstörungen der Oberhaut, meist im Bereich des inneren Knöchels, mit Bildung eines so genannten *offenen Beins* kommen. Die medizinische Fachbezeichnung lautet: **Ulcus cruris**.

---

63 Was ist eine Anämie, welche Ursachen sind Ihnen bekannt und welche allgemeinen Anämiezeichen kennen Sie?

Antwort ▶ Unter Anämie versteht man **Blutarmut**, jedoch ist nicht nur die Ermittlung der Erythrozytenzahl entscheidend, sondern auch die des Hämatokritwertes und vor allem die der Hämoglobinmenge. Dabei können sich die roten Blutkörperchen in der Größe, Färbung und eventuell auch Form verändern.

Nach den Ursachen lassen sich die Anämien einteilen in **Mangelanämien**, zum Beispiel die Eisenmangelanämie oder die Vitamin-B_{12}-Mangelanämie, in **Blutungsanämien** infolge eines chronischen oder akuten Blutverlustes, in **hämolytische Anämien** infolge eines gesteigerten Abbaus der Erythrozyten, in **aplastische Anämien** infolge einer Knochenmarkschädigung oder in **sekundäre Anämien**, welche durch andere Organerkrankungen entstehen; zu nennen ist hier die renale Anämie und die Tumor- bzw. Infektanämie. Die **renale Anämie** entsteht durch Mangel an Erythropoetin infolge Untergang von Nierengewebe. Die **Tumor-** und **Infektanämie** entsteht durch eine so genannte Eisenfehlverwertung, dabei handelt es sich um noch ungeklärte Eisenverteilungsstörungen. Während bei einer Eisenmangelanämie das Speichereisen Ferritin erniedrigt und das Transporteisen Transferrin erhöht ist, verhält es sich bei der Tumor- und Infektanämie eher umgekehrt: Transferrin ist erniedrigt und Ferritin ist normal bis erhöht.

Die typischen allgemeinen Anämiesymptome sind **Müdigkeit**, **Leistungsabfall**, Konzentrationsschwäche, **Blässe** von Haut und Schleimhäuten, vor allem an den Augenbindehäuten, **Kälteempfindlichkeit**, **Kopfschmerzen**, Appetitlosigkeit, **Schlafstörungen**, **Herzklopfen** und **Atemnot** bei Belastung, **Schwindelgefühl** und **Schwarzwerden vor den Augen**.

Zusatzfrage   *Nennen Sie die Ursachen und Symptome einer perniziösen Anämie!*

Antwort   ▶ Unter perniziöser Anämie versteht man eine **Vitamin-B$_{12}$-Mangel-Anämie**. Perniziös bedeutet bösartig; man bezeichnet diese Anämie aufgrund der Nervenbeteiligung so. Meist besteht eine Störung des Vitamin-B$_{12}$-Stoffwechsels infolge eines **Mangels an Intrinsic-Faktor**, welcher auf dem Boden einer chronischen Gastritis Typ A, einer **Autoimmungastritis**, entsteht. Möglich ist aber auch eine **Resorptionsstörung** von Vitamin B$_{12}$ aufgrund von Erkrankungen der Schleimhaut im unteren Krummdarm, denn in diesem Teil des Dünndarms erfolgt gewöhnlich die Aufnahme des Vitamins. Als seltenere Ursachen sind eine **mangelnde Zufuhr** von Vitamin B$_{12}$ bei streng vegetarischer Kost oder **ein erhöhter Bedarf**, zum Beispiel in der Schwangerschaft zu nennen.

Bei den Symptomen ist eine **Vitamin-B$_{12}$-Mangel-Trias** typisch. Darunter versteht man die **allgemeinen Anämiesymptome**, Beschwerden des **Magen-Darm-Traktes** und **neurologische Symptome**, allerdings ist diese Trias nicht immer zwingend. So ist eine Vitamin-B$_{12}$-Mangel-Symptomatik auch ohne gleichzeitige Anämiesymptome denkbar, das heißt, dass nur neurologische Defizite imponieren. Typisch sind **Missempfindungen wie Kribbeln, pelziges Gefühl** und **Schmerzen.** In schweren Fällen kann es zur **Gangunsicherheit** bis hin zu Lähmungen kommen, die Eigenreflexe können fehlen und das Vibrationsempfinden ist meist gestört. Letztendlich kann es in sehr schweren Fällen auch zu Bewusstseinsstörungen kommen. Zusätzlich zeigt sich meist eine **hochrote** und **glatte Zunge**, die schmerzhaft brennt. Bei der Vitamin-B$_{12}$-Mangel-Anämie handelt es sich um eine hyperchrome und makrozytäre Anämie, das heißt, die Erythrozyten sind überfärbt und vergrößert. Durch ihre abnorme Größe kommt es zur **frühzeitigen Hämolyse**, also zum vermehrten Abbau der roten Blutkörperchen und somit zu einer **leichten Gelbfärbung** der Haut.

Zusatzfrage   *Sind die Symptome eines Folsäuremangels identisch mit denen eines Vitamin-B$_{12}$-Mangels?*

Antwort   ▶ Nicht ganz. Es **fehlen** die **neurologischen Symptome**, aber im Labor findet sich genau wie bei der Vitamin-B$_{12}$-Mangel-Anämie eine makrozytäre und hyperchrome Anämie.

64 Nennen Sie mir bei Masern das komplette Bild mit Komplikationen!

Antwort ▶ Masern ist eine allgemein zyklische Infektionskrankheit, die so ansteckend ist, dass die meisten Kinder davon befallen werden. Für den Heilpraktiker besteht gemäß Infektionsschutzgesetz §6 bei **Verdacht** und **Erkrankung** an Masern **Meldepflicht**. Erreger ist das **Masernvirus**. Die Inkubationszeit beträgt in der Regel 10 bis 14 Tage. Die Übertragung erfolgt durch **Tröpfcheninfektion**, wobei als **Eintrittspforten** die **Schleimhäute** der oberen **Atemwege** und der **Augenbindehaut** dienen.

Die Erkrankung kann in mehrere Stadien unterteilt werden: Das **Prodromalstadium** dauert ca. 3–5 Tage und geht mit **Entzündungen** der **oberen Atemwege** einher. Es bestehen Fieber, Husten, Halsschmerzen und meist auch eine Augenbindehautentzündung mit ausgeprägter Lichtscheu. Charakteristisch sind die **Koplik-Flecken**, das sind nicht abwischbare weiße Flecken an der Wangenschleimhaut. Als typische Beschreibung eines Masernkindes gilt der Satz: ein **Masernkind** ist **verheult**, **verrotzt** und **verquollen**. Nach einem **fieberfreien Intervall** von meist 1–2 Tagen erfolgt das Organstadium mit einem **erneuten Fieberanstieg** bis zu 40 °C und der Manifestation des typischen Masernausschlages, der in der Regel 3–4 Tage anhält. Dabei handelt es sich um **rote**, **leicht erhabene Flecke**, die **hinter den Ohren** beginnen und sich vom Kopf über den Rumpf zu den Extremitäten ausbilden. Sie sind **konfluierend**, das heißt sie fließen zusammen und sie jucken meist nicht. In der Heilungsphase kommt es zum allmählichen Abblassen des Ausschlags.

Die häufigsten Komplikationen sind Pseudokrupp, eine entzündliche Schwellung der Kehlkopfschleimhaut mit Heiserkeit und Atemnot, Lungenentzündung, Mittelohrentzündung oder Meningitis bzw. Enzephalitis. Eine sehr seltene Komplikation ist die subakut sklerosierende Panenzephalitis, die 7–10 Jahre nach einer Maserninfektion auftreten kann.

65 Ein Patient hat Blut im Stuhl, was kann das alles bedeuten?

Antwort ▶ **Sichtbare Blutbeimengungen** stammen in der Regel aus den unteren Anteilen des Dickdarms. **Helles Blut**, das meist mit Schleim dem Kot direkt aufgelagert ist, weist auf eine Blutungsquelle im Analkanal oder Mastdarm. Möglicher Ausgangspunkt dieser Blutungen sind vor allem Hämorrhoiden und bösartige Tumoren des Analkanals bzw. des Rektums. Auch Erkrankungen in den höheren Abschnitten des Dickdarms führen zu Blutbeimengung im Stuhl, wie zum Beispiel Dickdarmkarzinom, Colitis ulcerosa, Dickdarmdivertikel und Dickdarmpolypen.

Nicht sichtbare Blutbeimengungen im Stuhl sind „versteckt", das heißt, der rote Blutfarbstoff Hämoglobin ist durch Einwirkung von Salzsäure so verändert worden, das er die rote Farbe verliert. Diese Blutungen sind nur chemisch mit einem Testbrief für okkultes Blut nachzuweisen, zum Beispiel durch Hämoccult®. Mögliche Blutungsquellen sind Sickerblutungen aus dem oberen Magen-Darm-Trakt.

Pathologie

Was verstehen Sie unter Meläna, Teerstuhl?

Antwort ▶ Teerstuhl ist ein **glänzender**, äußerst **schwarz gefärbter** und klebriger, **teerartiger Stuhl**, der durch eine **erhöhte Blutungsmenge** (100–200 ml) aus dem **oberen Magen-Darm-Trakt** entsteht. Die Schwarzfärbung des Stuhls entsteht durch den Abbau des Hämoglobins durch Salzsäure.

---

66   *Nennen Sie uns das Krankheitsbild der Lyme-Borreliose!*

Antwort ▶ Die Lyme-Borreliose wird durch den **Biss** einer **Zecke** übertragen, wobei in der Hälfte der Fälle der Biss unbemerkt bleibt. Der Erreger ist **Borrelia Burgdorferi** und die Inkubationszeit beträgt etwa zwei Wochen. Die Erkrankung kann in unterschiedliche Stadien eingeteilt werden. Im ersten Stadium kann es an der **Zeckenbissstelle** zu einem **rötlichen Fleck** kommen, der sich in der Rundung ausbreitet und in der Mitte häufig eine **zentrale Aufhellung** aufweist. Dieser Ausschlag nennt sich **Erythema migrans**. In der Regel ist er nicht juckend oder schmerzhaft. Es können sich jedoch auch noch andere Hauterscheinungen entwickeln. Im zweiten Stadium kann es zu **allgemeinen Grippesymptomen** mit Fieber, Gelenk- und Muskelschmerzen, bis hin zum meningealen Syndrom, also **Reizerscheinung** der **Hirnhäute**, kommen. Häufig wird auch von einem akut entzündlichen Befall eines oder mehrerer, meist größerer Gelenke berichtet.

Das dritte Stadium charakterisiert die Spätsymptomatik, die erst nach Wochen, Monaten oder manchmal auch Jahren auftritt. In diesem Stadium ist die Erkrankung mit Antibiotika nicht mehr zu therapieren. Typische Erkrankungen in diesem Stadium sind **Lyme-Arthritis** mit Gelenkdeformitäten, Myokarditis, Meningitis und Enzephalitis mit Lähmungserscheinungen. Seltener kommt es zu Hauterscheinungen mit Schwund des subkutanen Fettgewebes und einer blau-rötlichen Fältelung und ausgeprägter Venenzeichnung, medizinisch genannt: Acrodermatitis chronica atrophicans.

67 Was versteht man unter koronarer Herzkrankheit und welche Symptome sind zu erwarten?

Antwort ▶ Die koronare Herzkrankheit bezeichnet eine **Einengung** der **Herzkranzgefäße**, die zu einer **verminderten Durchblutung** des **Herzmuskels** führt. Ursächlich ist dafür meist eine Verkalkung der Gefäße, die **Koronarsklerose**, aber auch Gefäßspasmen können verantwortlich sein. Als **Risikofaktoren** für die Koronarsklerose gelten Erhöhung der **Blutfette**, **Bluthochdruck**, **Rauchen**, **Fettleibigkeit**, **Diabetes mellitus**, Bewegungsmangel, erbliche Disposition, männliches Geschlecht und hohes Alter.

Als **Leitsymptom** der koronaren Herzkrankheit ist die **Angina pectoris** zu betrachten. Hier handelt es sich um eine **akute vorübergehende Mangelversorgung** des Herzmuskels mit Sauerstoff. Der Patient erleidet ein akutes Gefühl der **Brustenge** mit plötzlich einsetzenden, meist **stechenden Schmerzen**, die ähnlich wie beim Herzinfarkt Ausstrahlungscharakter haben können. Jedoch kommt es nicht zum Untergang von Herzmuskelzellen. Die Symptomatik eines Angina-pectoris-Anfalles ist von einem Herzinfarkt nicht zu unterscheiden. Der einzige Unterschied ist, dass die Beschwerden nach Nitratgabe beim Angina-pectoris-Anfall verebben.

Die durch Sauerstoffmangel verursachte Schädigung des Herzmuskels kann sich jedoch auch in **Herzrhythmusstörungen** oder einer **Linksherzinsuffizienz** bemerkbar machen. Gleichwohl kann die Klinik der koronaren Herzkrankheit auch asymptomatisch bleiben, bis ein **Herzinfarkt** oder ein plötzlicher **Herztod** resultiert.
(Herzinfarkt siehe unter Teil II Frage Nr. 47)

Zusatzfrage Welche Formen der Angina pectoris können Sie unterscheiden?

Antwort ▶ Man unterscheidet die stabile und die instabile Angina-pectoris-Form. Von einer **stabilen Angina** pectoris wird gesprochen, wenn die anfallsartigen Beschwerden durch bestimmte Faktoren, wie zum Beispiel körperliche Tätigkeit oder kalte Außentemperatur ausgelöst werden und die Anfälle gut mit Nitratgabe therapierbar sind. Als **instabile Angina pectoris** bezeichnet man jeden erstmalig auftretenden Anfall und alle anderen Angina-pectoris-Anfälle, die durch einen zunehmenden Beschwerdegrad und eine verlängerte Dauer auffallen. Häufig bestehen schon nächtliche Anfälle mit Ruheschmerzen. Dieser Zustand gilt als akutes Risiko einen Herzinfarkt zu erleiden.

68 Ein Patient hat eine sichtbare arterielle Pulsation im Halsbereich. Woran denken Sie?

Antwort ▶ Nur bei einem Teil der Menschen ist die arterielle **Pulsation** der Arteria carotis, also der **Halsschlagader physiologisch leicht sichtbar**. Ein deutlich sichtbarer rhythmischer Puls an der Karotis entsteht durch die vermehrte Leistung der linken Herzkammer mit einem erhöhten Herzminutenvolumen. Diese kann z.B. aus **Fieber**, **Blutarmut**, **Schilddrüsenüberfunktion**, **Aortenklappeninsuffizienz** oder **Bluthochdruckkrise** resultieren.

Pathologie

Was verbirgt sich hinter einer venösen Pulsation im Halsbereich?

Antwort   ▶ Hier handelt es sich um einen so genannten positiven Halsvenenpuls, welcher durch eine **Trikuspidalinsuffizienz** oder durch Stauungserscheinungen vor dem rechten Herzen infolge einer **Rechtsherzinsuffizienz** bedingt ist. Manchmal sind dabei gleichzeitig fühlbare oder sichtbare Pulsationen im Bereich der Leber festzustellen.

69 Welche Symptome erwarten Sie bei einem Patienten mit einer Schließunfähigkeit der Aortenklappe?

Antwort   ▶ Eine Schließunfähigkeit der Aortenklappe wird als **Aortenklappeninsuffizienz** bezeichnet. Sie ist meistens infolge einer rheumatischen Endokarditis entstanden, seltener angeboren. Während der Erschlaffung des Herzmuskels fließt ein Teil des Auswurfvolumens der linken Herzkammer durch die nicht vollständig verschlossene Aortenklappe wieder zurück in die Kammer. Dieses so genannte **Pendelblut** führt zu einer erhöhten Kammerfüllung mit der Folge eines **vergrößerten Schlagvolumens**. Charakteristisch dafür ist die **große Blutdruckamplitude** mit einem erhöhten systolischen und einem erniedrigten diastolischen Blutdruckwert. Die enorme Mehrarbeit des linken Ventrikels führt zum **hämmernden Puls** und zu **sichtbaren Pulsschlägen** im Bereich der Karotis, in schweren Fällen kann der Puls sogar als **Kapillarpuls** im Bereich des Nagelbetts sichtbar sein. Ein weiteres klassisches Zeichen ist das **pulssynchrone Kopfnicken**, das so genannte Musset-Zeichen (sprich: „müsä").
Die vermehrte Belastung der linken Herzkammer führt schließlich zu einer allmählichen Vergrößerung des linken Herzmuskels, der nach Überschreiten des kritischen Herzgewichtes von 500 Gramm dilatiert und schließlich zur **Linksherzinsuffizienz** mit dem klinischen Bild des Asthma cardiale führt.

70 Ein Patient kommt zu Ihnen in die Praxis und beklagt häufiges „Herzstolpern". Nennen Sie mir mindestens vier Ursachen!

Antwort   ▶ Unter „Herzstolpern" versteht man **vom regelmäßigen Herzrhythmus abweichende Störungen**. Diese können recht unterschiedliche Ursachen haben. Zum einen können diese Herzrhythmusstörungen auch bei **gesunden Menschen** vorkommen, ausgelöst zum Beispiel durch Genussgifte, körperliche Betätigung oder emotionalen Stress, zum anderen können die Herzrhythmusstörungen auf Erkrankungen innerhalb oder auch außerhalb des Herzens hinweisen. Die häufigste Erkrankung am Herzen, die zu Störungen im Herzrhythmus führen kann, ist die **koronare Herzkrankheit**. Infolge der verminderten Durchblutung des Herzmuskels durch die Koronarsklerose kann es zu Unregelmäßigkeiten im Herzreizleitungssystem kommen. Auch eine **Myokarditis**, die Entzündung des Herzmuskels oder eine **Herzinsuffizienz** können zu Herzrhythmusstörungen führen. Weitere Ursachen können sein: **Schilddrüsenüberfunktion**, **Elektrolytstörungen** und **Medikamenteneinnahme**, zum Beispiel Digitalis.

Welche Ursachen und Symptome können Sie uns über Asthma bronchiale erzählen?

Antwort ▶ Asthma bronchiale ist eine **obstruktive Ventilationsstörung**, bei der es durch **spastische Kontraktion** der glatten Bronchialmuskulatur und **Schwellung** und **übermäßige Schleimproduktion** der Bronchialschleimhaut zu einer Verlegung der Bronchialwege kommt.

Bei der Ursache werden generell **zwei Asthmatypen** unterschieden: Das **Extrinsic-Asthma**, auch **allergisches Asthma** genannt, entsteht bei Vorhandensein einer Überempfindlichkeitsreaktion in der Regel durch das Einatmen bestimmter **Allergene**, wie zum Beispiel Blütenstaub, Tierhaare und Pilzsporen, kann aber auch durch die Aufnahme bestimmter Nahrungsmittel oder Medikamente beginnen. Diese exogene Asthmaform tritt typischerweise schon im **Kindesalter** auf. Das **Intrinsic-Asthma**, auch als **nichtallergisches** oder pseudoallergisches Asthma bezeichnet, wird durch **Infektionen** der **Atemwege, chemische Reizstoffe, körperliche Belastung** oder durch **psychische Abläufe** ausgelöst. Vielfach gibt es auch Mischformen aus allergischem und nichtallergischem Asthma.

Ein Asthmaanfall tritt **plötzlich** auf. Besonders **nachts** oder **früh morgens** kommt es zur **anfallsartigen Atemnot**. Der Patient begibt sich typischerweise in die aufrechte Position, um besser atmen zu können. Man nennt dies **Orthopnoe**. In schweren Fällen wird die **Atemhilfsmuskulatur** durch Aufstützen der Arme in Anspruch genommen. Typisch ist auch das deutlich **hörbare pfeifende Geräusch** bei der **Ausatmung**, der so genannte **exspiratorische Stridor**. In der Regel besteht zusätzlich ein **quälender Hustenreiz** mit nur geringen Mengen eines **zäh-glasigen Auswurfs**. Durch die Atemnot kann es zur **Zyanose**, einer bläulichen Färbung von Haut und Schleimhäuten kommen. Der Patient hat vor allem Schwierigkeiten, die bereits eingeatmete Luft wieder auszuatmen. Deutlich kann die **verlängerte Ausatmung** beobachtet werden. Dabei kommt es zur **Lungenblähung**, die zu einem **sichtbaren Fassthorax** führt. Der Anfall kann Minuten, mitunter auch bis zu Stunden dauern. Beendet wird der Asthmaanfall meist mit einer heftigen Hustenattacke und dem Gefühl der Atemerleichterung.

Zusatzfrage **Welchen Blutdruck, Puls, Auskultations- und Perkussionsbefund würden Sie bei einem Anfall erwarten?**

Antwort ▶ Der Patient hat aufgrund der Atemnot **Angst**, die **Pulsfrequenz** ist **erhöht** und auch der **Blutdruck**. Die Auskultation ergibt **trockene Rasselgeräusche** mit Giemen, Brummen und Schnurren. Allerdings gilt: je stärker die Lunge überbläht ist, desto schwächer sind die pathologischen Atemgeräusche zu hören. Die Perkussion ergibt einen **hypersonoren Klopfschall**, die **Zwerchfellgrenze** ist **tief** gestellt.

Pathologie

Welche Komplikationen kennen Sie?

Antwort ▶ Beim gefährlichen **Status asthmaticus** bahnen sich mehrere schwere Anfälle hintereinander an, die bis zu Tagen andauern können. Es handelt sich hier um einen **lebensbedrohlichen Zustand**.

Bei langem Bestehen kann Asthma bronchiale in ein **Lungenemphysem** übergehen. Dabei handelt es sich um eine Lungenüberblähung, die zu einer nicht mehr rückbildungsfähigen Zerstörung des Lungengewebes führt. Im Zuge dessen kann sich eine chronische **Rechtsherzinsuffizienz** entwickeln.
(Lungenemphysem siehe Frage-Nr. 110)

---

72 — Bitte erklären Sie uns, was eine Arteriosklerose der Nierenarterien zur Folge haben kann!

Antwort ▶ Durch die Arteriosklerose kommt es zu einer allmählichen Einengung des betroffenen Blutgefäßes und somit auch zu **verminderter Durchströmung** der Blutgefäße. Diese führt zwangsläufig zu einer **Aktivierung** des **Renin-Angiotensin-Aldosteron-Systems**, um den effektiven Filtrationsdruck in den Kapillarschlingen der Nierenkörperchen konstant zu halten. Angiotensin ist ein hoch wirksames, **gefäßverengendes** Hormon. Bei einer allmählichen Nierenarterienverengung entsteht so eine **sekundäre Hypertonie**, auch renovaskuläre Hypertonie genannt. Typisch für diese Hypertonieform ist die Erhöhung des diastolischen Blutdruckwertes, teilweise **über 110 mmHg**. Letztlich kann die Arteriosklerose der Nierenarterien eine Niereninsuffizienz zur Folge haben.

---

73 — Eine Mutter bringt ihre fünfjährige Tochter in Ihre Praxis. Das Kind besitzt auffällige Schwellungen im Nackenbereich. Außerdem hätte das Kind vor kurzem ein flüchtiges Exanthem gehabt. Wie ist Ihre Verdachtsdiagnose?

Antwort ▶ Diese Angaben der Mutter geben den Verdacht auf eine **Rötelninfektion**. Röteln ist eine Virusinfektion, die mit einem **typischen Hautausschlag** und **Lymphknotenschwellungen**, vor allem am **Hinterkopf** einhergehen. Meist sind Kinder davon betroffen. Die Inkubationszeit beträgt in der Regel 2–3 Wochen, die Übertragung entsteht durch **Tröpfcheninfektion**. Eine Ansteckung kann vier Tage vor bis zwei Wochen nach Beginn des Hautausschlages bestehen. Ein Prodromalstadium mit leichtem Fieber und Schleimhautentzündungen der Atemwege kann vorhanden sein, aber auch ganz fehlen. Auffällig sind die meist druckempfindlichen Lymphknotenschwellungen in der Hals- und Kopfregion, die bereits vor dem Ausschlag erscheinen können. Der Hautausschlag beginnt in der Regel im **Gesicht** bzw. **hinter den Ohren** und breitet sich über den Rumpf auf die Extremitäten aus. Der typische Rötelnausschlag besteht aus **kleinen rosaroten Flecken**, die **nicht konfluieren**, das heißt nicht ineinander zusammenfließen. Die **Größe** der **Flecken** liegt **zwischen** denen von **Masern** und von **Scharlach**, wobei der Masernausschlag großfleckig und der von Scharlach kleinstfleckig ist. In der Regel besteht der Ausschlag nur wenige Tage.

Welche Komplikationen können bei Röteln entstehen?

Antwort ▶ Vereinzelt kann es zu einer **Rötelnenzephalitis**, einer Entzündung des Gehirns kommen, manchmal wird auch von Gelenkentzündungen berichtet. Jedoch ist die **Rötelnembryopathie** am gefürchtetsten. Dabei kommt es zu einer Schädigung der werdenden Frucht im Mutterleib während einer gleichzeitigen und erstmaligen Infektion der Mutter mit einem Rötelnvirus.

---

74 Was verstehen Sie unter dem Begriff „akutes Abdomen"? Erläutern Sie uns die Symptomatik und nennen Sie die möglichen ursächlichen Erkrankungen!

Antwort ▶ Auf Deutsch übersetzt bedeutet dieser Begriff „akuter Bauch, akuter Unterleib". Er beschreibt **akut auftretende**, **stärkste Bauchschmerzen** mit einer **Abwehrspannung** der **Bauchmuskulatur**, die auf eine **lebensbedrohliche Erkrankung** hinweisen können. In der Regel sind dies akute Erkrankungen im Bereich des Bauchraums, zum Beispiel **Durchbruch** des **Magens** oder des **Zwölffingerdarms**, **akute Appendizitis**, **akute Pankreatitis**, **mechanischer Darmverschluss**, Gallen- und Nierensteinkolik und akute Durchblutungsstörungen der die im Bauchraum liegenden Organe zu versorgenden Arterien. Gleichwohl können auch akute Erkrankungen **außerhalb** des **Bauchraums** zum Bild des akuten Abdomens führen, zum Beispiel beim **Herzinfarkt**. Die plötzlich auftretenden Bauchschmerzen können druck- bzw. bewegungsabhängig sein. Es kann zu einer **bretthartten Bauchdeckenmuskulatur** kommen, die infolge einer Reizung des Bauchfells durch einen entzündlichen Prozess entsteht. Der **Allgemeinzustand** des Patienten **verschlechtert** sich in der Regel. Begleitend sind häufig Fieber, Erbrechen und eine akute Kreislaufstörung mit der **Gefahr des Schocks** zu finden.

Zusatzfrage Wie verhalten Sie sich bei einem Patienten mit „akutem Abdomen"?

Antwort ▶ Es handelt sich um einen **Notfall**, der Patient muss sofort in die Klinik gebracht werden. Der Patient wird mit **angezogenen Beinen** gelagert, am besten wird eine Knierolle unter die Beine gelegt. Die **Vitalfunktionen** müssen bis zum Eintreffen des Notarztwagens ständig überwacht werden, außerdem lege ich, falls möglich, einen **venösen Zugang**.

Pathologie

75 Was können Sie uns über Diphtherie berichten?

Antwort ▶ Bei der Diphtherie handelt es sich um eine **Lokalinfektionskrankheit** der Schleimhäute des **Nasen**- und **Rachenraums** und seltener auch der Bronchialwege. Charakteristisch ist dabei die Bildung der so genannten **Pseudomembranen**. Es dreht sich hier um eine grau-weißlich-gelbe, durch Fibrinausschüttung entstandene, **festsitzende** Abdeckung der eigentlichen Entzündung. Typisch ist dabei der **süßlich-faulige Geruch**. Beim Abstreifen dieser Pseudomembran bleiben blutige Geschwüre zurück. Für den Heilpraktiker besteht gemäß Infektionsschutzgesetz §6 bei **Verdacht** und **Erkrankung** an Diphtherie **Meldepflicht**. Erreger ist das **Corynebacterium diphtheriae**, gefürchtet sind vor allem die toxinbildenden Stämme. Die Inkubationszeit beträgt in der Regel wenige Tage. Je nach dem Ort der Infektion werden verschiedene Formen unterschieden: Die **Nasendiphtherie**, die vorwiegend bei Säuglingen vorkommt, einen **blutig-wässrigen Schnupfen** zeigt und meist eine gute Prognose aufweist; die **Rachendiphtherie**, bei der die **Pseudomembranen** vor allem auf den **Rachenmandeln** sichtbar sind und die **Kehlkopfdiphtherie**, die mit Atemnot, Heiserkeit und einem trockenen Husten, dem so genannten **echten Krupp** einhergeht. Diese Lokalisation birgt vor allem die Gefahr auf Erstickung. Am gefährlichsten ist jedoch die **toxische Diphtherie**, die im schlimmsten Fall zum Kreislaufversagen führt. Auffällig ist bei dieser bösartigen Form der Diphtherie eine ominöse Schwellung im Halsbereich, dem so genannten **Cäsarenhals**.

> Alle Infektionskrankheiten, die im IFSG §6 genannt sind, müssen vom Heilpraktikeranwärter gelernt werden.

76 Wie sieht die Symptomatik bei der Multiplen Sklerose aus?

Antwort ▶ Die **Multiple Sklerose**, abgekürzt MS genannt, stellt eine **Entmarkung** der **Nervenfasern** dar, wobei die Ursache derzeit nicht geklärt ist. Dabei erkranken Frauen doppelt so häufig wie Männer. Die MS kann eine Vielzahl von zentralnervösen Erscheinungen provozieren, die jedoch in der Mehrzahl der Fälle in Schüben auftreten. Als klassische Syndrome gelten **Nystagmus**, ein unwillkürliches Zittern des Augapfels, die **skandierende Sprache** mit einer „abgehackten", in einzelnen Silben voneinander getrennten Sprechweise und **Intentionstremor**, das Zittern einer Extremität bei Zielbewegungen kurz vor dem Ziel. Weitere häufige Symptome sind vorübergehende **Doppelbilder**, Sehstörungen, Augapfelschmerzen, **Sensibilitätsstörungen**, **Lähmungen** und **Bewegungsstörungen**, abgeschwächter oder fehlender Bauchdeckenreflex, Blasenentleerungsstörungen und **psychische Veränderungen**.

Zusatzfrage   *Welche Hirnnerven sind betroffen?*

Antwort   ▶ Vor allem die Hirnnerven, die für die **Steuerung** der **Augenmuskeln** maßgebend sind und bei Lähmung zum Sehen von Doppelbildern führen.

> Denken Sie bitte daran, dass die Fragen nicht immer „direkt" gestellt werden, wie in diesem Fall. Häufig gehen die Prüfer über Beispiele „von hinten" an die Thematik heran. Dabei will der Prüfer, dass der HP-Anwärter differenzialdiagnostisch denkt. Ein Beispiel:
> „Ein 50-jähriger Mann kommt zu Ihnen in die Praxis und berichtet, dass er seit vier Wochen Sehstörungen und Kopfschmerzen habe. In der letzten Woche sei ihm beim Frühstück eine Tasse aus der Hand gefallen. Was untersuchen Sie? Wie gehen Sie vor und woran denken Sie?"
> Es wird erwartet, dass Sie neben multipler Sklerose auch an Hirntumoren, die Vorstufen des Hirnschlags, TIA und PRIND und vor allem an ein subdurales bzw. epidurales Hämatom denken.
> Hier ist die Frage, ob ein traumatisches Erlebnis vor den Symptomen bestanden hat, unabdingbar.

---

77 | Ein sonst gesunder Patient berichtet über braunen Urin und hellen Stuhl. An was denken Sie dabei? Wie gehen Sie vor?

Antwort   ▶ Diese beiden Anzeichen, der helle Stuhl und ein brauner Urin, geben den dringenden Verdacht auf **Hepatitis**. Eventuell könnte auch eine **Gallenstauung** außerhalb der Leber durch zum Beispiel **Gallengangstumoren** oder **Pankreaskopftumor** in Frage kommen. Charakteristisch wäre dann eher eine Gelbsucht mit starkem Juckreiz. Die Frage ob der Patient in letzter Zeit im **Urlaub** gewesen ist, kann den Verdacht auf Hepatitis lenken. Die beiden Symptome des Patienten werden durch eine **Harnanalyse mittels Mehrfachteststreifen** bestätigt. Sind diese positiv, wird der Patient an einen Arzt des Vertrauens überwiesen. Für den Heilpraktiker besteht gemäß Infektionsschutzgesetz §6 bei **Verdacht** und **Erkrankung** an akuter Virushepatitis **Meldepflicht**.
(Hepatitis siehe auch Teil II Frage Nr. 124. Posthepatischer oder intrahepatischer Ikterus siehe auch Teil II Frage Nr. 32)

---

78 | Nennen Sie die häufigste Ursache eines Strumas!

Antwort   ▶ Das Wort Struma, auf Deutsch Kropf, bezeichnet jede Vergrößerung der Schilddrüse. Die häufigste Ursache ist **Jodmangel**. Dieser Kropf wird dann **euthyreote Struma** genannt. Euthyreot bedeutet, dass es sich um eine Vergrößerung der Schilddrüse mit normaler Hormonproduktion handelt. In der Regel findet sich diese Erkrankung in einem **Jodmangelgebiet**, wobei der Jodmangel bei bestimmten Personen zu einer Schilddrüsenvergrößerung führt. **Frauen** sind von dieser Erkrankung wesentlich **häufiger betroffen** als Männer.
Der Kropf ist als tastbare oder sichtbare, schluckbewegliche Masse am Hals zu ertasten.

Pathologie

Zusatzfrage   *Welche anderen Ursachen für eine Kropfbildung sind Ihnen bekannt?*

Antwort   ▶ Andere Ursachen eines Kropfes können zum Beispiel **Schilddrüsenunterfunktion** und auch **Schilddrüsenüberfunktion** sein. Letztendlich kann es sich auch um einen bösartigen Kropf handeln, um ein **Schilddrüsenkarzinom**. Dieses kann als nicht schluckverschieblicher Knoten von harter und knotiger Konsistenz ertastet werden. Auf jeden Fall muss jede Kropfbildung differenzialdiagnostisch vom Facharzt abgeklärt werden.

Zusatzfrage   *Welche Komplikationen eines Strumas kennen Sie?*

Antwort   ▶ Am ehesten sind Komplikationen zu befürchten, wenn der Kropf nach innen wächst. Dabei kann es zu einer **Verdrängung** der **Luftröhre** mit **Atemnot** und einem **inspiratorischen Stridor**, einem während der Einatmungsphase ohne Stethoskop zu hörenden Atemgeräusch kommen. Auch die Speiseröhre kann verdrängt werden, so dass **Schluckbeschwerden** auftreten können. Im Extremfall kann die Kropfbildung auf den Nervus laryngeus recurrens drücken und so zur **Stimmbandlähmung** führen.
Als weitere Komplikation ist die **Schilddrüsenautonomie** zu nennen. Hier handelt es sich um ein umschriebenes Gebiet der Schilddrüse, das sich hormonell verselbstständigt hat und nicht mehr dem Regelkreis des Hypothalamus-Hypophysen-Systems unterliegt. Durch die unkontrollierte Hormonausschüttung kommt es zur Schilddrüsenüberfunktion.

79   Wie sind die Symptome einer Hyperthyreose?

Antwort   ▶ Bei der Hyperthyreose werden zu viel Schilddrüsenhormone ausgeschüttet. Die Schilddrüsenhormone T_3 und T_4 führen zu einer generellen Steigerung des Stoffwechsels. Bei der Schilddrüsenüberfunktion sind die Verbrennungsvorgänge im Körper gesteigert. Bei einer ausgeprägten Schilddrüsenüberfunktion sind folgende Symptome typisch: **beschleunigter Herzschlag**, **psychomotorische Unruhe**, **feines Zittern** der Hände, **gesteigerte Reflexe**, **Unverträglichkeit** von **Wärme**, **vermehrtes Schwitzen**, **Gewichtsabnahme** trotz gesteigertem Appetit, **Schlaflosigkeit**, **Durchfall**, weiches und dünnes Haar, **Haarausfall**. Recht häufig findet sich auch eine **Kropfbildung**, hyperthyreote Struma genannt. Bei der körperlichen Untersuchung lässt sich unter Umständen eine vergrößerte Blutdruckamplitude feststellen. **Exophthalmus**, das deutlich sichtbare Hervortreten beider Augäpfel, tritt nur im Rahmen des **Morbus Basedow** auf. Jedoch tritt diese klassische Symptomatik nicht bei jeder Schilddrüsenüberfunktion auf. So zum Beispiel bei der Altershyperthyreose, die mit recht undeutlichen Symptomen einhergeht, wie Müdigkeit, Gewichtsverlust, Kräfteverfall und Depressionen. Häufig wird aufgrund dieser Symptomatik die Verdachtsdiagnose Tumor gestellt.

Wie kommt die Hyperthyreose zustande?

Antwort   ▶ Nach der Ursache ist erst einmal die immunogene Hyperthyreose, der **Morbus Basedow**, von den nicht immunogenen Formen der Hyperthyreose zu unterscheiden. Bei der Basedow-Krankheit handelt es sich um eine **Autoimmunkrankheit**, bei der sich Autoantikörper nachweisen lassen, die ähnlich wie das TSH eine Stimulation der Schilddrüse mit erhöhter Produktion von Schilddrüsenhormonen bewirken. Zusätzlich zum bekannten Bild einer Hyperthyreose kommt es häufig zu einem eigenständigen Krankheitsbild, das **endokrine Ophthalmopathie** genannt wird. Dabei kann es neben Sehstörungen zum beidseitigen Hervortreten der Augäpfel kommen.

Bei der nicht immunogenen Form der Hyperthyreose ist im Wesentlichen die **Schilddrüsenautonomie** zu nennen.

---

80   Wie sind die Symptome einer Hypothyreose?

Antwort   ▶ Bei der Hypothyreose werden zu wenig Schilddrüsenhormone ausgeschüttet, das heißt es kommt zu einer generellen **Verlangsamung** des **Stoffwechsels**. Bei einer ausgeprägten Schilddrüsenunterfunktion sind folgende Symptome typisch: **verlangsamter Herzschlag**, körperlicher und geistiger **Leistungsabfall**, **verlangsamte Reflexe**, Teilnahmslosigkeit und **Antriebslosigkeit**, Unverträglichkeit gegenüber Kälte, trockene und **kühle Haut**, **blasses Aussehen**, **Gewichtszunahme** trotz **Appetitlosigkeit**, permanente Müdigkeit, Verstopfung, trockenes und brüchiges Haar, **tiefe** und heisere **Stimme**. In einigen Fällen findet sich ein **Myxödem**. Hier handelt es sich nicht um ein echtes Ödem im Sinne von Wassereinlagerung, sondern um eine krankhafte Ablagerung von Stoffwechselprodukten vor allem in der Haut und Unterhaut, die zu einer teigigen Aufschwemmung führt. Die Haut ist dabei trocken und blass.

Zusatzfrage   *Wie kommt die Hypothyreose zustande?*

Antwort   ▶ Nach der Ursache wird die **primäre** von der **sekundären Hypothyreose** unterschieden. Bei der primären Hypothyreose ist das pathologische Geschehen in der Schilddrüse lokalisiert, welches zu einer verminderten Produktion der Schilddrüsenhormone führt, zum Beispiel die **Hashimoto-Thyreoiditis**, eine **Autoimmunerkrankung**, die eine Schilddrüsenentzündung verursacht oder infolge eines langanhaltenden Jodmangels. Die sekundäre Hypothyreose entsteht aufgrund einer Schädigung bzw. Insuffizienz des Hypophysenvorderlappens.

Zu erwähnen ist noch die **angeborene Hypothyreose**, Kretinismus genannt, die in der Regel durch Jodmangel bzw. Schilddrüsenhormonmangel der Mutter entsteht. Diese Kinder fallen durch Bewegungsarmut, Wachstumsrückstand und geistige Behinderung auf.

Pathologie

81 — Nennen Sie den Verlauf und die Symptome bei virusbedingtem hämorrhagischem Fieber!

Antwort ▶ Die Bezeichnung virusbedingtes hämorrhagisches Fieber umfasst **verschiedene Virusinfektionen**, die vor allem in den Tropen auftreten und mit **hohem Fieber** und **Blutungen** einhergehen. Für den Heilpraktiker besteht gemäß Infektionsschutzgesetz §6 bei **Verdacht** und **Erkrankung** an hämorrhagischem Fieber **Meldepflicht**. Die bekanntesten Erreger sind **Ebolaviren**, **Hantaviren**, **Lassaviren** und **Marburgviren**. Es gibt aber noch eine große Zahl von anderen Viren, die zum Krankheitsbild des hämorrhagischen Fiebers gezählt werden. Übertragen werden die Viren in der Regel durch **Stechmücken** oder **Zecken**. Das Charakteristische der Erkrankung zeichnet sich durch einen **plötzlichen Beginn** mit hohem **Fieber**, schwerem Krankheitsbild und **Blutungsneigung** aus. Letztere resultiert aus einer erhöhten Gefäßdurchlässigkeit. Dabei können alle Organe betroffen sein. Gefürchtet ist der **hypovolämische Schock**, der infolge der verstärkten Blutungen eintreten kann.

82 — Welche Symptome erwarten Sie bei einem Hirntumor?

Antwort ▶ Das häufigste Erstsymptom, unter dem etwa die Hälfte der Patienten leiden, sind **hartnäckige Kopfschmerzen**. Diese entstehen infolge des **erhöhten Hirndrucks** und sind auch für Personen, die schon immer unter Kopfschmerzen oder Migräne gelitten haben neu. Die Kopfschmerzen nehmen in relativ kurzer Zeit an Intensität zu und sind von außen kaum zu beeinflussen. Typisch ist, dass die Patienten in den frühen Morgenstunden mit heftigen Kopfschmerzen aufwachen, nicht selten kann **Übelkeit** und **Erbrechen** hinzukommen. Nicht immer ist jedoch das Erstsymptom Kopfschmerzen, so kann als Symptom der Drucksteigerung im Gehirn **plötzliches Erbrechen** auftreten, das ohne Vorwarnung **schwallartig** auftritt und durch schnelle Bewegungen des Kopfes verursacht werden kann. **Epileptische Anfälle**, die erstmals im Leben und bei sonst völliger Gesundheit auftreten, sind als dringender Tumorverdacht anzusehen. Je nachdem wo der Tumor lokalisiert ist, entstehen durch die Verdrängung **neurologische Symptome**, z.B. Seh-, Hör- und Sprachstörungen, Lähmungserscheinungen, Taubheitsgefühl und andere Sensibilitätsstörungen, Störungen der Koordination. Häufig ist auch eine **Persönlichkeitsveränderung** zu beobachten.

In vielen Fällen kann die Diagnose durch den Augenarzt mittels einer Ophthalmoskopie, einer Augenhintergrundspiegelung gesichert werden. Dabei kann eine **Stauungspapille** festgestellt werden. Dies ist eine pilzartige Vorwölbung des blinden Flecks und beweisend für eine Hirndrucksteigerung.

Teil II

Welche Beschwerden berichtet ein Patient mit klassischer Lungenentzündung?

Antwort　▶ Bei der klassischen Lungenentzündung sind ein gesamter, eventuell auch mehrere Lungenlappen befallen, daher auch der Ausdruck Lobärpneumonie. Sie wird in der Regel durch Pneumokokken verursacht, jedoch bedarf es einer Abwehrschwäche, um zum Ausbruch der Infektion zu kommen. So ist der Häufigkeitsgipfel der Erkrankung in den Wintermonaten zu finden. In der heutigen Zeit ist diese Pneumokokkenpneumonie durch Antibiotikabehandlung seltener geworden. Typisch für den Verlauf der klassischen Lungenentzündung ist der **plötzliche Beginn** mit **hohem Fieber** und **Schüttelfrost**. Das Fieber bleibt über eine Woche lang bestehen. Der Patient klagt über ein **schweres Krankheitsgefühl**, der **Puls** ist **beschleunigt**, die Atmung auch. Meist besteht **Atemnot**. Ist die Pleura, das Brustfell, mitbeteiligt, so kann es zu atemabhängigen und stechenden Schmerzen kommen. Es liegt ein heftiger **Husten** vor, welcher gewöhnlich vom zweiten Tag an einen **rostbraunen Auswurf** zu Tage befördert. Später kann dieser dann eitrig werden. Häufig findet sich auch Herpes labialis, schmerzhafte Bläschen an den Lippen.

Zusatzfrage　**Welchen Untersuchungsbefund würden Sie bei der Lobärpneumonie erwarten?**

Antwort　▶ Wie schon erwähnt, ist der Auswurf rostbraun. Durch Fibringerinnsel bekommt er ein **pflaumenkompottartiges Aussehen**. Erst im Laufe der Woche wird der Auswurf gelblich. Typisch bei der Auskultation sind **klingende Rasselgeräusche** und **Bronchialatmen**. Die Perkussion ergibt eine **Dämpfung** über dem betroffenen Lungenabschnitt, der **Stimmfremitus** ist **verstärkt**. Bei der Inspektion wird ein Nachschleppen der betroffenen Brustseite sichtbar. Die Blutsenkungsgeschwindigkeit ist deutlich erhöht, eine Leukozytose mit Linksverschiebung ist typisch. Im Röntgenbild lässt sich eine Verschattung des befallenen Lungenlappens feststellen.

Zusatzfrage　**Können Sie uns die klassische Stadieneinteilung der Lobärpneumonie erläutern?**

Antwort　▶ Die Krankheit verläuft in vier Stadien. Das erste Stadium wird als **Anschoppung** bezeichnet und erfolgt am ersten Tag. Es handelt sich hier um eine vermehrte Durchblutung der Lunge im betroffenen Bereich. Am zweiten und dritten Tag spielt sich die so genannte **rote Hepatisation** ab. Dieses Wort drückt die ähnliche Konsistenz der Lunge wie bei der Leber aus. In diesem zweiten Stadium fällt auch der rostbraune Auswurf auf. Im dritten Stadium, am vierten bis achten Tag, ereignet sich die **graugelbe Hepatisation**, die durch die Einwanderung von Leukozyten charakterisiert ist. Das letzte Stadium ist das Stadium der **Lysis**, bei der das Infiltrat sich auflöst und eitrig abgehustet wird. Dies geschieht in der Regel ab dem achten Tag. Es kommt zu einer kritischen Entfieberung mit der Gefahr des Kreislaufkollaps.

Pathologie

Zusatzfrage   *Welche anderen Formen der Lungenentzündung kennen Sie noch?*

Antwort   ▶ Von der **klassischen** Lungenentzündung wird die **atypische Lungenentzündung** unterschieden. Damit sind Lungenentzündungen gemeint, die nicht dem Bild der klassischen Pneumonie entsprechen. Als Erreger kommen vor allem **Chlamydien**, Rickettsien, **Legionellen**, Mykoplasmen und **Influenzaviren** in Frage.
Je nach Einteilung können verschiedene Formen der Lungenentzündung unterschieden werden, z.B. nach dem Verlauf in **akute** und **chronische** Pneumonie, nach den Erregern in **bakterielle** und **atypische** Pneumonie, nach der Ursache in **primäre** und **sekundäre** Pneumonie und nach der Lokalisation in **Lappenpneumonie** und **Herdpneumonie**.

Zusatzfrage   *Nennen Sie die wesentlichen Unterschiede zwischen der klassischen und der atypischen Pneumonie?*

Antwort   ▶ Während die klassische Lungenentzündung plötzlich anfängt, beginnt die **atypische langsam** mit **subfebrilen Temperaturen**, erst im weiteren Verlauf steigt das Fieber allmählich an. Die **typischen Symptome** der klassischen Pneumonie **fehlen völlig**. Die Symptomatik und auch der **Untersuchungsbefund** ist vor allem am Anfang **sehr uncharakteristisch**. Meist weist erst das Röntgenbild durch deutliche Lungenveränderungen auf eine Lungenentzündung hin.

---

84   *Welche Krankheiten machen Husten?*

Antwort   ▶ Husten ist eine reflektorische Antwort auf einen Reiz in der Bronchialschleimhaut. Die Ursachen können generell in **pulmonale** und **kardiale Ursachen** unterteilt werden, das heißt, Husten, welcher durch Erkrankungen in der Lunge bedingt ist und Husten, welcher durch Erkrankungen im Herzen bedingt ist. Letzterer entsteht infolge einer Linksherzinsuffizienz, zum Beispiel im Rahmen eines **Asthma cardiale** oder **Lungenödems**. Die Reizungen der Schleimhaut in Bronchien und Luftröhre, die zu einem Hustenreflex führen, können verschiedene Ursachen haben, zum Beispiel **akute** und **chronische Entzündungen** oder im Rahmen eines allergischen Geschehens, dem **Asthma bronchiale**. Die Schleimhaut wird gereizt durch eingedrungene Fremdkörper, ätzende Dämpfe verschmutzte Luft. Letztendlich können alle Erkrankungen der Lunge zum Husten führen, so zum Beispiel **Pneumonie, Pleuritis, Pneumothorax, Lungenembolie**, Lungentuberkulose, Lungenfibrosen und **Bronchialkarzinom**.

Zusatzfrage **Was können Sie uns zum Bronchialkarzinom erzählen?**

Antwort ▶ Das Bronchialkarzinom ist der **häufigste Tumor** beim **Mann** und ist weitgehend durch das **Zigarettenrauchen** bedingt. Jedoch kann auch eine jahrzehntelange Inhalation von Schwermetallen oder zum Beispiel Asbeststaub zur Entartung führen. Der Häufigkeitsgipfel der Erkrankung liegt zwischen dem fünften und sechsten Lebensjahrzehnt. Wie bei allen Krebserkrankungen gibt es keine typischen Frühsymptome. Das erste Symptom ist in der Regel ein **uncharakteristischer chronischer Reizhusten**, der vor allem nachts auftritt. Manchmal kann der Auswurf auch kleine Blutbeimengungen enthalten. Häufig wird auch von **retrosternalen**, das heißt hinter dem Brustbein liegenden, meist dumpfen **Schmerzen** bzw. von Rückenschmerzen berichtet. Im fortgeschrittenen Stadium kommt es dann zu deutlichen Symptomen, wie zum Beispiel **Nachtschweiß**, **Appetitlosigkeit**, **Gewichtsverlust**, **blutigem Auswurf**, Atemnot und **Lymphknotenschwellungen**.

Infolge der Ausbreitung des Bronchialkarzinoms kann es zu Einbrüchen in das die Lunge umgebende Gewebe mit daraus resultierenden Symptomen kommen. Typisch dafür ist der **Pancoast**-Tumor, der so genannte Ausbrecherkrebs, der in den Lungenspitzen lokalisiert ist und sehr frühzeitig die umliegenden Strukturen, vor allem die Nerven, infiltriert. Sind sympathische Nervenfasern beschädigt, kann daraus das **Horner-Syndrom** resultieren. Dabei handelt es sich um Miosis, eine Pupillenverengung, um Ptosis, das Herabhängen des Oberlids und um Enophthalmus, das scheinbare Zurücksinken des Augapfels. Bei Schädigung des Plexus brachialis kann es zu Schulter-Arm-Schmerzen oder zu Taubheitsgefühl im Arm kommen. Ist die erste Rippe betroffen, entstehen atemabhängige Schmerzen. Bei Infiltration der Brustwirbelkörper entstehen Rückenschmerzen. Es kann zur Heiserkeit durch Lähmung des Nervus recurrens oder zur Zwerchfelllähmung durch Schädigung des Nervus phrenicus kommen.

> Jeder Husten, der länger als 3–4 Wochen trotz Therapie andauert, ist bis zur beweisenden Diagnose karzinomverdächtig.

---

85 Wann wird von einer chronischen Bronchitis gesprochen und welche Ursachen sind denkbar?

Antwort ▶ Nach der Definition der WHO wird dann von einer chronischen Bronchitis gesprochen, wenn bei einem Patienten Husten und Auswurf **in zwei aufeinander folgenden Jahren während mindestens drei Monaten pro Jahr** bestanden hat. Am häufigsten sind Raucher von der Erkrankung betroffen, jeder zweite Raucher über 40 Jahren erkrankt an einer chronischen Bronchitis. Jedoch kann auch eine über Jahre bestehende berufliche oder umweltbedingte Luftverschmutzung zu einer chronischen Entzündung der Bronchialwege führen. Manchmal ist auch eine vererbte Krankheitsbereitschaft ausschlaggebend für den chronischen Verlauf. Diese Personen leiden vor allem bei feuchtem und kaltem Klima unter wiederkehrenden Bronchitiden.

Schildern Sie uns das Wichtigste über Cholera!

Antwort
▶ Cholera ist eine **Lokalinfektion** vorwiegend des **Dünndarms**, die beim schweren Verlauf mit akutem **Brechdurchfall** und demzufolge mit hohem Wasser- und Elektrolytverlust einhergeht. Für den Heilpraktiker besteht gemäß Infektionsschutzgesetz §6 bei **Verdacht** und **Erkrankung** an Cholera **Meldepflicht**. Bei den Erregern handelt es sich um bewegliche Stäbchenbakterien, **Vibrio cholerae**. Die Inkubationszeit beträgt in der Regel **wenige Stunden** bis **wenige Tage**. Die Infektion wird vor allem über **kontaminiertes Trinkwasser**, **Lebensmittel** und **Meeresfrüchte** übertragen. Die Toxine der Erreger führen in den Resorptionszellen des Dünndarms zu einem umgekehrten Wasserfluss, so dass jetzt die Dünndarmzellen vermehrt Wasser und Natriumionen in den Darm abgeben. Dabei ist die Gefahr der Austrocknung, der **Exsikkose**, am größten. Charakteristisch sind bei den schweren Verläufen die **reiswasserartigen**, nicht schmerzhaften **Stühle** und das gleichzeitige Erbrechen, welches meist nicht von Übelkeit begleitet wird. Aufgrund des Volumenverlustes bestehen starkes **Durstgefühl** und **Untertemperatur**. Bei der Inspektion ist das **Choleragesicht** typisch, das sich mit eingefallenen Wangen und tief liegenden Augen auszeichnet. Die Hände sind faltig und schrumpelig, beim Kneifen der Haut sind deutlich **stehen bleibende Hautfalten** zu beobachten, was als Ausdruck der Exsikkose zu werten ist. Der **Blutdruck** ist **erniedrigt**, die Herzfrequenz erhöht. Im Extremfall kommt es zum **hypovolämischen Schock**.

Wie definieren Sie ein nephrotisches Syndrom?
Wie äußert sich diese Erkrankung und was sind die Ursachen?

Antwort
▶ Beim nephrotischen Syndrom handelt es sich um eine so genannte **Eiweißverlustniere**.
Darunter fasst man Nierenerkrankungen zusammen, die folgende Befunde aufweisen: eine **große Proteinurie**, die mehr als 3 Gramm Eiweiße im Urin in 24 Stunden aufweist, eine **Hypoproteinämie** und eine **Hyperlipidämie** bzw. Hypercholesterinämie. Infolge des hohen Eiweißverlustes entstehen **Ödeme**, die sich vor allem als Unterschenkelödeme oder als Lidödeme bemerkbar machen. Die Ursache des Eiweißverlustes liegt in einer erhöhten Durchlässigkeit der Kapillarschlingen in den Nierenkörperchen. Diese entsteht im Rahmen von **entzündlichen** oder **degenerativen Erkrankungen** der Niere, zum Beispiel bei **Diabetes mellitus**, **Glomerulosklerose**, Kollagenosen oder Nierenvenenthrombosen.

Bei welchen Erkrankungen ist die seitengleiche Atmung gestört?

Antwort ▶ Das Nachschleppen einer Thoraxseite beobachtet man typischerweise bei der **trockenen** und **feuchten Brustfellentzündung**, beim **Pneumothorax**, evtl. bei der **Lungenentzündung** und bei der **Atelektase**. Der Begriff „Atelektase" bezeichnet einen luftleeren Lungenabschnitt, in dem die Lungenbläschen zusammengeklappt sind. Die Ursache ist eine Verlegung der Atemwege durch zum Beispiel Tumoren, Schleimpfropf, Fremdkörper oder im Rahmen einer Lungenembolie.

Zusatzfrage *Welchen weiteren Untersuchungsbefund würden Sie bei einer Brustfellentzündung erheben?*

Antwort ▶ Bei der Pleuritis müssen wir die trockene von der feuchten Form unterscheiden. Bei der trockenen Brustfellentzündung, der **Pleuritis sicca**, ist das Leitsymptom der **atemabhängige Schmerz**. Bei der Auskultation lässt sich ein **Pleurareiben** feststellen, die Perkussion und der Stimmfremitus sind in der Regel normal. Bei der feuchten Brustfellentzündung, der **Pleuritis exsudativa**, die häufig in Folge einer trockenen entsteht, führen große Ergüsse zu **Atemnot**. Bei der Auskultation ist das **normale Atemgeräusch abgeschwächt** oder aufgehoben. Die Perkussion ergibt einen aufsteigenden **Schenkelschall**. Der **Stimmfremitus** ist **abgeschwächt** oder aufgehoben. Um einen Pleuraerguss zu beweisen, wird die Untersuchung in verschiedenen Körperlagen durchgeführt, so dass die Dämpfung immer nur über dem der Schwerkraft folgenden Erguss zu finden ist.

Zusatzfrage *Welche Ursachen vermuten Sie bei einer Brustfellentzündung?*

Antwort ▶ Die primäre Pleuritis, bei der der pathologische Prozess seinen Ausgang vom Brustfell hat, ist sehr selten. Meist ist die Entzündung **sekundär** bedingt, das heißt, sie entsteht durch **übergreifende Prozesse** oder im Rahmen von **Systemerkrankungen**, so zum Beispiel bei **Lungenentzündung**, **Lungentuberkulose**, **Bronchial-** und **Mammakarzinom** und Kollagenosen.

Was ist Cholelithiasis?

Antwort ▶ Cholelithiasis bedeutet durch **Gallensteine** hervorgerufene **Leiden** bzw. Beschwerden in der Gallenblase oder den Gallengängen. Gallensteine entstehen durch **Kristallisierung** von **wasserunlöslichen Stoffen** wie **Cholesterin**, **Bilirubin** oder **Kalzium**, die entweder in der Gallenflüssigkeit vermehrt auftreten oder infolge einer geringeren Konzentration von Gallensäuren zu einer Übersättigung führen. Am häufigsten finden sich **Cholesterinmischsteine**. Es kann sich um einen einzelnen großen Gallenstein handeln oder um viele kleine Steine, bis hin zum so genannten Gallengrieß. Diabetes mellitus, Fettsucht, Hyperlipidämie, Morbus Crohn, Lebererkrankungen und hämolytische Anämie können die Gallensteinbildung begünstigen.

Pathologie

Zusatzfrage	*Welche Risikofaktoren zur Bildung einer Cholelithiasis kennen Sie?*

Antwort ▶ Bei den Risikofaktoren zur Gallensteinbildung gilt die so genannte **Fünf-F-Regel**, dabei handelt es sich um female (weiblich), fat (dick), fair (blond), forty (über vierzig) und fertile (fruchtbar bzw. vor der Menopause).

Zusatzfrage *Wie kann sich die Cholelithiasis in ihrer Symptomatik äußern?*

Antwort ▶ Weit über die **Hälfte** der Gallensteinträger haben zeit ihres Lebens **keine Beschwerden**. Diese Steine bleiben „stumm". Bei den restlichen Patienten unterscheidet man in der Gallensteinsymptomatik zwischen den Beschwerden ohne Steineinklemmung und der klassischen **Gallenkolik** infolge einer Steineinklemmung. Hier klagen die Patienten über **plötzlich einsetzende Schmerzen** im rechten Oberbauch, die in den Rücken oder die rechte Schulter ausstrahlen können. Häufig ist dabei **Übelkeit** und **Erbrechen** zu beobachten. Ist die Steineinklemmung im Ductus choledochus lokalisiert, kommt es zum **Verschlussikterus** mit einer Gelbfärbung der Haut und Schleimhäute, einem **hellen Stuhl** und **dunklem Urin**. Häufig besteht auch ein unerträglicher **Juckreiz**. Bei den Gallensteinbeschwerden ohne Steineinklemmung handelt es sich um **uncharakteristische Symptome** wie diffuses Druckgefühl im rechten Oberbauch, Völlegefühl, Unverträglichkeit fetthaltiger Speisen und Übelkeit.

91 Was ist ein Volvulus und wozu kann dieser führen?

Antwort ▶ Bei einem Volvulus handelt es sich um eine **Achsendrehung** einer **Darmschlinge** oder des **Magens**. Dabei kann es infolge einer Strangulation zu einem **mechanischen Ileus**, einem vollständigen Darmverschluss kommen. Hier handelt es sich um einen **Notfall**. Die Leitsymptome sind **plötzliche**, **stärkste kolikartige Schmerzen**, die durch schmerzlose Intervalle unterbrochen werden. Bei der Auskultation sind eventuell **spritzstrahlförmige Darmgeräusche** zu hören; diese Geräusche werden mit dem Streichen eines angefeuchteten Fingers über einen aufgeblasenen Luftballon verglichen. Ist der Darm vollständig verschlossen, kommt es zum **Erbrechen**. Wird die Ursache nicht behoben, geht der mechanische Ileus allmählich in einen **paralytischen Ileus** über, das heißt, es kommt zur Darmlähmung, jegliche Peristaltik hat aufgehört. Beim Abhorchen des Abdomens wird dann eine **absolute Totenstille** festgestellt. Bei nicht rechtzeitiger Behandlung des Darmverschlusses kommt es zum letalen Ausgang.

Zusatzfrage *Welche Ursachen eines mechanischen Darmverschlusses kennen Sie noch?*

Antwort ▶ Neben dem eben genannten Volvulus kann zum Beispiel auch ein **Leistenbruch** oder ein **Narbenverwachsungsstrang**, genannt Bride, zum Strangulationsileus führen. Eine andere Möglichkeit, wie es zu einem Darmverschluss kommen kann, ist eine **Verlegung** des **Darmlumens** durch zum Beispiel verschluckte Fremdkörper, **Wurmknäuel**, **Tumoren**, **Gallensteine**, **Kotsteine** oder im Rahmen eines **Morbus Crohn**.

92 Nennen Sie die Ursachen und Symptome einer akuten Cholangitis!

Antwort ▶ Cholangitis ist eine Entzündung der Gallenwege. Die Erkrankung ist entweder **idiopathisch**, das heißt ohne erklärbaren Grund verursacht, oder infolge von **Bakterien** entstanden. Diese sind vor allem dann in den Gallenwegen zu finden, wenn eine **Behinderung** des **Gallenflusses**, zum Beispiel durch **Steine** oder **Tumoren**, vorhanden ist. Beim akuten Verlauf sind die Leitsymptome **Schmerzen** im **rechten Oberbauch**, **Gelbsucht**, **Fieber** und **Juckreiz**. Bei einem Verschluss des Ductus hepaticus communis oder des Ductus choledochus kommt es zu **dunklem Urin** und **hellem Stuhl**. **Häufig** ist jedoch die **Symptomatik uncharakteristisch**. Bei unklaren rechtsseitigen Oberschmerzen muss auch an Erkrankungen der Leber, der Galle und der Bauchspeicheldrüse gedacht werden.

> Als richtungweisend für eine akute Cholangitis gilt die Charcot-Trias: rechtsseitige Oberbauchbeschwerden, Fieber, Ikterus

93 Nennen Sie die Ursache und Symptome einer Lungenembolie!

Antwort ▶ Lungenembolie bezeichnet den plötzlichen Verschluss einer Lungenarterie durch einen Embolus. Ein **Embolus** ist eine in den Blutkreislauf verschleppte, aus verschiedenen Stoffen bestehende, nicht lösliche Materie. In den meisten Fällen entsteht eine Lungenembolie im Rahmen einer **tiefen Bein-** oder **Beckenvenenthrombose**, **nach Operationen** oder **im Rahmen einer Herzinsuffizienz**.
Das Beschwerdebild wird durch die Größe des verschleppten Embolus bestimmt. Eine akute Lungenembolie führt zu **starker Atemnot** mit Abfall des arteriellen Blutdrucks. Das klinische Bild ist dem eines **Herzinfarkts ähnlich** und kann bis zum Schock gehen oder zur **akuten Rechtsherzinsuffizienz** führen. Kleinere oder **subakute Lungenembolien** sind wesentlich **unauffälliger** und können sich entweder gänzlich ohne Symptomatik zeigen oder nur mit **leichter** und vorübergehender **Atemnot** und erhöhter Pulsfrequenz.
(Tiefe Beinvenenthrombose siehe Frage Nr. 62)

Zusatzfrage **Wie verhalten Sie sich bei einem Patienten, der offensichtlich eine Lungenembolie erleidet?**

Antwort ▶ Es handelt sich um einen **Notfall**, ich rufe sofort den **Notarzt**. Der Patient wird mit **erhöhtem Oberkörper** gelagert und **beruhigt**. Wichtig ist das sofortige Legen eines **venösen Zugangs** und die dauernde Überprüfung der Vitalwerte bis zum Eintreffen des Notarztes. In der Intensivstation wird als medikamentöse Erstmaßnahme mit der Schmerzbekämpfung und einer intravenösen Gabe von *Heparin* begonnen.

Beschreiben Sie mir das Exanthemstadium des Scharlach!

Antwort ▶ Beim Scharlach handelt es sich um eine akute Lokalinfektion des Rachenraums mit typischem Hautausschlag. Die Erreger sind beta-hämolysierende Streptokokken der Gruppe A. Die Inkubationszeit beträgt in der Regel 2–4 Tage. Die Übertragung erfolgt durch Tröpfcheninfektion. Der Ausschlag bildet sich am 2.–3. Krankheitstag durch **punktförmige rote Flecken**, die dicht **aneinander stehen** und **nicht jucken**. Er beginnt häufig im Bereich von **Achseln** und **Leistenbeugen** und breitet sich von dort über **Rumpf** und **Gliedmaßen** aus. Nach Abklingen des Exanthems kommt es zu einer **Abschuppung** der **Haut**, vor allem die **Handflächen** und die **Fußsohlen** sind betroffen.

Zusatzfrage *Welche anderen Symptome neben dem Ausschlag kennen Sie?*

Antwort ▶ Scharlach beginnt **plötzlich** mit **hohem Fieber** und **Kopf-** und **Gliederschmerzen**. Zuweilen beginnt die Erkrankung auch mit Übelkeit, Erbrechen und Durchfall. Charakteristisch ist die **Rachenentzündung** mit **eitriger Angina tonsillaris**, die zu **Schluckbeschwerden** führt. Die **Lymphknoten** am **Kieferwinkel** sind **geschwollen** und druckschmerzhaft. Ebenfalls typisch sind die Veränderungen der Zunge, die anfänglich weißlich belegt ist und dann als **Himbeerzunge** erscheint. Das **Gesicht** ist durch das Fieber **hochrot**, nur um den Mund herum wird eine leichte Aufhellung festgestellt, die so genannte **periorale Blässe** oder auch als Milchbart bekannt.

Zusatzfrage *Welche Komplikationen kennen Sie?*

Antwort ▶ Gefürchtet ist als **Zweiterkrankung** das **rheumatische Fieber**, eine wandernde akute Entzündung der großen Gelenke, die **Endokarditis**, eine Entzündung der Herzinnenhaut und der Herzklappen, die **Myokarditis**, eine Entzündung des Herzmuskels und die **Glomerulonephritis**, eine Entzündung der Kapillarschlingen der Nierenkörperchen.
Die Erreger können sich aber auch direkt vor Ort ausbreiten und andere Organe befallen, so kann es zu einer **Mittelohrentzündung**, einer **Sinusitis** oder einer Bronchitis kommen. Im Extremfall kann sich daraus auch eine **Lungenentzündung** oder eine Streptokokkensepsis entwickeln.

95   Wie ist die Symptomatik einer akuten Appendizitis?

Antwort   ▶ Die akute Appendizitis ist eine akute Wurmfortsatzentzündung des Blinddarms, im Volksmund fälschlicherweise als Blinddarmentzündung bekannt. Davon sind am häufigsten Kinder und Jugendliche betroffen. Die Erkrankung beginnt in der Regel mit **plötzlichen kolikartigen Bauchschmerzen**, die **anfänglich** im **mittleren Oberbauch bzw.** in der **Nabelgegend** lokalisiert sind, **später** dann, nach einigen Stunden im **rechten Unterbauch** angegeben werden. Meist hat der Betroffene dabei das rechte **Bein angezogen** um ein Nachlassen der Schmerzen zu erwirken. Der rechte Unterbauch ist **druckschmerzhaft**, meist besteht eine **lokale Abwehrspannung**. Typisch sind dabei auch **Übelkeit**, **Erbrechen** und **mäßiges Fieber**. Die **Temperaturdifferenz** zwischen dem „Fiebermessen" unter dem Arm und im Analkanal beträgt mehr als 0,6 °C. Normal sind 0,5 °C.

Zusatzfrage   *Welche Untersuchungsmöglichkeiten kennen Sie?*

Antwort   ▶ Es gibt einige Untersuchungsmöglichkeiten, die bei positivem Befund einen Verdachtshinweis geben. Zwei Punkte weisen bei einer Druckschmerzhaftigkeit auf eine Appendizitis hin, der **McBurney-Punkt**, welcher in der Mitte der Linie zwischen rechtem Darmbeinstachel und Nabel liegt und der **Lanz-Punkt**, welcher den rechten Drittelpunkt der Verbindungslinie beider Darmbeinstachel darstellt. Als weitere Verdachtszeichen gelten das **Blumberg-Zeichen**, ein Loslassschmerz der gegenüber liegenden Bauchregion und das **Psoas-Zeichen**. Dies gilt als positiv, wenn beim Heben des rechten Beines gegen den Widerstand Schmerzen wahrgenommen werden. **Schmerzen** bei der **Untersuchung** des **Mastdarms** werden bei bestehenden rechtsseitigen Unterbauchschmerzen ebenfalls als ein Verdachtszeichen angesehen.

96   Welche Ursachen kennen Sie von der Polyneuropathie, wie sind die Symptome?

Antwort   ▶ Polyneuropathie ist eine Bezeichnung für die Erkrankung mehrerer Nerven bzw. Nervenbahnen, vor allem der peripheren. Diese Erkrankung ist am häufigsten bei **Diabetes mellitus** und bei der **Alkoholkrankheit** zu finden. Aber auch **Infektionskrankheiten**, wie zum Beispiel AIDS, Lepra und Borreliosen oder **Vergiftungen** durch Schwermetalle und infolge einer längeren Einnahme bestimmter **Medikamente** können zu Schädigungen der Nerven führen.
Die Symptomatik ist **äußerst verschiedenartig**. Es können **Schmerzen unterschiedlichster Art** auftreten, zum Beispiel das **Burning-feet-Syndrom**, ein schmerzhaftes Brennen der Füße. Die Schmerzen können zeitweilig aussetzend oder auch dauerhaft sein. Das Empfindungsvermögen ist gestört, man nennt dies **Parästhesie**. Dabei kann ein **Taubheitsgefühl** auftreten oder das Gefühl von **Ameisenlaufen**. Häufig sind diese Missempfindungen strumpf- oder handschuhförmig charakterisiert. In schweren Fällen können sogar **Lähmungen** auftreten.

97 Ein Patient kommt zu Ihnen und berichtet von einem plötzlichen Juckreiz. Bei der Inspektion stellen Sie einen deutlichen Ikterus fest. Der Patient fühlt sich sonst gesund. Woran denken Sie? Wie gehen Sie vor?

Antwort ▶ Bei einer Gelbsucht sind generell drei Unterscheidungen zu machen: der **prähepatische**, der **intrahepatische** und der **posthepatische** Ikterus. In diesem Fall weist der starke Juckreiz auf einen **Verschlussikterus** hin. Da sonst keine Beschwerden vorliegen, müssen als erstes Tumoren, zum Beispiel **Gallengangstumoren** oder ein **Pankreaskopfkarzinom** ausgeschlossen werden. Bei der Leberpalpation achte ich auf eine schmerzlos tastbare vergrößerte Gallenblase, das so genannte **Courvoisier-Zeichen**, welches als weiteres Verdachtszeichen einer Tumorkompression gilt.

98 Was ist die Blutsenkungsgeschwindigkeit und wann ist sie erhöht?

Antwort ▶ Eine Blutkörperchensenkungsgeschwindigkeit ist ein **unspezifischer Test**, welcher einen **Hinweis** auf ein **entzündliches Geschehen** im Körper geben kann. Er gibt an, wie schnell sich Erythrozyten und kleinste Teilchen der Blutflüssigkeit im ungerinnbar gemachten Blut in einer senkrecht aufgestellten Pipette nach unten absetzen. Diese Pipette ist skaliert, so dass nach einer Stunde die Werte in mm abgelesen werden können. Als Normalwert gelten bei Frauen unter 50 Jahren bis 20 mm und über 50 Jahren bis 30 mm, bei Männern unter 50 Jahren bis 15 mm und über 50 Jahren bis 20 mm. Die Blutsenkungswerte können erhöht sein bei **allen infektiösen** und **nicht infektiösen Entzündungen**. Von einer **Sturzsenkung** spricht man dann, wenn die Blutsenkung nach einer Stunde mehr als 100 mm beträgt. Dies ist der Fall zum Beispiel beim **Plasmozytom** und bei anderen **bösartigen Tumoren**, oder bei **rheumatischem Fieber** und beim Schub im Rahmen einer **chronischen Polyarthritis**. Beim Plasmozytom handelt es sich um eine bösartige Vermehrung von nicht funktionsfähigen Antikörpern, die unkontrolliert von den Plasmazellen produziert werden. (Durchführung der BSG siehe Teil III Frage Nr. 1)

Zusatzfrage **Kennen Sie Erkrankungen, die zu einer erniedrigten Blutsenkungsgeschwindigkeit führen?**

Antwort ▶ Eine verlangsamte Blutsenkung findet sich zum Beispiel bei **Polyglobulie**, **Polyzythämie**, **Lebererkrankungen**, **Herzinsuffizienz** und bei Einnahme bestimmter **Medikamente**, wie zum Beispiel bei Acetylsalicylsäure oder bei Kortison.

99 | Welche Symptome erwarten Sie bei einem Magenkarzinom?

Antwort ▶ Das Magenkarzinom, von dem Männer zwischen dem fünften und sechsten Lebensjahrzehnt am häufigsten betroffen sind, macht so gut wie **keine Frühsymptome**. Im weiteren Verlauf, bei dem sich schon meist Metastasen gebildet haben, berichtet der Patient von **uncharakteristischen Beschwerden**, wie zum Beispiel **Druck-** und **Völlegefühl**, **unklare Schmerzen** im **Oberbauch**, Sodbrennen, **Übelkeit**, **Appetitlosigkeit**. Typisch für diese Krankheit ist der **Widerwille gegen** bestimmte **Nahrungsmittel**, am häufigsten gegen **Fleisch**. Im Spätstadium kommt es dann zur allmählichen **Gewichtsabnahme**, eventuell lässt sich **Blut im Stuhl** nachweisen. In einigen Fällen besteht deshalb auch eine **Eisenmangelanämie**. Nicht selten findet sich bei der körperlichen Untersuchung hinter dem Schlüsselbein im Bereich des Ansatzes des linken Kopfwenders die so genannte **Virchow-Drüse**. Hier handelt es sich um eine Lymphknotenmetastase aus dem Bauchraum.

Zusatzfrage **Welche Komplikationen sind Ihnen bekannt, die aus einem Magenkarzinom resultieren?**

Antwort ▶ Das Magenkarzinom kann **perforieren**, das heißt durch alle Wandschichten hindurch in die Bauchhöhle hineinbrechen oder in andere Organe eindringen. Das Magenkarzinom kann auch zu einer **akuten** Blutung führen, indem es größere Gefäße eröffnet. Entweder kommt es dann zum **Bluterbrechen** mit **kaffeesatzartigem Blut** oder zum **Teerstuhl**. Dieser ist ein sehr schwarz gefärbter und klebriger Stuhl.

Zusatzfrage **Nennen Sie mir die Symptome einer Magenperforation!**

Antwort ▶ Wie gesagt handelt es sich hier um einen Durchbruch der Magenwand in die Bauchhöhle, welcher zu einer Bauchfellentzündung, einer **Peritonitis** führt. Es kommt zur Symptomatik des **akuten Abdomens** mit **plötzlich** einsetzenden **Oberbauchschmerzen**, die in die linke Schulter ausstrahlen können. Die **Bauchmuskulatur** reagiert mit **Abwehrspannung**, der Bauch wird **bretthart**. Der **Allgemeinzustand** des Patienten **verschlechtert** sich zunehmend, der Patient sieht **blass** aus, es kann zu **Fieber** und **Erbrechen** kommen. Letztlich kommt es zur **Schocksymptomatik**.
(Siehe akutes Abdomen unter Teil II Frage Nr. 74)

100 | Können Sie mir etwas über Arteriitis temporalis berichten?

Antwort ▶ Arteriitis temporalis wird auf Deutsch als **Horton-Riesenzellarteriitis** bezeichnet. Hier handelt es sich um eine **Gefäßentzündung**, die auf **Autoimmunvorgängen** beruht und vor allem die **Schläfenschlagader** und die Augenschlagader befällt. In der Regel sind **ältere Menschen**, vor allem Frauen, betroffen. Die **Schläfenschlagader** tritt **sichtbar** hervor, sie ist **verhärtet** und **druckschmerzhaft**. Der **Puls** ist **nicht** mehr **festzustellen**. Der Patient klagt unter starken **einseitigen Kopfschmerzen**, vor allem in der Schläfenregion. Meist bestehen auch **Schmerzen beim Kauen**. Ist die Augenschlagader mitbetroffen kommt es zu Sehstörungen mit der Gefahr auf Erblindung.

Antwort ▶ Es handelt sich um eine **Entzündung** der **Herzinnenhaut**, die häufig narbige Veränderungen hinterlässt. Sind dabei die Herzklappen betroffen, können daraus **Herzklappenfehler** resultieren. Bei der Ursache wird die rheumatische von der infektiösen Endokarditis unterschieden. Die **rheumatische Endokarditis** entsteht im Rahmen eines **rheumatischen Fiebers**, während die **infektiöse Endokarditis** vorwiegend durch **Bakterienverschleppung** entsteht. Bei der rheumatischen Endokarditis fehlen die Symptome häufig oder sind sehr uncharakteristisch, wie zum Beispiel vorübergehende **Herzrhythmusstörungen**. Im Vordergrund steht vor allem die fieberhafte und wandernde Entzündung großer Gelenke. Bei der bakteriellen Endokarditis wird nach der Schwere der Verlaufsform eine subakute Form, die **Endocarditis lenta**, und eine akute Form, die **Endocarditis septica**, unterschieden. Die akute Endokarditis beginnt plötzlich mit hohem Fieber und Schüttelfrost und schneller Zerstörung der betroffenen Herzklappe. Es besteht eine **erhöhte Emboliegefahr**. Es kann letztlich zur Herzinsuffizienz kommen. Bei der subakuten Verlaufsform ist der Krankheitsbeginn eher schleichend und das Krankheitsbild eher uncharakteristisch. So sind zum Beispiel folgende Symptome möglich: mäßiges Fieber, erhöhte Schweißneigung, Appetitlosigkeit, Gewichtsabnahme, Leistungsminderung, Herzrhythmusstörungen und **Osler-Knötchen**. Dies sind infolge einer bakteriellen Mikroembolie entstandene kleine schmerzhafte, rote Schwellungen. Sie treten vor allen an den Fingerkuppen und Zehen auf. Letztlich kann auch die Endocarditis lenta zu einer Herzinsuffizienz führen.

Zusatzfrage **Kennen Sie Faktoren, die eine Endokarditis begünstigen?**

Antwort ▶ Begünstigend ist vor allem eine bestehende **Abwehrschwäche** bzw. **Erkrankungen** oder **Medikamenteneinnahme**. Ebenfalls begünstigend können schon vorher bestehende **Herzklappenfehler** wirken. Häufig ist diese Erkrankung bei Patienten mit **Heroinsucht** zu finden.

102   Durch was ist Diabetes mellitus verursacht?

Antwort   ▶ Der primäre Diabetes mellitus wird in zwei Typen unterschieden: Typ I und Typ II. Beim **Diabetes Typ I** handelt sich um eine **Autoimmunerkrankung**, bei der Antikörper gegen die Insellzellen und teilweise auch gegen das Insulin vom Körper hergestellt werden. Dieser Typ wird auch **insulinabhängiger Diabetes** genannt. Beim **Diabetes Typ II** verhält es sich ganz anders, hier handelt es sich um eine **erworbene herabgesetzte Insulinempfindlichkeit** der **Zielzellen**. Am Anfang tritt diese Erkrankung als **Glukoseintoleranz** auf, das heißt, der Körper ist nach Aufnahme von Glukose nicht mehr in der Lage den Blutzuckerspiegel in der Norm zu halten. Erst nach einiger Zeit sinkt der Blutzuckerspiegel allmählich wieder ab. Man weiß, dass der Diabetes Typ II durch eine übermäßige Zufuhr von zuckerhaltigen Nahrungsmitteln im Rahmen einer Überernährung entsteht. Denn ca. **90 % der Patienten** des **Diabetes Typ II** sind **übergewichtig**.

Der **sekundäre Diabetes** mellitus entsteht aufgrund von anderen schon bestehenden Erkrankungen, zum Beispiel beim **Cushing-Syndrom**, bei Erkrankungen der Bauchspeicheldrüse oder beim Phäochromozytom. Auch der Schwangerschaftsdiabetes wird dazu gezählt.

(Folgeschäden von Diabetes siehe unter Teil II Frage Nr. 33)

Typ I	Insulinabhängiger Diabetes mellitus, juveniler Diabetes mellitus (10 %)
Typ Ia	Manifestation im Kindesalter
Typ Ib	Manifestation im Erwachsenenalter (bis 35. Lebensjahr)
Typ II	Insulinabhängiger Diabetes mellitus, sog. Altersdiabetes (90 %)
Typ IIa	Normalgewichtige Diabetiker (ca. 10 %)
Typ IIb	Übergewichtige Diabetiker (ca. 90 %)

103   Was verstehen Sie unter Stridor und welche Ursachen kennen Sie?

Antwort   ▶ Stridor ist ein **laut pfeifendes Atemgeräusch**, das man ohne Stethoskop aus **nächster Nähe hören** kann und durch eine Verlegung bzw. **Einengung** der **Atemwege** entsteht. Ist das Atemgeräusch während der Einatmungsphase zu hören, so spricht man vom **inspiratorischen Stridor**. Dieser entsteht durch **Verlegung** der Atemwege **außerhalb des Brustkorbes**, zum Beispiel bei Pseudokrupp, bei Epiglottitis, beim Ödem der Stimmlippen, bei einem Kehlkopftumor oder auch bei einer Schilddrüsenvergrößerung. Ist das Atemgeräusch jedoch während der Ausatmungsphase zu hören, spricht man vom **exspiratorischen Stridor**. Dieser entsteht durch **Verlegung** der Atemwege **innerhalb** des **Brustkorbes**, zum Beispiel bei Asthma bronchiale, bei chronisch obstruktiver Bronchitis oder bei einem Bronchialkarzinom.

104 | Beschreiben Sie uns das klinische Bild des Pfeiffer'schen Drüsenfiebers!

Antwort   ▶ Das Pfeiffer-Drüsenfieber, auch **Mononukleose** genannt, ist eine Infektionskrankheit, die mit katarrhalischen Erscheinungen der **Mandeln** und des **Rachenraums** und mit **generalisierten Lymphknotenschwellungen** einhergeht. Zusätzlich kann die **Milz** enorm **geschwollen** sein, in selteneren Fällen ist auch die Leber mitbetroffen. Der Erreger ist das **Epstein-Barr-Virus**. Die Inkubationszeit beträgt in etwa 1–3 Wochen. Die Übertragung entsteht durch **Tröpfchen- und Kontaktinfektion**, zum Beispiel kann ein infizierter Speichel beim Küssen die Infektion übertragen. Am häufigsten sind **Jugendliche** und **Kinder** betroffen. Die Erkrankung beginnt in der Regel mit Fieber und starkem Grippegefühl. Im Labor sind für diese Krankheit **typische Leukozyten** nachweisbar. Meist hat das Pfeiffer-Drüsenfieber einen gutartigen Verlauf.

105 | Welche Auswirkungen hat Hypothyreose auf das ungeborene Kind im fetalen Stadium?

Antwort   ▶ Ein **Jodmangel** bzw. eine **Schilddrüsenunterfunktion** der **Mutter** kann zu erheblichen **Entwicklungsstörungen** des **Kindes** führen. Diese sind direkt nach der Geburt noch nicht festzustellen, sie äußern sich gewöhnlich in den ersten Wochen durch eine deutliche **Lethargie** des **Säuglings**, das Kind **bewegt sich** auffallend **wenig** und lässt den sonst auffälligen Drang zum Trinken missen. Diese Entwicklungsstörungen des Kindes infolge eines Schilddrüsenhormonmangels wird **Kretinismus** genannt. Die Erkrankung kommt heutzutage seltener vor, da bei Vorsorgeuntersuchungen das TSH, das die Schilddrüse stimulierende Hormon, in der ersten Woche des Säuglings bestimmt wird. Das Vollbild des Kretinismus zeigt einen so genannten **hypothyreoten Zwergwuchs** mit hochgradiger **geistiger Behinderung**.

106 | Was verstehen Sie unter Cor pulmonale?

Antwort   ▶ Cor pulmonale ist ein Ausdruck für eine **Rechtsherzinsuffizienz**, die als **Folge einer Erkrankung** in **der Lunge** entsteht, zum Beispiel im Rahmen eines **Lungenemphysems** oder einer **Lungenfibrose**. Die durch die Lungenerkrankungen entstandenen Veränderungen im Lungengewebe führen langfristig zum Abbau der Lungenkapillaren. Dadurch entsteht ein Rückstau des Blutes mit einer Mehrbelastung des rechten Herzens. Die Bezeichnung „akutes Cor pulmonale" steht für eine akute Rechtsherzinsuffizienz infolge eines akuten Geschehens in der Lunge, zum Beispiel aufgrund einer Lungenembolie oder beim Status asthmaticus.

107 | Worüber klagt ein Patient mit Neurodermitis?

Antwort ▶ Neurodermitis ist eine **stark juckende**, **allergische Hauterkrankung**, die gerne in **Schüben** verläuft und sich oft schon im Kindesalter manifestiert. Es entwickeln sich **nässende Hautausschläge**, die Erosionen, Bläschen, Schuppen und Kratzspuren aufweisen. **Häufig** tritt der **Befall symmetrisch** an den **Beugeseiten** auf. Durch eine Unterfunktion der Talg- und Schweißdrüsen infolge der chronischen Entzündungen entsteht eine **trockene** und **glanzlose Haut**. Die **Hautfelder** sind **vergröbert**, Lichenifikation genannt. Oftmals besteht auch eine **Neigung zu Hautinfektionen**. Die Intensität der Neurodermitis nimmt mit zunehmendem Alter ab.

Zusatzfrage *Was ist die Ursache?*

Antwort ▶ Die Ursache ist **unbekannt**. Man weiß, dass eine Überempfindlichkeitsreaktion vom Soforttyp der Erkrankung zugrunde liegt. Nicht selten findet sich eine **familiäre Häufung**. Es sind viele Faktoren bekannt, denen man einen auslösenden Charakter zuschreibt, zum Beispiel treten die Neurodermitisschübe besonders gerne während der **Jahreszeitenwechsel** auf. Außerdem spielen bestimmte **Allergene**, zum Beispiel **Nahrungsmittel** oder tierische Wolle eine Rolle. Ebenso können **Infektionen** und **psychische Belastungen** auslösend sein.

108 | Zu welcher Erkrankung führt der Hundebandwurm beim Menschen?

Antwort ▶ Diese Erkrankung wird **Echinokokkose** bzw. Echinokokkeninfektion genannt. Nicht nur der Hundebandwurm, sondern auch der **Fuchsbandwurm** kann zu dieser Infektion führen. Die Übertragung geschieht durch **direkten Kontakt** mit den infizierten Tieren oder **indirekt über infizierte Nahrungsmittel**, zum Beispiel Waldbeeren oder Pilze. Die Eier können über den Darm in den Körper gelangen und sich vor allem in der **Leber** oder den **Lungen** ansiedeln. Unterschieden wird die **zystische Echinokokkose**, die durch Bildung einer großen Zyste verdrängend auf die Umgebung wirkt, jedoch eine relativ gute Prognose besitzt, und die **alveoläre Echinokokkose**, die durch kleinste Hohlraumbildung zerstörend in das jeweilige Organ hineinwächst und daher eine ungünstige Prognose besitzt. Die Symptomatik ergibt sich aus dem Befall des jeweiligen Organs. So können bei einem **Leberbefall Druckgefühl** im rechten **Oberbauch**, **Übelkeit** und **Gelbsucht** als Symptome auftauchen. Bei einem **Befall der Lungen** kann sich eine **Bronchitis** oder eine **Lungenentzündung**, eventuell sogar eine Brustfellentzündung entwickeln.

109 Welche Erkrankungen kennen Sie, die mit einer Tonsillitis einhergehen?

Antwort ▶ Unter Tonsillitis versteht man eine Entzündung des Gewebes des lymphatischen Rachenrings, besonders der Gaumenmandel. Die Ursache liegt in einer Vermehrung und Ansiedlung von Mikroorganismen, meist sind dies **beta-hämolysierende Streptokokken** der Gruppe A, **Staphylokokken** oder auch **Viren**. Die Mandelentzündung tritt als Begleiterkrankung typischerweise bei **Scharlach**, **Diphtherie** und **Pfeiffer-Drüsenfieber** auf.

110 Was ist ein Lungenemphysem und welche Ursachen sind Ihnen bekannt?

Antwort ▶ Unter Lungenemphysem versteht man eine **nicht** mehr **rückbildungsfähige Erweiterung** der Räume innerhalb der **Lungenbläschen**. Im Normalfall sind diese Alveolen wie Weintrauben an einem Stiel, dem Bronchiolus terminalis, gruppiert; dabei existieren eine Menge Alveolarzwischenwände und genau diese sind beim Lungenemphysem zerstört, so dass es zu einem großen Lungenbläschen kommt. Die Folge ist zum einen eine **Verminderung** der **Gasaustauschfläche**, was zwangsläufig zu einer chronischen **Atemnot** führt, und zum anderen ein **Schwund** von **Lungenkapillaren**, was zu einem Rückstau des Blutes führt und allmählich in eine **Rechtsherzinsuffizienz** resultiert. Bei der Ursache unterscheidet man das **Altersemphysem**, das durch Elastizitätsverlust der Lungenbläschen im hohen Alter entsteht und das **obstruktive Emphysem**, das durch chronisch **obstruktive Lungenerkrankungen**, meist als Folge von **chronischer Bronchitis** oder **Asthma bronchiale** entsteht.

Zusatzfrage Wie ist die typische Symptomatik eines Emphysematikers, welchen Untersuchungsbefund würden Sie erheben?

Antwort ▶ Handelt es sich um ein obstruktives Emphysem, dann wird der Patient über schon längere Zeit bestehenden **Husten** mit Auswurf berichten. Dem Betroffenen fällt eine **zunehmende Atemnot** auf, die zuerst während körperlicher Belastung und bei fortschreitender Erkrankung dann auch in Ruhe auftritt. Der Patient fühlt sich **kraftlos**, er berichtet über Schlaflosigkeit und **dauernde Kopfschmerzen**. Bei der Inspektion ist in einigen Fällen eine **Zyanose**, eine rot-bläuliche Verfärbung von Haut- und Schleimhäuten festzustellen. Deutlich ist auch der **fassförmige Brustkorb** mit einem vergrößertem Umfang und verminderten Atembewegungen auszumachen. Die **Rippen** sind **parallel gestellt**, die **Interkostalräume vergrößert** und die **Schlüsselbeingruben verstrichen**. Bei der Perkussion ist ein **hypersonorer Klopfschall** festzustellen. Das **Zwerchfell** ist **nach unten verlagert** und die **Atemgrenzen wenig verschieblich**. Der Leberrand ist aufgrund des Zwerchfelltiefstands deutlich unterhalb des Rippenbogens tastbar. Bei der Auskultation findet sich ein **abgeschwächtes Atemgeräusch**, die **Herztöne** sind **leise**. Der Patient ist nicht mehr in der Lage, eine Flamme in einem Abstand von 20 cm auszublasen.

Zusatzfrage	Es gibt eine Unterscheidung der Emphysempatienten in zwei Emphysemtypen, kennen Sie diese?

Antwort	▶ Ja, unterschieden wird der Emphysemtyp „pink puffer" und „blue bloater". Beim **„pink puffer"**, handelt es sich um einen schlanken, meist hageren Patienten, der unter starker Atemnot leidet, jedoch kaum Zyanose aufweist. Hinter dem Typ **„blue bloater"** verbirgt sich ein übergewichtiger Patient, der eine starke Zyanose aufweist, jedoch im Verhältnis kaum unter Atemnot klagt. In der Praxis ist der Übergang der Emphysemtypen jedoch häufig fließend.

---

111 Ein Mann kommt in Ihre Praxis mit einem Tremor! Welche Krankheiten kennen Sie, die mit Tremor einhergehen?

Antwort	▶ Unter Tremor wird ein rhythmisches und unwillkürliches Zucken von Muskeln verstanden. Beim **Parkinson-Syndrom** ist ein zeitweiliger Tremor, der so genannte **Ruhetremor** zu beobachten. Dieser zeigt sich grobschlägig, betrifft vor allem die Hände und Beine und verliert sich bei Bewegung. Die **Multiple Sklerose** weist einen **Intentionstremor** auf. Dieser ist **typisch bei Kleinhirnerkrankungen** und äußert sich bei zielgerichteter Bewegung meist erst kurz vor dem Ziel. Einen feinschlägigen Tremor beobachten wir zum Beispiel beim **Entzugsdelir**, bei der **Schilddrüsenüberfunktion** oder als seniler Tremor **bei älteren Menschen**. Auch **Vergiftungen**, zum Beispiel Schwermetallvergiftungen oder die Einnahme von bestimmten **Medikamenten** können zum Tremor führen. Letztendlich werden nicht alle unwillkürlichen Muskelzuckungen geklärt und diese werden dann als *essenzieller Tremor* bezeichnet.

Zusatzfrage	Ein Patient berichtet von feinen Zuckungen der Augenlider. Manchmal würden auch andere Gesichtsmuskel betroffen sein. Ist dieser Befund als pathologisch zu bewerten?

Antwort	▶ Nein, wenn nicht gleichzeitig andere neurologische Symptome erscheinen, zum Beispiel Lähmungserscheinungen. Das wäre dann typisch für die amyotrophische Lateralsklerose. Hier handelt es sich um einen ungeklärten Schwund von motorischen Nervenkernen im Bereich der Großhirnrinde. Sonst sind feine unregelmäßige Muskelzuckungen **harmlos**, sie sind vor allem beim **Einschlafen** zu beobachten. Man nennt diesen Tremor auch **faszikuläre Zuckungen**.

Pathologie

112 Warum würden Sie einem Patienten raten sich das Rauchen abzugewöhnen?

Antwort ▶ Ein Konsum von **mehr als 20 Zigaretten pro Tag über** mehr als **25 Jahre** führt nachweislich zu **Schäden** im Körper. Ist dies bei einem Patient gegeben, werde ich ihn mindestens einmal deutlich auf die Gefahren des Rauchens hinweisen. Im Wesentlichen sind drei Wirkstoffe im Tabakrauch enthalten, die zu Körperschäden führen können: Nikotin, Kondensat und Kohlenmonoxid. **Nikotin** führt zur **Abhängigkeit** und ist für die ganze Reihe von **arteriellen Verschlusskrankheiten** verantwortlich wie zum Beispiel Herzinfarkt, Gehirnschlag, Schaufensterkrankheit. **Kondensat** bzw. **Teer** führt zur chronisch **obstruktiven Lungenerkrankung** mit der Gefahr auf Lungenemphysem und Rechtsherzversagen, außerdem ist bekannt, dass der Teer in den Zigaretten zu einem deutlich erhöhten **Krebsrisiko** führt, und nicht nur im Bereich der Lunge. So erkranken Raucher überdurchschnittlich häufig an Speiseröhrenkrebs, Nieren- und Blasenkrebs. Das **Kohlenmonoxid** bindet das Hämoglobin in den Erythrozyten und führt so zum **Sauerstoffmangel** und der daraus resultierenden Müdigkeit mit **Leistungsabfall**. Bei einem starken Raucher sind gut ein Drittel des Hämoglobins der Erythrozyten mit Kohlenmonoxid besetzt.

113 Welche Anamnese erheben Sie bei Verdacht auf Zuckerkrankheit?

Antwort ▶ Als Leitsymptom ist **Polyurie** und **Polydipsie** zu nennen. Der Patient hat eine Harnausscheidung von mehr als zwei Liter am Tag bei gleichzeitig gesteigertem Durst. Dies ist jedoch erst bei **Überschreitung** der **Nierenschwelle** möglich, das heißt, erst wenn der Blutzuckerspiegel mehr als 180 mg auf 100 ml aufweist, ist die maximale Rückresorptionskapazität der Niere für Glukose überschritten. Da Glukose in gelöster Form ausgeschieden wird, kommt es zur erhöhten Harnausscheidung mit reflektorisch gesteigertem Durst. Glukose im Harn kann durch **Mehrfachteststreifen** nachgewiesen werden. Besteht jedoch gleichzeitig schon eine diabetische Nephropathie, könnte unter Umständen bei nachgewiesener Hyperglykämie der Harntest negativ sein. Befindet sich der Blutzuckerspiegel unterhalb der Nierenschwelle, verursacht dies unmittelbar keine Symptome, führt aber auf Dauer gesehen zu einer Schädigung der Gefäße, das heißt zu einer Makro- und Mikroangiopathie. Diese Umstände sind Grundlagen des Diabetes Typ II und könnten erst durch einen Glukose-Toleranztest aufgedeckt werden.

Auf jeden Fall sollte bei **Bestehen einer essenziellen Hypertonie** und **gleichzeitigem Übergewicht** ein **erhöhter Blutzucker ausgeschlossen** werden. Oftmals wird der Diabetes Typ II im Anfangsstadium nicht erkannt, so dass die Erkrankung sich erst aufgrund von Gefäßschäden bemerkbar macht, zum Beispiel **vermehrte Infektanfälligkeit**, **Pilzinfektionen** vor allem der Haut, **Furunkel** und **Karbunkel**, Hautjucken, **wiederkehrende Harnwegsinfektionen**, nachlassen von Libido und Potenz.

114 Nennen Sie die Ursachen und die wichtigsten Symptome einer Nebennierenrindeninsuffizienz!

Antwort   ▶ Die **primäre Nebennierenrindeninsuffizienz** entsteht durch **Autoimmunprozesse**, im Rahmen **bösartiger Tumoren** oder durch **Infektionskrankheiten** innerhalb der Nebennierenrinde. Sie wird auch als klassischer **Morbus Addison** bzw. Bronzehautkrankheit oder brauner Addison bezeichnet.

Die **sekundäre Nebennierenrindeninsuffizienz** entsteht durch **Insuffizienz des Hypophysenvorderlappens** und wird auch als so genannter **weißer Addison** bezeichnet. Die Nebennierenrinde produziert Mineralokortikoide, deren Hauptvertreter das Aldosteron ist und Glukokortikoide, deren Hauptvertreter **Kortisol** bzw. **Kortison** sind. Außerdem werden noch Androgene, männliche Sexualhormone, produziert. Bei einer Nebennierenrindeninsuffizienz kommt es infolge des Hormonmangels zu einer **Hypovolämie**, **Hyponatriämie** und **Hypoglykämie**. Der gesamte **Stoffwechsel** ist **heruntergesetzt**, der **Blutdruck** ist **erniedrigt**, der Patient verliert an Gewicht und klagt unter allgemeiner **Müdigkeit** und **Antriebsmangel**. Durch die Elektrolytstörungen kann es zu **Herzrhythmusstörungen** und **Muskelkrämpfen** kommen. Außerdem besteht meist **Übelkeit** und **Erbrechen** und ein ausgeprägter **Salzhunger**.

Beim so genannten braunen Addison ist die **Zunahme** der **Hautpigmentierung** zu beobachten, die dem Patienten ein **sonnenbraunähnliches Aussehen** verleiht. Auffällig ist vor allem, dass die Bräunung auch an Körperstellen zu finden ist, die normalerweise von einer typischen Sonnenbräunung ausgeschlossen sind, wie zum Beispiel die Handflächen und Fußsohlen, oder der Hodensack. Im Gegensatz dazu weist die sekundäre Nebennierenrindeninsuffizienz weiße Hautflecken auf.

115 Wie sind die Ursachen und Symptome einer Peritonitis?

Antwort   ▶ Peritonitis ist eine lebensgefährliche Entzündung des Bauchfells, die sofortiger Behandlung bedarf und als Notfall einzustufen ist. In der Regel handelt es sich um eine infektiöse Peritonitis, die infolge eines **Durchbruchs** von pathologischen Prozessen in der Wand von **Hohlorganen** verursacht wird. Die Symptomatik tritt in der Regel **plötzlich** mit **heftigen Bauchschmerzen** auf. Es zeigt sich ziemlich schnell eine **Abwehrspannung** der **Bauchmuskulatur**, diese wird „**bretthart**". Der Patient ist in einem **schlechten Allgemeinzustand**, ihm ist übel und er **erbricht**. Eventuell bestehen auch Fieber und **Schocksymptome**. Relativ schnell kann es zu einer **Darmlähmung** kommen, dann wären bei der Auskultation keine Darmgeräusche mehr zu hören.

Können Sie uns erklären, wie es zu einer Wirbelsäulenverkrümmung kommen kann?

Antwort ▶ Bei der **Skoliose** ist die Ursache am häufigsten **idiopathisch**, das heißt man kann den Grund der seitlichen Krümmung der Wirbelsäule nicht ausmachen. Freilich können **degenerative** oder auch **entzündliche Erkrankungen** der **Wirbelsäule** zu einer seitlichen Fehlstellung führen. Aber auch **Erkrankungen** der **Muskeln** und **Nerven** oder **Stoffwechselerkrankungen** können zu Fehlstellungen führen.
Eine **extreme Lordose** nennt sich Hohlkreuz und ist meist angeboren. Hier findet sich eine übermäßige Biegung der Lendenwirbelsäule zum Bauch hin. Eine **übermäßige Kyphose**, Buckel genannt findet sich beim Morbus Bechterew, beim Morbus Scheuermann oder bei der Osteoporose als so genannter Witwenbuckel.

Zusatzfrage **Wie können Sie erkennen, dass es sich um eine Skoliose handelt?**

Antwort ▶ Eine seitliche Wirbelsäulenverkrümmung kann am besten von der **Rückenansicht** aus wahrgenommen werden. Der **Verlauf der Dornfortsätze** ist **gebogen**, jedoch ist dies bei einer leichten Skoliose nicht immer deutlich zu sehen. Die unteren Ränder der **Schulterblätter** stehen auf **ungleicher Höhe**, der **Abstand** der **Schulterblätter** zur **Mittellinie** ist **unterschiedlich**. Bei entspannt herabhängenden Armen kann von hinten erkannt werden ob die **Taillendreiecke** symmetrisch sind, eine **Asymmetrie** weist auf eine Skoliose hin.

Zusatzfrage **Welche weiteren Untersuchungsmethoden zur physiologischen Beweglichkeit der Wirbelsäule kennen Sie?**

Antwort ▶ Das untere und obere Schober-Zeichen. Beim unteren **Schober-Zeichen** wird die Beweglichkeit der Lendenwirbelsäule geprüft. Dabei wird im Stand ein Punkt auf dem Rücken ermittelt, welcher sich 10 cm kopfwärts von S_1 befindet. Bei maximaler Vorwärtsneigung vergrößert sich diese Strecke im Normalfall um 4–6 cm. Das obere Schober-Zeichen, welches auch als **Ott-Zeichen** benannt wird, prüft die Beweglichkeit der Brustwirbelsäule. Hier wird ein Punkt ermittelt, welcher sich 30 cm unterhalb von C_7 befindet. Bei maximaler Vorwärtsneigung vergrößert sich diese Strecke im Normalfall auch um 4–6 cm.

Antwort ▶ Beim Morbus Bechterew handelt es sich um eine **chronisch entzündliche Erkrankung** ungeklärter Ursache, die in der Regel an den **Iliosakralgelenken** beginnt und dann über die **Gelenke** der **Wirbelsäule** und die **Bandscheiben von unten nach oben** weiter fortschreitet. Die entzündlichen Prozesse führen zur allmählichen **Verhärtung** und **Versteifung** der betroffenen **Gelenke**, so kann es im Extremfall zu einer **völligen Versteifung** der Wirbelsäule kommen. Das Wort **Bambusstabwirbelsäule** bezeichnet dann die Maximalerscheinung, bei der die Verknöcherungserscheinungen an der Wirbelsäule an einen Bambusstab erinnern.

Zu Beginn fallen dem Patienten **früh morgendliche Kreuzschmerzen** auf, die bei Bewegung besser werden. Vor allem im unteren Bereich der Wirbelsäule klagt der Patient unter **Steifigkeit** und **Schmerzen**, welche durch Klopfen oder Erschütterung stärker werden können und manchmal auch bis in den **Oberschenkel ausstrahlen**. Es kann zu einer **Gewichtsabnahme** kommen, der Betroffene fühlt sich **entkräftet** und erschöpft, häufig wird **Nachtschweiß** angegeben. In einigen Fällen treten auch Symptome außerhalb der Wirbelsäule auf, zum Beispiel wiederkehrende **Entzündung** der **Regenbogenhaut** oder **Fersenschmerzen**, die durch Entzündungen an der Achillessehne entstehen, seltener kommt es zum entzündlichen Befall größerer Gelenke.

Bei Fortbestehen der schleichenden oder schubweisen Entzündungsprozesse stellt sich eine **zunehmende Bewegungseinschränkung** der Wirbelsäule ein. Langsam entsteht ein ausgeprägter **Buckel** bzw. ein **Rundrücken**. Auch der Brustkorb ist mitbetroffen, so dass die Umfassungsdifferenz zwischen Ein- und Ausatmung allmählich geringer wird. Durch den Bewegungsmangel entsteht eine **Muskelatrophie**, die zusammen mit den Verknöcherungsprozessen der Wirbelsäule zur typischen **Bechterew**-**Haltung** führt. Das Schober- und das Ott-Zeichen sind positiv. Der Abstand zwischen dem Hinterkopf und einer hinter dem Rücken befindlichen Wand wird größer. Der Patient ist nicht mehr in der Lage mit dem Kinn das Brustbein zu berühren, auch dieser Abstand wird immer größer. Der Patient läuft Gefahr nach vorne zu kippen. Durch den Rundrücken werden die Baucheingeweide nach vorne geschoben, das hat eine extreme **Vorwölbung** des **Bauches** zur Folge.

Pathologie

118 | Was verstehen Sie unter Morbus Scheuermann?

Antwort ▸ Der Morbus Scheuermann wird auch als **juvenile Kyphose**, also als „jugendliche Buckelbildung" bezeichnet. Hier handelt es sich um **degenerative Veränderungen** an den **Brustwirbelkörpern** und den dazugehörigen **Bandscheiben**. Die Erkrankung beginnt meist zwischen dem elften und dreizehnten Lebensjahr und kommt in der Regel spätestens im achtzehnten Lebensjahr zum Stillstand. Die **Ursache** ist **unbekannt**, allerdings ist bekannt, dass eine **schlaffe Körperhaltung** das Fehlwachstum an der Wirbelkörper-Bandscheiben-Grenze unterstützt. Typisch für diesen pathologischen Prozess sind die Bandscheibeneinbrüche in die Grund- und Deckplatten. Diese so genannten **Schmorl-Knorpelknötchen** verkalken später und sind dann im Röntgenbild sichtbar und diagnoseweisend. Die **Symptome** sind eher **milde**, auffallend ist die **schlechte Haltung**. Rückenschmerzen können bestehen, sind aber nicht unbedingt vorhanden. Auffallend ist die Entstehung des Rundrückens. Die eigentlichen **Beschwerden** treten erst **im Erwachsenenalter** auf. **Chronische Rückenschmerzen** und **Bandscheibenvorfälle** zwingen den Patienten zu einer leichten körperlichen Arbeit.

119 | Ein Patient kommt zu Ihnen mit Schmerzen hinter dem Sternum. Welche Erkrankungen kommen dafür in Betracht?

Antwort ▸ Sicherlich muss bei Schmerzen hinter dem Brustbein oder allgemein bei Thoraxschmerzen zuerst an das Herz gedacht werden. Es kann sich um **Angina pectoris** oder einen **Herzinfarkt** handeln, letztlich auch um **Perikarditis**, die Herzbeutelentzündung oder um **Herzrhythmusstörungen**. Gleichwohl können die Ursachen auch lungenbedingt sein, zu nennen sind **Lungenembolie**, **Spontanpneumothorax**, **trockene Rippenfellentzündung** und **Bronchitis**. Auch **Erkrankungen der Speiseröhre** können zu retrosternalen Schmerzen führen, zum Beispiel **Ösophagitis** oder ein Speiseröhrenkrampf. In gleicher Weise kann auch ein **Aneurysma dissecans** zu Brustschmerzen führen, diese treten allerdings plötzlich auf. Häufig finden sich gleichzeitig starke Rückenschmerzen. Beim Aneurysma dissecans kommt es meist infolge eines Bluthochdrucks zu einem Einriss der Intima der Aorta, dabei entsteht eine Spaltbildung der Arterienwand. Aber auch Erkrankungen aus dem Oberbauchraum, zum Beispiel die **akute Pankreatitis**, können Anlass von Brustschmerzen sein. Zu guter Letzt kann auch ein **hyperkinetisches Herzsyndrom** Grund der retrosternalen Beschwerden sein. Hier handelt es sich um eine Erkrankung, die psychovegetativ bedingt ist und keine organische Ursache besitzt.

120 | Erzählen Sie mir etwas über Influenza!

Antwort　▶ Bei der Influenza handelt es sich um eine **epidemische Grippe**, die akut mit hohem Fieber verläuft und sehr **ansteckend** ist. Die Erreger sind **Influenza-Viren**, die in drei Typen A, B und C unterteilt werden. Die Ansteckung erfolgt über **Tröpfcheninfektion** und die Inkubationszeit beträgt in der Regel 1–3 Tage. Die Erkrankung tritt vor allem während der kalt-nassen Jahresperiode auf und beginnt in der Regel akut mit **hohem Fieber** und **Schüttelfrost**. Meist besteht ein **schweres Krankheitsgefühl**. Der Patient berichtet über Kopf- und Gliederschmerzen, Entzündungserscheinungen der Atemwege, Husten, Heiserkeit und Schmerzen hinter dem Brustbein. Bei schweren Verläufen kann es durch eine **toxische Schädigung** zu einer **Blutungsneigung** und **Organschädigung** kommen. **Besonders betroffen** sind **Säuglinge**, Kinder, **ältere Menschen** und **Personen mit** einer **Abwehrschwäche**.

Zusatzfrage　*Welche Komplikationen einer Virusgrippe kennen Sie?*

Antwort　▶ Bei den schweren Verläufen sind die bakteriellen Sekundärinfektionen der Atemwege gefürchtet. Hierbei kann es zu einer **Lungenentzündung** kommen. Besonders ältere Menschen oder Personen mit einem chronischem Organleiden weisen häufig Kreislaufregulationsstörungen auf. Auch das **Herz** kann mitbetroffen sein, besonders dann, wenn eine Vorschädigung besteht. In einigen Fällen kann sogar eine Mitbeteiligung des **Zentralnervensystems** in Erscheinung treten, zum Beispiel als **Meningismus** oder **Enzephalitis**.

121 | Was wissen Sie über die Creutzfeldt-Jakob-Krankheit?

Antwort　▶ Bei der Creutzfeldt-Jakob-Krankheit handelt es sich um eine **humane spongiforme Enzephalopathie**, auf Deutsch, eine bei Menschen auftretende nichtentzündliche Erkrankungen des Gehirns, die mit einer schwammartigen Degeneration der Nervensubstanz einhergeht. Für den Heilpraktiker besteht gemäß Infektionsschutzgesetz §6 bei **Verdacht** und **Erkrankung** an humaner spongiformer Enzephalopathie **Meldepflicht**, außer bei den erblichen Formen. Als Erreger werden **Prionen** angesehen, kleinste aus Eiweißen bestehende infektiöse Partikel. Die Übertragung durch Verzehr von infizierten „risikobehafteten" Produkten des Rindes, zum Beispiel Hirn oder Rückenmark, gilt mittlerweile als gesichert. Bekannt ist diese Rindererkrankung als **BSE**. Die Creutzfeldt-Jakob-Krankheit verläuft **unaufhaltsam** zur **Demenz** und endet **immer tödlich**. Es werden zwei Formen unterschieden: die „klassische" Creutzfeldt-Jakob-Krankheit, die ihre Erscheinung erst im Alter hat und die „neue Variante", die einen viel schnelleren Krankheitsverlauf besitzt und von der vor allem junge Menschen befallen sind.

> TIPP: Sich immer über die aktuellen Erkrankungen und Themenbereiche informieren und Bescheid wissen!

Schildern Sie das Krankheitsbild des Morbus Crohn!

Antwort ▶ Morbus Crohn, auch Enteritis regionalis Crohn genannt, ist eine **chronisch-ent-zündliche Erkrankung**, die **diskontinuierlich** den **gesamten Verdauungskanal** betreffen kann, jedoch am häufigsten im **terminalen Ileum** und Anfang Dickdarm zu finden ist. Die Ursache ist nicht bekannt. Der Entzündungsprozess betrifft **alle vier Wandschichten** und ist charakterisiert durch **Geschwürsbildung** mit **granulomatösen** und **narbigen Veränderungen**. Teilweise kommt es zu tiefen Schleimhauteinschnitten mit der Gefahr auf **Abszess-** und **Fistelbildung**. Die Symptomatik hängt von der Lokalisation des Entzündungsvorgangs ab, am häufigsten entstehen allerdings Beschwerden, die einer Appendizitis ähnlich sind, also **Schmerzen** und **Koliken** im **rechten Unterbauch**. Durchfälle müssen nicht immer vorhanden sein, in der Regel sind diese aber unblutig und zeigen eine Frequenz von vier- bis achtmal täglich. Weitere typische Symptome sind **Fieber**, **Gewichtsverlust**, **Abgeschlagenheit**, **Übelkeit** und **Erbrechen**. Eventuell ist der geschwollene Darm als walzenartige Resistenz am Bauch tastbar. Nicht selten treten Abszess- und Fistelbildung in Erscheinung. Bei längerer Erkrankungsdauer tritt häufig ein **Malabsorptionssyndrom** auf.

Ein Teil der Patienten klagt über extraintestinale Symptome, das heißt, über Beschwerden, die nichts mit dem Entzündungsprozess im Verdauungstrakt zu tun haben. Typisch sind zum Beispiel **Haut-**, **Gelenk-** und **Augenentzündungen**. Auch die Gallenwege oder die Bauchspeicheldrüse können betroffen sein. In einigen Fällen tritt v. a. bei den Männern ein Morbus Bechterew auf.

**Was wissen Sie über Colitis ulcerosa?
Grenzen Sie zum Morbus Crohn ab!**

Antwort

▶ Im Gegensatz zum Morbus Crohn breitet sich die **chronische Entzündung kontinuierlich** aus und zwar **vom Mastdarm ausgehend** in Richtung der Bauhin'schen
Klappe. Auch sind nicht alle Wandschichten betroffen, sondern in der Regel **nur** die
Mukosa, die Schleimhaut. Die Ursache ist genau wie beim Morbus Crohn unbekannt.
Die Colitis ulcerosa lässt sich nach der Schwere in **drei Verläufe** unterscheiden, in
einen chronisch rezidivierenden, einen chronisch kontinuierlichen und einen fulminanten Verlauf. Am häufigsten ist der **chronisch rezidivierende Verlauf**, der die leich-
teste Form darstellt. Er geht mit beschwerdefreien Intervallen einher, die Wochen bis
Jahre dauern können. Nicht selten kann es auch zur vollständigen Genesung kommen.
Bei dem **chronisch kontinuierlichen Verlauf** kommt es zu Beschwerden unterschiedlichster Intensität, indes ist der Patient nie ganz beschwerdefrei. Als Leitsymptome
gelten **blutig-schleimige Durchfälle**, **Koliken** und **schmerzhafter Stuhldrang**. Bei der
sehr akuten, aber auch seltenen Form der Colitis ulcerosa sind alle Wandschichten des
Dickdarms vom Entzündungsprozess betroffen. Diese Form geht mit sehr starken blu-
tigen Durchfällen und hohem Fieber einher, hier besteht die Gefahr auf einen Durchbruch mit dem klinischen Bild eines akuten Abdomens oder eines hypovolämischen
Schocks.

Differenzialdiagnose Morbus Crohn/Colitis ulcerosa		
	Morbus Crohn	**Colitis ulcerosa**
Lokalisation	gesamter Verdauungskanal, am häufigsten im terminalen Ileum	im Dickdarm, meist im Rektum beginnend mit aufsteigender Tendenz
Verlauf	chronisch mit schubweiser Verschlechterung	leichter, mittlerer oder fulminanter Verlauf
Histopathologie	granulomatöse Entzündung der gesamten Darmwand mit allmählicher Ausbildung eines sog. Pflastersteinreliefs	geschwürige Entzündung der oberflächlichen Wandschicht (Mukosa und Submukosa); tiefere Wandschichten sind nur bei der fulminanten Form betroffen
Symptomatik	Schmerzen oder Koliken im rechten Unterbauch, Durchfälle (meist nicht blutig), Gewichtsverlust, Müdigkeit, Fieberschübe, Appetitlosigkeit, Erbrechen, evtl. tastbare walzenartige Verdickungen im Abdomen; extraintestinale Symptome an Haut, Gelenken und Augen	schleimig-blutige Durchfälle (Leitsymptom), Tenesmus (= schmerzhafter Stuhldrang), Koliken, Fieber, Gewichtsabnahme, seltener extraintestinale Symptome
Komplikationen	Fistel- und Abszessbildung, mechanischer Ileus, Perforation, Malabsorption	toxisches Megakolon, Perforation, Peritonitis, Anämie, maligne Entartung

Pathologie

Schildern Sie mir das klinische Bild einer akuten Virushepatitis!

Antwort ▶ Die akute Virushepatitis beinhaltet eine durch **verschiedene Hepatitisviren** verursachte **Entzündung** des **Leberparenchyms**. Für den Heilpraktiker besteht gemäß Infektionsschutzgesetz §6 bei **Verdacht** und **Erkrankung** an akuter Virushepatitis **Meldepflicht**. Das klinische Bild erlaubt keine Differenzierung der verschiedenen Virushepatitiden; sie sind im Allgemeinen ähnlich, allerdings verlaufen sie unterschiedlich schwer. Grundsätzlich werden zwei Stadien unterschieden, einmal das Prodromalstadium bzw. das präikterische Stadium und dann das ikterische Stadium. Das **Prodromalstadium** weist sehr uncharakteristische Symptome auf, wie zum Beispiel **grippeähnliche Symptome** mit leichtem **Fieber** und **Entzündungen** der **Rachenschleimhaut** oder auch **Magen-Darm-Beschwerden** wie zum Beispiel Appetitlosigkeit, Übelkeit und Durchfall. In einigen Fällen kann es auch zu Gelenkbeschwerden kommen. Das **ikterische Stadium** stellt das **Organstadium** dar, die Erreger siedeln sich in der Leber an und vermehren sich. Allerdings fehlt in der Hälfte der Fälle die **Gelbsucht**. Richtungweisend ist dagegen ein **heller Stuhl** und **dunkelbrauner Urin**. Durch den Anstieg der Gallensäuren im Blut kann es zum **Juckreiz** kommen. In der Regel bessern sich die subjektiven Beschwerden. Die Leber ist **druckempfindlich** und palpatorisch **vergrößert**. Im Urin ist mittels der Harnteststreifen direktes Bilirubin feststellbar. Im Blut kann der Arzt erhöhte Werte spezifischer **Transaminasen** wie GPT, GOT, GLDH und Gamma-GT feststellen, ebenfalls erhöht sind die Bilirubinwerte.

Zusatzfrage	*Welche Erreger der Virushepatitiden kennen Sie?* *Unterscheiden Sie die Formen!*
Antwort	▶ Unterschieden werden **Hepatitisviren A bis E**. Das **Hepatitis-A-Virus** wird in der Regel **fäkal-oral** übertragen, also durch verunreinigtes **Wasser** oder infizierte **Lebensmittel**, zum Beispiel ungenügend gekochte **Meeresfrüchte**. Die Inkubationszeit beträgt in der Regel zwei bis sechs Wochen. Risikogruppen sind vor allem **Urlauber** in den Endemiegebieten, Homosexuelle und Beschäftigte in Kindergärten bzw. Kinderkliniken. In der Regel hat die Hepatitis A eine gute Prognose, der **Verlauf** ist meist **wohlwollend**, chronische oder fulminante Verläufe sind äußerst selten.

Das **Hepatitis B-Virus** wird meistens durch **infiziertes Blut**, zum Beispiel durch **Bluttransfusionen** oder unsterile **Nadelstiche** übertragen. Ein weitere Möglichkeit der Übertragung ist der **sexuelle Weg**, da sich diese Erreger auch im Sperma und anderen Sexualsekreten aufhalten. Die Inkubationszeit beträgt in der Regel ein bis sechs Monate. Risikogruppen sind vor allem **Drogensüchtige**, **medizinisches Personal** und Personen mit **häufig wechselnden Sexualpartnern**. Chronische Verläufe sind möglich.

Das **Hepatitis C-Virus** wird auch parenteral, das heißt über **infiziertes Blut** übertragen. Die Inkubationszeit ist ähnlich wie bei der Hepatitis B. Betroffen sind vor allem **Transfusionsbedürftige** und **Drogenabhängige**. **Chronische Verläufe** sind **häufig**.

Das **Hepatitis D-Virus benötigt** zur Vermehrung das **Hepatitis B-Virus**. Die Erkrankung verläuft sehr häufig chronisch, es gibt jedoch auch fulminante Verläufe. Betroffen sind vor allem **Drogensüchtige**.

Das **Hepatitis E Virus** wird wie bei Hepatitis A **fäkal-oral** übertragen und verläuft in der Regel auch mild und nicht chronisch. Jedoch sind **fulminante Verläufe** bekannt. Besonders betroffen sind **Schwangere** und **Reisende** in den Endemiegebieten.

Pathologie

Zusatzfrage   *Kennen Sie außer den Hepatitisviren noch andere Ursachen,*
die zu einer Hepatitis führen können?

Antwort   ▶ Unter den infektiösen Ursachen gibt es außer den Hepatitisviren noch andere
Viren, die gelegentlich zu einer Entzündung der Leber führen, zum Beispiel **Epstein-
Barr-Viren, Herpes-simplex-Viren, Brucellen, Zytomegalieviren** und **Gelbfieber-
viren**. Auch bestimmte **Bakterien** und **Parasiten** können sporadisch eine Hepatitis
zum Ergebnis haben. Bei den nichtinfektiösen Ursachen ist vor allem **Alkohol** zu nennen, aber auch **Medikamente**, bestimmte **Gifte** oder eine **chronische Gallenstauung**
können eine Leberschädigung bewerkstelligen.

Differenzialdiagnose der Virushepatitiden					
	Hepatitis A (infektiöse Hepatitis)	**Hepatitis B** (Serum-hepatitis)	**Hepatitis C**	**Hepatitis D**	**Hepatitis E**
Erreger	Hepatitis-A-Virus (HAV)	Hepatitis-B-Virus (HBV)	Hepatitis-C-Virus (HCV)	Hepatitis-D-Virus (HDV)	Hepatitis-E-Virus (HEV)
Inkubationszeit	10–40 Tage (2–6 Wochen)	30–180 Tage (1–6 Monate)	20–40 Tage	20–90 Tage	14–60 Tage (2 Wo bis 2 Mo)
Übertragung	fäkal-oral; ver-unreinigtes Trinkwasser	parenteral, venerisch	parenteral	parenteral, braucht HBV	fäkal-oral
Chronizität	nein (äußerst selten)	in ca. 10 % d. F.	in ca. 50 % d. F.	in ca. 90 % d. F.	nein
fulminanter Verlauf	nein	sehr selten	in ca. 1 % d. F.	in ca. 2 % d. F.	in ca. 10 % d. F.
Vorkommen	weltweit	weltweit	weltweit	Mittelmeerlän-der, Amerika, in Nordeuropa überwiegend bei Drogen-süchtigen	epidemisch außerhalb Europas
Schutzimpfung	aktive + passive vorhanden	aktive + passive vorhanden	keine vorhanden	keine vorhanden	keine vorhanden
CA-Risiko	nein	ja	ja	ja	nein

125 Erzählen Sie uns das Wichtigste über die bakterielle Ruhr!

Antwort ▶ Die bakterielle Ruhr, die aufgrund der Erreger auch **Shigellenruhr** oder Shigellose genannt wird, ist eine **Lokalinfektion** mit vorherrschendem Befall des **Dickdarms**. Die Inkubationszeit beträgt in der Regel ein bis sieben Tage. Die Übertragung erfolgt **fäkal-oral**. Leitsymptome sind **blutige Durchfälle**. Die Erkrankung beginnt meist plötzlich mit **Fieber**, **Koliken** und eventuell mit Erbrechen. Typisch ist der **schmerzhafte Stuhldrang**. Bei der schweren Verlaufsform kann es infolge der zahlreichen Durchfälle zu Zeichen der Austrocknung kommen, im Extremfall zum hypovolämischen Schock.

126 Woran erkennen Sie eine Rechtsherzinsuffizienz?

Antwort ▶ Unter Rechtsherzinsuffizienz wird die Unfähigkeit des rechten Herzens, die vom venösen Kreislauf ankommende Blutmenge vollständig in den Lungenkreislauf zu pumpen, verstanden. Die Folge ist ein **Rückstau** des **Blutes** in die obere und untere **Hohlvene**. Aufgrund dessen sind die **Halsvenen deutlich sichtbar**, auch die **Unterzungenvenen** sind klar zu erkennen. Weitere Stauungserscheinungen sind beidseitige **Knöchelödeme**, **vergrößerte Leber**, **Stauungshepatitis** mit Ausbildung einer Gelbsucht, Stauungszirrhose mit Ausbildung einer Leberzirrhose, **Aszites**, **Stauungsgastritis** bzw. -**enteritis**, **vergrößerte Milz**, **Stauungsniere** mit Proteinurie. Durch Bildung der Ödeme kommt es zu einer **Gewichtszunahme**. Am Anfang besteht ein **nächtliches Wasserlassen**, das dadurch zustande kommt, dass in der nächtlichen Ruhe die Herzleistung jetzt ausreicht und die durch den Rückstau ins Gewebe ausgetretene Flüssigkeit wieder in die Gefäße gelangt und über die Nieren ausgeschieden wird. Durch die ungenügende Aufnahme von Sauerstoff klagen die Patienten über **Leistungsminderung**, **Müdigkeit** und **Atemnot** bei Belastung.

Zusatzfrage *Welche Ursachen liegen ihr zugrunde?*

Antwort ▶ Als Ursachen sind Lungenerkrankungen wie zum Beispiel das **Lungenemphysem** oder **Lungenfibrosen** denkbar, aber auch **Herzklappenfehler** im rechten Herzen sind als Grund vorstellbar. Letztlich kann auch eine „**durchgestaute**" Linksherzinsuffizienz oder wiederkehrende Lungenembolien zum Versagen des rechten Herzmuskels führen.

Zusatzfrage *Welche Ursache kennen Sie, die zu einer akuten Rechtsherzinsuffizienz führen kann?*

Antwort ▶ Eine **Lungenembolie** größeren Ausmaßes kann ohne weiteres zur akuten Rechtsherzinsuffizienz führen. Dies ist dann auch immer der Grund, warum eine Lungenembolie zum Tode führt. Aber auch ein Herzinfarkt kann zum akuten Rechtsherzversagen führen.
(Lungenembolie siehe Teil II Frage Nr. 93.)

127 | *Was bedeutet für Sie Polyglobulie?*

Antwort ▶ Polyglobulie zeigt eine **Vermehrung** der **Erythrozyten** im Blut an. Der Grund liegt meist in einem **Sauerstoffmangel**, der Körper versucht diesen durch eine gesteigerte Bildung der Erythrozyten im Knochenmark auszugleichen. Die Gründe für den Sauerstoffmangel können in **Erkrankungen** der **Lunge** bzw. des **Herzens** liegen, zum Beispiel Lungenfibrose oder Herzinsuffizienz. Aber auch bei **starken Rauchern** findet sich aufgrund des vermehrten Kohlenmonoxids im Blut eine Polyglobulie. Als **Höhenpolyglobulie** wird die vermehrte Produktion von Erythrozyten infolge eines verminderten Sauerstoffgehalts in großen Höhen bezeichnet.

Durch die gesteigerte Erythropoese kommt es zu einer **pathologischen Erhöhung** des **Hämatokritwertes** und damit zum **Anstieg** der **Viskosität** des **Blutes** mit der Gefahr auf Entstehung von **Thrombosen** und **Embolien**. Der Patient zeigt eine auffallende **Gesichtsrötung**, die infolge der Blutfülle, Plethora genannt, entsteht. Auch die **Augenbindehaut** kann **gerötet** sein. Weitere Symptome sind zum Beispiel: **Kopfschmerzen**, **Ohrensausen** und **Schwindel**.

128 | *Erklären Sie uns die Ursachen und Symptome der Osteoporose!*

Antwort ▶ Osteoporose ist eine generalisierte **Stoffwechselstörung** des **Knochens**, die mit einer **Verminderung** der **Knochenmasse** und der daraus resultierenden **Gefahr von Frakturen** einhergeht. Der Grund liegt in einem **Ungleichgewicht zwischen Knochenaufbau** und **Knochenabbau**. Der Knochenabbau überwiegt. Am **häufigsten** sind **Frauen** von der Erkrankung betroffen.

Bei den Ursachen unterscheidet man generell zwischen primärer und sekundärer Osteoporose. Die **sekundäre Osteoporose** entsteht in der Folge von anderen Erkrankungen, dabei sind die hormonell bedingten Erkrankungen am häufigsten zu nennen, zum Beispiel **Cushing-Syndrom**, **Diabetes mellitus**, Schilddrüsenüberfunktion, Nebenschilddrüsenüberfunktion. Auch Nierenerkrankungen oder eine Langzeiteinnahme bestimmter **Medikamente** können zur sekundären Osteoporose führen.

Bei der **primären Osteoporose** wird der Typ I, die **postmenopausale Osteoporose**, vom Typ II, der **Altersosteoporose**, unterschieden. Die postmenopausale Osteoporose steht in einem indirekten Zusammenhang mit einem Östrogenmangel. Im Alter ist ein Knochenschwund physiologisch, so dass erst von einer Osteoporose gesprochen wird, wenn Mikrofrakturen zu Beschwerden geführt haben.

Betroffen sind vor allem die **Wirbelsäule** und der **Oberschenkelhals**. Patienten mit Wirbelsäulenfrakturen klagen unter **akuten** sowie **chronischen Rückenschmerzen**. Die Rückenmuskulatur ist aufgrund der Deformationen an der Wirbelsäule verspannt. Im fortgeschrittenen Verlauf kommt es durch zahlreiche Einbrüche der Wirbelkörper zu einer Rumpfverkürzung mit **Abnahme** der **Körpergröße**. Gleichzeitig entwickelt sich der so genannte **Witwenbuckel**, der Brustraum wird durch die **verkrümmte Haltung** eingeengt, Herz und Lungen können eingeengt werden. Auffallend ist auch die **Vorwölbung des Bauches**, die gleichermaßen durch Fehlhaltung der Wirbelsäule entstehen kann. **Oberschenkelhalsfrakturen** sind vor allem bei der Altersosteoporose zu beobachten.

Kennen Sie Faktoren, die eine Osteoporose begünstigen können?

Antwort ▶ Aufgrund der Statistik sind die Risikofaktoren bekannt. Der typische Osteoporosepatient ist eine **schlanke Frau** mit **bewegungsarmer** Beschäftigung. Sie **raucht**, **trinkt** gern Kaffee, ernährt sich **kalziumarm** und **meidet** eine **Sonnenexposition**.
Weitere Risikofaktoren sind positive Familienanamnese, später Menstruationsbeginn, früher Beginn der Wechseljahre, frühe Entfernung beider Eierstöcke und keine Entbindung.

---

129 Nennen Sie mögliche Ursachen von Gleichgewichtsstörungen!

Antwort ▶ Bei Gleichgewichtsstörungen äußert der Patient Gangstörungen, Schwindel, Übelkeit und Erbrechen, er verliert das räumliche Körpergefühl. Die Ursachen können sehr **unterschiedlich** sein. Sie können bedingt sein durch **Schädigungen** des **Gleichgewichtsorgans** im Innenohr, zum Beispiel durch **Morbus Ménière**, durch **Entzündungen** oder **Schädigungen** des **Gleichgewichtsnervs**, durch **Kleinhirnschädigungen**, durch **Lähmungen** der **Augenmuskeln** oder Augenerkrankungen und durch Erkrankungen der Reflexbahnen zwischen Gleichgewichtsorgan, Kleinhirn und Augen.

Zusatzfrage **Zählen Sie uns die Symptome der Ménière-Krankheit auf!**

Antwort ▶ Bei der Ménière-Krankheit handelt es sich um einen **anfallsartig** auftretenden heftigen **Drehschwindel** mit **Übelkeit** und **Erbrechen**. Die Ursache liegt in einer Regulationsstörung zwischen Produktion und Rückresorption von Endolymphe. Es kommt zu einer zeitweise auftretenden **Schallempfindungsschwerhörigkeit**, **Ohrgeräuschen** und **unwillkürlichem Augenzittern**, Nystagmus genannt.

Pathologie

Welche Stadien unterscheidet man bei der chronischen Niereninsuffizienz?

Antwort ▶ Eine chronische Niereninsuffizienz entsteht dann, wenn es über Jahre hinweg zu einem fortschreitenden Untergang von funktionsfähigem Nierengewebe kommt. Dabei wird die glomeruläre Filtrationsrate immer mehr eingeschränkt, bis schließlich als Endstadium das völlige Versagen der Niere mit Entstehung einer Harnvergiftung eintritt. Bei diesem, die Niere schädigenden Prozess, werden **vier Stadien** unterschieden: Im **ersten Stadium** kommt es zu einer **Einschränkung** der **Kreatinin-Clearance**, die harnpflichtigen Substanzen sind im Blut nicht erhöht. Bei der Kreatinin-Clearance handelt es sich um eine Laboruntersuchung, bei der die Funktion der Niere überprüft wird. In einer bestimmten Zeit wird eine bestimmte Einheit einer Blutplasmamenge von einer bestimmten Menge von Kreatinin befreit. Beim **zweiten Stadium** handelt es sich auch noch um ein **kompensiertes Stadium**, das heißt, dass keine Symptome einer Harnvergiftung vorhanden sind, jedoch sind die **harnpflichtigen Substanzen**, allen voran das Kreatinin, im Blut **erhöht**. Im **dritten, dekompensierten** Stadium sind alle **harnpflichtigen Substanzen erhöht** und fortschreitende Symptome der **Harnvergiftung** zu beobachten. Bis zum dritten Stadium ist die Niereninsuffizienz noch reversibel, das heißt, wenn der pathologische Prozess zum Stillstand kommt, kann das noch vorhandene gesunde Gewebe der Niere die Blutwäsche des Körpers ausreichend bewerkstelligen. Das **vierte Stadium** wird als **terminale Niereninsuffizienz** bezeichnet. Ohne Dialysebehandlung oder Nierentransplantation würde die **Harnvergiftung** zum **Tod** führen.

Zusatzfrage **Nennen Sie uns bitte die häufigsten Ursachen der Niereninsuffizienz!**

Antwort ▶ Als häufigste Ursachen kommen **chronische Entzündungsprozesse** in Betracht, die von den **Glomeruli** aber auch vom **Nierenbecken** ausgehen können. Als zweithäufigste Ursache sind Nierenerkrankungen zu nennen, die im Rahmen eines **Diabetes mellitus** oder durch **arteriosklerotische Gefäßerkrankungen** bzw. durch einen Bluthochdruck entstehen. Außerdem können auch **Zystennieren** oder ein chronischer Konsum von hochdosierten **Schmerzmitteln** zu einer Niereninsuffizienz führen.

Zusatzfrage **Welche Symptome finden Sie mit Sicherheit im terminalen Stadium der Niereninsuffizienz, dem urämischen Stadium?**

Antwort ▶ Im letzten Stadium der Niereninsuffizienz kommt es zur Unfähigkeit der Niere, das Blut von den harnpflichtigen Stoffen ausreichend zu waschen. Das Nierenparenchym wird immer mehr durch Bindegewebe ersetzt. Die Folge muss eine **Anurie** und eine Überwässerung mit **Hypertonie** sein. Es besteht ein **urinartiger Geruch**, das **Bewusstsein** ist massiv **gestört**. Die **Haut** zeigt sich **schmutzig** (Café-au-lait-Farbe) infolge der renalen Anämie und der Anlagerung von harnpflichtigen Stoffen auf der Haut. Im Labor zeigt sich eine **metabolische Azidose**, welche der Körper durch eine **Kußmaul'-sche Atmung** zu kompensieren versucht. Die **Hyperkaliämie** führt zu massiven **Herzrhythmusstörungen**.

131

Eine Ihnen bekannte Patientin berichtet von ihrer 60 Jahre alten Schwester, die plötzlich schwer erkrankt ist und bei der man im Krankenhaus die Erhöhung aller drei Blutzellarten festgestellt hat. Können Sie Ihrer Patientin darüber etwas berichten?

Antwort

▶ Vermutlich handelt es sich um eine bösartige Erkrankung des Knochenmarks, die **Polyzythämie**, die mit einer gesteigerten Blutbildung unbekannter Ursache einhergeht. Durch die vermehrte Bildung der Blutzellen entsteht ein **erhöhter Hämatokritwert**, das heißt, der zelluläre Anteil des Blutes nimmt zu. Das birgt die Gefahr der Zähflüssigkeit und damit auch die Entstehung von **Thrombosen** und **Embolien**.
Infolge der Blutüberfüllung tauchen Symptome auf wie **Kopfschmerzen**, **Schwindel**, **Ohrensausen**, **Sehstörungen**, starke **Gesichtsrötung**, Hautjucken und **Bluthochdruck**. Die typischen Blutorgane **Milz** und **Leber** sind **geschwollen**.

132

Ein Patient ist mit Anthrax-Erregern in Kontakt gekommen. Wie kann sich die Erkrankung zeigen?

Antwort

▶ Milzbrand ist eine **von den Tieren auf** den **Menschen** übertragbare Bakterienerkrankung. Menschen erkranken nur selten bei engem Kontakt mit den erkrankten Tieren. Betroffen sind deshalb Personen, die berufsmäßig mit Tieren bzw. deren Produkten zu tun haben. Für den Heilpraktiker besteht gemäß Infektionsschutzgesetz § 6 bei **Verdacht** und **Erkrankung** an Milzbrand **Meldepflicht**. Erreger ist der Milzbrandbazillus, **Bacillus anthracis**. Die Inkubationszeit beträgt in der Regel 1–3 Tage. Je nach der Eintrittspforte werden drei verschiedene Krankheitsbilder unterschieden. Beim **Hautmilzbrand** gelangen die Erreger über die Haut in den Organismus. An der Eintrittspforte entwickeln sich **Bläschen** und **Knötchen**, die sich dann nach einigen Stunden in das für die Erkrankung typische **Milzbrandkarbunkel** umwandeln. Es handelt sich um eine **schmerzlose**, meist tiefe **Geschwürsbildung** mit einem **roten geschwollenen Rand** und **schwarzen Schorf** am Grund der Wunde. Es besteht leichtes Fieber und die **regionären Lymphknoten** sind schmerzhaft geschwollen. Gelangen die Milzbranderreger vom lokalen Entzündungsprozess in den Blutkreislauf, kommt es zur **Sepsis** mit hohem Fieber, Schüttelfrost, Leberschwellung und Schwellung und brandige Verfärbung der Milz. Die **Milzbrandsepsis** endet in der Regel **tödlich**.
Beim **Lungenmilzbrand** werden die Erreger eingeatmet, es bildet sich eine Lungenentzündung aus, die schnell zur Sepsis führen kann und eine ungünstige Prognose hat.
Beim **Darmmilzbrand** gelangen die Erreger durch den Genuss von rohem Fleisch oder unabgekochter Milch infizierter Tiere in den Magen-Darm-Trakt. Es entwickelt sich eine schwere Entzündung des Darms mit blutig-wässrigen Durchfällen, Bauchschmerzen und eventuell auch blutigem Erbrechen. Die Gefahr einer Sepsis ist hoch und die Prognose daher nicht günstig.

Pathologie

133 Was ist ein Sportlerherz?

Antwort ▶ Das Sportlerherz ist ein **physiologisch vergrößertes Herz**, welches sich aufgrund einer erhöhten körperlichen Belastung entwickelt. Der **linke Herzmuskel hypertrophiert**, es kommt zu einem **erhöhten Herzzeitvolumen**, gleichzeitig **erniedrigt** sich in Ruhe die **Schlagfrequenz**. Bei extremer kontinuierlicher Leistungsanstrengung besteht nach Überschreiten des kritischen Herzgewichtes von 500 Gramm Gefahr auf Entwicklung einer Linksherzinsuffizienz.

134 Welche arteriellen und venösen Durchblutungsstörungen kennen Sie?

Antwort ▶ Eine Sauerstoffunterversorgung aufgrund einer mangelnden arteriellen Durchblutung entsteht in der Mehrzahl der Fälle durch **arteriosklerotische Veränderungen** der Gefäßwände. Dabei handelt es sich um einen degenerativen Prozess der Arterienwand, der, meist ausgehend von kleinsten Schäden der inneren Gefäßwand, zu einer Anlagerung von verschiedensten Stoffwechselprodukten führt und bei fortschreitendem Prozess eine Einengung des Gefäßlumens zur Folge hat. Dabei wird von der **arteriellen Verschlusskrankheit** gesprochen. **Arterielle Embolien**, die meist im **linken Herzen** durch zum Beispiel **Vorhofflimmern** oder **Mitralklappenfehler** entstehen, sind relativ selten. Weitere Erkrankungen, die zu arteriellen Durchblutungsstörungen führen können, sind **arterielle Gefäßentzündungen** wie zum Beispiel Thrombangiitis obliterans, die so genannte *Raucherkrankheit* oder funktionelle Erkrankungen, wie zum Beispiel **Morbus Raynaud**. Hier handelt es sich um eine anfallsweise mit Gefäßkrämpfen einhergehende Durchblutungsstörung der Finger, ohne dass organische Erkrankungen nachweisbar sind.

Venöse Durchblutungsstörungen entstehen am häufigsten infolge einer **Phlebothrombose**. Hier handelt es sich um eine akute Thrombose der tiefen Beinvenen mit entzündlicher Reaktion der umliegenden Venenwand. Vor allen in den ersten drei Tagen besteht eine erhöhte Gefahr auf **Lungenembolie**. Die **chronisch venöse Insuffizienz** bzw. das **postthrombotische Syndrom** entsteht als Folgezustand nach einem gestörten venösen Abfluss infolge von wiederkehrenden tiefen Beinvenenthrombosen im Zusammenhang mit geschädigten bzw. unzulänglichen Venenklappen innerhalb eines Zeitraumes von mehreren Jahren.

(Arteriosklerose siehe unter Teil II Frage Nr. 60, Embolie siehe Frage Nr. 142, Raynaud siehe Frage Nr. 61, Phlebothrombose siehe Frage Nr. 62, Lungenembolie siehe Frage Nr. 93, chronisch venöse Insuffizienz siehe unter Frage Nr. 146)

Zusatzfrage *Ein Patient berichtet über Schmerzen im Fuß. Wie unterscheiden Sie zwischen arterieller und venöser Durchblutungsstörung?*

Antwort ▶ Bei einer **arteriellen Durchblutungsstörung** der unteren Extremität, zum Beispiel auf Grund der Schaufensterkrankheit oder akut durch eine Embolie findet sich am Fuß des Patienten folgender Untersuchungsbefund: die **Pulse** sind **abgeschwächt** oder **fehlen**, die **Extremität** ist **kühl** oder **kalt**, die **Haut blass**. Bei einer **Embolie** kommen **Taubheitsgefühl, Bewegungslosigkeit** und am Anfang **heftige Schmerzen** hinzu. Bei **chronisch arteriellen Verschlüssen** zeigt die Haut im mit Sauerstoff unterversorgten Gebiet deutliche **Ernährungsstörungen** auf. Eventuell bestehen auch schon Pilzerkrankungen, schlecht heilende Wunden oder sogar eine Gangränbildung.
Bei einer **venösen Durchblutungsstörung**, zum Beispiel im Rahmen einer tiefen Beinvenenthrombose ergibt sich folgender Befund: **Pulse normal, Extremität warm, Haut** eher **gerötet**. Eventuell findet sich auch eine **Ödembildung** am Unterschenkel oder am Knöchel.

---

135 *Was verstehen Sie unter „Schockniere"?*

Antwort ▶ Schockniere ist ein nicht mehr rückbildungsfähiger **Schaden** des **Nierengewebes**, welcher in der dekompensierten Phase eines Schocks entsteht. Unter Schock wird ein akutes Kreislaufversagen mit einer kritischen Mangeldurchblutung verstanden. Es kommt zur Zentralisation, nur noch die wichtigen Organe, Herz, Lunge und Gehirn werden ausreichend durchblutet. In der dekompensierten Phase des Schocks tritt ein **akutes Nierenversagen** auf, welches sich nach Verschwinden der Schocksymptome zuerst mit einer verminderten und dann mit einer vermehrten Harnausscheidung und den daraus resultierenden Problemen bemerkbar macht.
(Schock siehe unter Teil II Frage Nr. 14)

---

136 *Ein alkoholkranker Patient von Ihnen wird in die Intensivstation eingeliefert, da er nicht mehr bei vollem Bewusstsein ist. Kommentieren Sie bitte!*

Antwort ▶ Im Endstadium einer **Leberzirrhose** kommt es zum **Leberkoma**, dem so genannten **Leberzerfallskoma**. Die mangelnde Entgiftungsfunktion der Leber führt zu einer **erhöhten Ammoniakkonzentration** im Blut, welche den Nervenstoffwechsel erheblich beeinträchtigt. Dies wird auch **hepatische Enzephalopathie** genannt. Zu Beginn der Bewusstseinsstörungen fällt eine extreme Schläfrigkeit gepaart mit Unruhe auf. Die Reaktionen sind verlangsamt, die Sprache verwaschen. Mit zunehmender Bewusstseinsstörung werden die Ausfallserscheinungen immer gravierender. Der Patient ist desorientiert und weist schwerwiegende Gedächtnisstörungen auf. Motorische Störungen wie zum Beispiel ein grobschlägiges Händezittern sind typisch. Der Patient riecht nach **frischer Leber** oder Lehmerde. Im letzten Stadium ist der Patient auch durch stärkste Reize nicht mehr zu wecken.
(Leberzirrhose siehe unter Teil II Frage Nr. 30)

137 Berichten Sie uns über die Viruserkrankung, die durch Zecken übertragen wird und die hier vor allem im Frühsommer im Süden des Landes auftritt!

Antwort

▶ Es handelt sich um **FSME**, die Frühsommer-Meningoenzephalitis. Erreger sind die **FSME-Viren**, die durch einen Zeckenbiss übertragen werden. Die Inkubationszeit beträgt in der Regel 7–14 Tage. In Deutschland treten diese Infektionen gehäuft im **Frühjahr** und vor allem in Baden-Württemberg und Bayern auf. Diese Viruserkrankung führt zum **biphasischen Fieberverlauf**. Es kommt zu einer fieberhaften **grippeähnlichen Erkrankung** mit Glieder-, Kopf- und Muskelschmerzen. Nach ein paar Tagen sinkt das Fieber wieder. Dieses fieberfreie Intervall kann bis zu einer Woche dauern, dann kann die Temperatur erneut steigen. Jetzt entwickeln sich Symptome einer **Meningoenzephalitis** mit starken Kopfschmerzen, Übelkeit und Erbrechen, extremer Überempfindlichkeit, Nackensteifigkeit, Krämpfen und Lähmungen.

138 Definieren Sie die Erkrankung Leukämie! Welche Formen der Leukämie kennen Sie?

Antwort

▶ Leukämie ist eine **bösartige Entartung** der weißen Blutzellen, der **Leukozyten**. Im Volksmund wird diese Erkrankung deshalb auch als Blutkrebs bezeichnet. Nach dem Ursprung der Entartungszelle wird unterteilt in **lymphatische** und **myeloische Leukämien**. Bei der lymphatischen Leukämie sind die Lymphozyten, bei der myeloischen Leukämie die Granulozyten und Monozyten entartet und vermehren sich unkontrolliert. Jedoch sind die Leukozytenzahlen im Blut nicht immer erhöht, sie können auch normal oder sogar erniedrigt sein. Nur die Bestimmung der Leukozytenvorstufen im Knochenmark bzw. im Blut führen zu der Diagnose „Leukämie". Andererseits sind die Blutwerte der Erythrozyten und Thrombozyten im Blut fast immer erniedrigt. Dies entwickelt sich durch die **Verdrängung** im **blutbildenden Knochenmark**. Infolgedessen kann es zur Ausbildung einer **Anämie** kommen, wenn die Erythrozyten betroffen sind, oder/und zu einer vermehrten **Blutungsneigung**, zum Beispiel zu punktförmigen Einblutungen, **Petechien** genannt, wenn die Thrombozyten betroffen sind. Letztlich ist als Folge die **erhöhte Infektanfälligkeit** zu nennen, die aufgrund der vermehrt unzulänglichen Leukozyten resultiert.

Nach dem Verlauf wird die Leukämie in eine akute oder chronische Form unterteilt. Die **akuten Leukämieformen** verlaufen **plötzlich** und heftig und führen in der Regel **unbehandelt** in wenigen Monaten zum **Tod**. Die akute lymphatische Leukämie, **ALL** abgekürzt, betrifft überwiegend **Kinder** und **Kleinkinder**. Die akute myeloische Leukämie, **AML** abgekürzt, betrifft überwiegend **Erwachsene** im 6. Lebensjahrzehnt. Die Prognose bei der akuten myeloischen Leukämie ist jedoch weitaus schlechter als bei der akuten lymphatischen Leukämie.

Die **chronischen Leukämieformen** verlaufen **schleichend** über mehrere Jahre. Die chronische lymphatische Leukämie, abgekürzt **CLL**, besitzt den **niedrigsten Bösartigkeitsgrad** und betrifft überwiegend **Männer** im **hohen Lebensalter**, während die myeloische Leukämie, abgekürzt **CML**, **alle Altersstufen** einschließt und mit extrem **hohen Leukozytenzahlen** im Blut (500 000 µl) und einer **Milzschwellung** einhergeht.

139

Ein Patient, der angibt Kettenraucher zu sein, berichtet Ihnen, dass er jeden Morgen größere Mengen eines übel riechenden Schleims hervorhusten würde. Kommentieren Sie bitte das Krankheitsbild!

Antwort ▶ Der Verdacht liegt nahe, dass es sich um **Bronchiektasen** handelt. Das heißt, um nicht mehr rückbildungsfähige **Ausweitungen** der **Bronchien** als Folge einer chronisch entzündlichen Bronchialerkrankung. An erster Stelle ist **chronische Bronchitis**, an zweiter Stelle Infektionskrankheiten der Atemwege im Kindesalter, zum Beispiel Keuchhusten und Masern, zu nennen. Dabei wird im Rahmen der Entzündung die Bronchialwand zerstört. Charakteristisch ist der **morgendliche Husten** mit einem **eitrigen Auswurf**, der übel **riecht** und **drei Schichten** in einem Auffangglas aufweist. Oben ist die Absonderung schaumig-wässrig, in der Mitte schleimig-trübe und am Boden des Glases eitrig-krümelig.

140

Welche Erkrankung verbirgt sich hinter einem massenhaften Auftreten von funktionsunfähigen Immunglobulinen? Beschreiben Sie die Symptome!

Antwort ▶ Ein massenhaftes Auftreten von funktionsunfähigen Immunglobulinen zeigt sich beim **Plasmozytom**, auch multiples Myelom oder Morbus Kahler genannt. Hier handelt es sich um vor allem im Knochenmark befindliche **entartete Plasmazellen**, die **unkontrolliert Antikörper produzieren**, das **Knochenmark** herdförmig **zerstören** und die Bildung der Erythrozyten und Thrombozyten verdrängen. Als Symptome zeigen sich **Knochenschmerzen**, **Spontanfrakturen**, **Gewichtsverlust**, **Anämie**, **Fieberschübe**, evtl. Blutungsneigung, Nachtschweiß und **wiederkehrende Infekte**. Die **Blutsenkungsgeschwindigkeit** ist **extrem beschleunigt**, dies wird als Sturzsenkung bezeichnet. Durch die Osteolysen, den Knochenabbau, kann es zu erhöhten Kalziumwerten im Blutserum kommen. Im **Röntgenbild** sind **schrotschussähnliche Defekte** der Knochenstruktur deutlich sichtbar. Bei der Harnuntersuchung findet sich häufig eine **Proteinurie**. Allerdings können die häufig vorkommenden Bence-Jones-Proteine nicht mit Mehrfachteststreifen nachgewiesen werden.

141 Was können Sie mir über das Cushing-Syndrom berichten?

Antwort ▶ Das Cushing-Syndrom entsteht durch Hyperkortisolismus, das heißt durch eine **Erhöhung** von **Kortison** bzw. Kortisol im Blut. Generell wird zwischen dem endogenen und exogenen Cushing-Syndrom unterschieden. Das **exogene Cushing-Syndrom** entsteht durch längere, hochdosierte **Kortikoidtherapie**, so zum Beispiel bei chronischer Polyarthritis, beim Morbus Crohn oder Asthma bronchiale. Das relativ seltene **endogene Cushing-Syndrom** entwickelt sich entweder durch kortisonproduzierende **Adenome** in der Nebennierenrinde oder durch eine vermehrte ACTH-Abgabe infolge eines Adenoms im Hypophysenvorderlappen. Es kommt zu einer Umverteilung der Depotfette, als typischer Ausdruck dafür gelten **Stiernacken**, **Stammfettsucht** und **Vollmondgesicht** mit starker Rötung. Der Patient gewinnt an Gewicht, die **Extremitäten** sind eher **dünn**. Er äußert **Müdigkeit**, **Leistungsminderung** und zunehmende **Muskelschwäche**. Als Leitsymptom gilt, wenn der Patient nicht mehr in der Lage ist, allein ohne Hilfsmittel aus der Hocke in den Stand zu gelangen. Vor allem am Bauch oder an den Oberschenkeln sind rötliche oder **blaurötliche Hautstreifen** sichtbar. Häufig finden sich auch **Akne**, **Furunkel** oder schlecht heilende Wunden. Bei längerem Bestehen können sich ein **sekundärer Diabetes mellitus**, **Osteoporose**, Hypertonie und **psychiatrische Erscheinungen** einstellen.

142 Wo entstehen Embolien und welche Schäden verursachen sie?

Antwort ▶ Der Begriff *Embolie* bezeichnet einen **plötzlichen Gefäßverschluss**, welcher durch einen Embolus, einen Gefäßpfropf, entsteht. Dieser entwickelt sich meist aus einer Thrombose, kann aber auch aus Tumorpartikeln, Fetttropfen oder einer Luftblase entstehen.

Eine Embolie im **venösen Kreislauf** ist meist die Folge eine **tiefen Beinvenenthrombose** und führt zwangsläufig zu einer **Lungenembolie**. Eine Embolie im **arteriellen Kreislauf** resultiert meist aus einer **Thrombosebildung** im **linken Herz**, zum Beispiel bei **Vorhofflimmern** oder **Mitralklappenfehler**. Je nachdem in welches Organ oder Extremität der Embolus mit dem Blutstrom hingetragen wird, ereignet sich eine unterschiedliche akute Symptomatik. So entsteht zum Beispiel im Gehirn ein **Schlaganfall**, im Herz ein **Herzinfarkt** und im Darm ein **Mesenterialinfarkt** mit der Symptomatik eines **akuten Abdomens**. Ein akuter Arterienverschluss in den **Extremitäten** führt zu einem unvermittelten **Schmerz**, der als **peitschenhiebähnlich** beschrieben wird. Weitere Symptome sind **Blässe**, **Missempfindung**, **Pulslosigkeit** und **Bewegungsunfähigkeit**.

(Lungenembolie siehe unter Teil II Frage Nr. 93)

143 Was kann zu einer Polyurie führen?

Antwort ▶ Unter Polyurie wird eine Harnausscheidung über 3 Liter innerhalb von 24 Stunden verstanden. Gleichzeitig ist mit einem reflektorisch gesteigerten Durst zu rechnen. Zweifelsohne ist an erster Stelle an **Diabetes mellitus** zu denken. Aber auch **Diabetes insipidus** oder **Hyperkalzämie**, erhöhte Kalziumwerte im Blut, sind als Ursachen denkbar. Im Verlauf eines **akuten Nierenversagens** bzw. einer **Niereninsuffizienz** sind auch Phasen einer Polyurie möglich. Letztendlich muss eine **psychogene Polyurie** in Betracht gezogen werden, wenn keine organischen Ursachen festzustellen sind.

Zusatzfrage **Worum handelt es sich beim Diabetes insipidus?**

Antwort ▶ Diabetes insipidus wird als **Wasserharnruhr** bezeichnet. Darunter wird ein **ADH-Mangel** verstanden, also eine Verknappung des antidiuretischen Hormons. Beim **Diabetes insipidus centralis** handelt es sich um einen ADH-Mangel, der infolge von Schädigungen des Hypothalamus oder des Hypophysenhinterlappens entsteht. Eine ungenügende ADH-Abgabe führt zu einer **verminderten Wiederaufnahme** des **Wassers** aus dem Primärharn in den Blutkreislauf mit Folge einer **verstärkten Urinausscheidung**. Beim **Diabetes insipidus renalis** handelt es sich jedoch nicht um einen wirklichen ADH-Mangel, sondern um eine ADH-Unwirksamkeit, die durch ein vermindertes Ansprechen der Rezeptoren des Nierentubulus auf ADH entsteht.

144 Nennen Sie ein paar Infektionskrankheiten der Haut!

Antwort ▶ **Follikulitis**, **Furunkel**, **Karbunkel**, **Borkenflechte**, **Erysipel**, **Milzbrand**, Gasbrand, Lepra, Tuberkulose.

> Sie müssen bei allen bakteriellen Infektionskrankheiten der Haut, die Sie nennen können, in der Lage sein, diese zu kommentieren. Dies gilt für alle Antworten in der mündlichen Überprüfung. Bei Unsicherheiten ist es besser diese Begriffe nicht zu nennen oder aber offen diese Zweifel zuzugeben.

Zusatzfrage **Was kann bakterielle Hauterkrankungen begünstigen?**

Antwort ▶ Es gibt verschiedene Umstände, die bakteriellen Hautentzündungen den Weg ebnen. An erster Stelle sind **immunschwächende Erkrankungen** wie zum Beispiel AIDS, bösartige Tumoren, Diabetes mellitus und das Cushing-Syndrom oder **immunschwächende Medikamente** wie zum Beispiel Immunsuppressiva und Zytostatika zu nennen. Aber auch **hormonelle Veränderungen** oder **Hautverletzungen** begünstigen bakterielle Infektionen der Haut.

145 Was wissen Sie über Hüftgelenkarthrose?

Antwort ▶ Die Koxarthrose tritt überwiegend im **hohen Lebensalter** auf. Unterschieden wird die primäre von der sekundären Form. Die **primäre Hüftgelenkarthrose** entsteht infolge **altersbedingter Abnutzung** des Knorpels ohne weitere erkennbare Ursachen. Die **sekundäre Hüftarthrose** entsteht aufgrund von so genannten Präarthrosen. Darunter versteht man **Gelenkentzündungen**, **Frakturen**, **Verrenkungen** oder **angeborene Fehl-** oder **Unterentwicklung** eines Gelenks, die den degenerativen Prozess im Gelenk begünstigen. Aber auch Faktoren, die zu einer Ernährungsstörung des Knorpels führen, werden zu den Präarthrosen gezählt, zum Beispiel **Übergewicht**, **Fehlbelastung**, **übermäßige Belastung**, Wechseljahre und Bewegungsmangel. Aufgrund des allmählichen Knorpelabbaus kommt es zur **Verkleinerung** des **Gelenkspaltes**. Letztendlich stößt dann **Knochen auf Knochen**. Der daraus entstehende **Dauerschmerz** führt zu **erheblichen Bewegungseinschränkungen** mit allmählicher Bildung einer **Muskelatrophie**.

146 Ein Patient erzählt Ihnen bei der Anamnese, dass er unter chronisch venöser Insuffizienz leide. Welche Ursachen kommen dafür in Betracht und welches klinische Bild erwarten Sie bei der Untersuchung?

Antwort ▶ Die chronisch venöse Insuffizienz entsteht als **Folgezustand** von **Erkrankungen** bzw. Veränderungen der **tiefen Beinvenen** über einen längeren Zeitraum hinweg. Diese Erkrankung wird auch **postthrombotisches Syndrom** genannt, wenn als Ursache wiederkehrende Thrombosen in den tiefen Beinvenen gelten. Infolge der chronisch venösen Stauung entstehen **Stoffwechselstörungen** der **Haut**, die langfristig zu **Hautveränderungen** im Unterschenkel- und **Knöchelbereich** führen. Folgende Hauterscheinungen sind dabei typisch: **Hautverhärtung**, **Hautentzündung** mit **Juckreiz**, rotbraune **Pigmentierung** aber auch **Depigmentierung** der Haut, zyanotische Hautfarbe, Hautuntergang mit Ausbildung eines Geschwürs, genannt **Ulcus cruris**.

147 Wie versorgen Sie eine Brandwunde?

Antwort ▶ Falls möglich erfolgt unmittelbar nach dem Geschehnis eine 10-minütige **Behandlung** mit **kaltem Wasser**, um die Schmerzen zu lindern. Offene Körperstellen müssen mit **sterilen**, möglichst metalldampfbeschichteten **Folien abgedeckt** werden. Ist nicht nur ein kleiner Bereich des Körpers von der Verbrennung erfasst, sollte ein **venöser Zugang** gelegt werden und eine Flüssigkeitssubstitution erfolgen, zum Beispiel mit einer Ringer-Lösung. Bei einer Verbrennung von über 10 % sollte auf jeden Fall eine Klinikeinweisung erfolgen.

Zusatzfrage   **Schildern Sie uns die Einteilung der Verbrennung!**

Antwort   ▶ Die Einteilung der Verbrennung entsprechend der Gewebsschädigung erfolgt in folgende Grade: Die Verbrennung **I. Grades** bezeichnet eine Schädigung der Oberhaut, die zu einer **lokalen Rötung** mit **Schwellung** und **Schmerzen** führt. Bei der Verbrennung **II. Grades** entstehen **zusätzliche Brandblasen**, die auf einer Trennung von Oberhaut und Lederhaut beruhen. Der **III. Grad** bezeichnet eine **schmerzlose Totalzerstörung** der **Haut**, der Hautanhangsgebilde und eventuell noch tiefer liegenden Schichten, wobei die Schädigung bis zur Verkohlung gehen kann.

Zusatzfrage   **Wie können Sie ungefähr die von einer Verbrennung betroffene Körperoberfläche abschätzen?**

Antwort   ▶ Der Anteil der verbrannten Haut an der gesamten Körperoberfläche lässt sich grob mithilfe der so genannten **Neunerregel** errechnen. Dabei wird die Körperoberfläche in **elf Bezirke** aufgeteilt, die jeder für sich **ungefähr 9 %** ausmachen und zwar: 9 % für den Kopf, 9 % je Arm, je Beine 18 %, Rumpf hinten 18 % und Rumpf vorne 18 %. Der restliche Ein-Prozent-Teil wird für die Genitalgegend gerechnet.

Aus dieser Abschätzung lässt sich eine vorsichtige Prognose herleiten. Bei **Verbrennungen von mehr als 15–20 %** beim Erwachsenen besteht immer die Gefahr eines **Verbrennungsschocks**. Infolge der Haut- und Gefäßschädigung kommt es dann zu einem Volumenverlust, der im Extremfall zum hypovolämischen Schock führt. Dabei gilt: Je jünger der Patient, desto besser die Prognose.

148   *Darf der Heilpraktiker Psychotherapie ausüben?*

Antwort   ▶ **Ja**, natürlich. Die psychotherapeutische Behandlung des Patienten stellt eine wesentliche Säule in der Behandlung von Patienten dar. Dabei darf der Heilpraktiker sich jedoch nicht als „Psychotherapeut" bezeichnen.

Zusatzfrage   **Was muss er beachten?**

Antwort   ▶ Der Heilpraktiker darf im Rahmen einer psychotherapeutischen Behandlung **keine Psychosen** behandeln, da psychotische Patienten in der Regel eine **Suizidgefahr** aufweisen. Diese Behandlung bedarf eines **Facharztes**.

149   Erklären Sie uns, was Sie unter Psychose verstehen! Welche Unterteilung kennen Sie?

Antwort   ▶ Psychose ist ein **allgemeiner Begriff** für psychische Störungen, die mit starker **Beeinträchtigung gefühlsmäßiger Funktionen** und einem daraus resultierenden **gestörten Realitätsbezug** einhergehen. Diese Konfusionen innerer und äußerer Erlebnisse führen zu einer **mangelnden Fähigkeit** sich den üblichen **Lebensanforderungen anzupassen**. Unter **endogenen Psychosen** versteht man psychische Störungen, die **nicht körperlich begründet** sind. Damit sind zum Beispiel die Erkrankungen des manisch-depressiven bzw. des schizophrenen Formenkreises gemeint. Dagegen können **exogene Psychosen** körperlich begründet werden. Es entstehen psychische Störungen, die aufgrund von **organischen Veränderungen** im Körper zurückzuführen sind, so zum Beispiel beim Parkinson-Syndrom, bei Multipler Sklerose, bei Schädel-Hirn-Verletzungen, bei Hirntumoren, bei der schweren Epilepsieform, bei der Alkoholkrankheit und bei hormonellen Erkrankungen und Stoffwechselstörungen. Die Diagnose und die medikamentöse Behandlung wird von einem Facharzt durchgeführt.

Zusatzfrage   *Wie grenzen Sie neurotische Störungen zur Psychose ab?*

Antwort   ▶ Neurosen sind **leichte psychische Störungen**, die nicht auf Erkrankungen des Nervensystems beruhen und die in der Regel infolge eines **verdrängten Entwicklungskonfliktes** entstanden sind. Eine Abgrenzung zwischen gesund und neurotisch ist sehr schwierig, jedoch ist eine Begrenzung zwischen neurotischen und psychotischen Störungen in der Regel möglich, obwohl auch hier die Übergänge fließend sind und letztendlich ein Facharzt die Diagnose stellen muss.

150   Was verstehen Sie unter Furunkel und Karbunkel?

Antwort   ▶ Ein Furunkel ist ein **eitriger Untergang** eines **Haarfollikels**, welcher aus einer oberflächlichen Entzündung, einer Follikulitis, entsteht. Die Ursache ist meist eine **Infektion** mit **Staphylokokken**, vor allem dem Staphylococcus aureus. Es entsteht ein schmerzhafter roter Knoten, welcher dann in der Mitte eitrig aufbricht. Bevorzugte Stellen sind Gesicht, Achselhöhlen und Gesäß. Vor allem immungeschwächte Personen, z.B. Cushing-Patienten und Patienten mit Diabetes mellitus sind häufig davon betroffen.

Von Karbunkeln wird gesprochen, wenn **mehrere Furunkel** unmittelbar aneinander liegen und teilweise **ineinander überfließen**. Häufig sind diese entzündlichen Erscheinungen **bläulich verfärbt**.

Furunkel bzw. Karbunkel im **Gesichtsbereich** gelten als **dermatologische Notfälle**, da die Gefahr einer Hirnvenenthrombose, **Sinusthrombose** genannt, gegeben ist.

151 Was wissen Sie über Tetanus?

Antwort ▶ Tetanus ist eine **Wundinfektion** mit **Clostridium tetani**. Diese unter Sauerstoff-verschluss lebenden Bakterien bilden ein **Toxin**, welches im Zentralnervensystem zu einer Steigerung der **Erregbarkeit** der **quergestreiften Muskulatur** führt. Daher das typische Bild mit **Krampfanfällen** und **Muskelsteifheit**. Die Inkubationszeit beträgt durchschnittlich drei Tage bis vier Wochen. Die **Übertragung** erfolgt durch **infizierten Schmutz**, der in die Wunde gelangt. Eine Übertragung von Mensch zu Mensch ist nicht möglich. Bei der Klinik fallen zunehmend generalisierte Muskelkrämpfe auf, die schon bei geringsten optischen, akustischen oder Berührungsreizen ausgelöst werden. Der **Muskeltonus** ist **erhöht**. Als typisches Symptom gilt **Trismus**, eine Kieferklemme, die durch die Muskelstarrheit der Kaumuskulatur entsteht und **Risus sardonicus**, das so genannte teuflische Lachen, welches infolge der Tonuserhöhung der Gesichtsmuskulatur entsteht. Der **Kopf** ist häufig **krampfartig nach hinten gestreckt**, die **Bauchmuskulatur bretthart**. Der Patient ist die ganze Zeit bei **vollem Bewusstsein**. Im ungünstigsten Fall tritt der Tod durch Atemlähmung oder Kreislaufversagen ein.

152 Was ist der Unterschied zwischen einer aktiven und einer passiven Impfung?

Antwort ▶ Bei einer **aktiven Impfung** werden dem Körper nicht vermehrungsfähige und **abgeschwächte Krankheitserreger** oder deren **inaktivierte Toxine** zugeführt. Die Absicht besteht darin, dem Körper eine **Antikörperbildung** gegen den betreffenden Erreger und dementsprechend eine Immunität zu ermöglichen, ohne dass dabei eine Krankheit auftritt. Der Patient darf allerdings **nur** dann **geimpft** werden, **wenn** er vollständig **gesund** ist, denn sonst besteht die Gefahr einer selbstgemachten Erkrankung.
Bei der **passiven Impfung** werden dem Körper fertige **Immunglobuline** zugeführt. Diese **wirken sofort**, halten aber in ihrer **Wirkung nur kurz** an. Diese Art der Impfung ist **als Vorbeugung** bei Verdacht auf schwerwiegende Infektionskrankheiten angebracht, zum Beispiel bei Verdacht auf Infektion mit Tollwutviren.

153 Welche Beschwerden erwarten Sie bei einem Pankreaskarzinom?

Antwort ▶ Das Pankreaskarzinom ist ein sehr schnell wachsender, sehr bösartiger Tumor, der am **häufigsten** im **Pankreaskopf** befindlich ist. Das Pankreaskarzinom ist gekennzeichnet durch eine schwierige Diagnose, eine schwierige Therapie und eine schlechte Prognose. Männer sind häufiger betroffen.
Beschwerden werden erst sehr **spät** bemerkt, meist berichten die Patienten von **Oberbauchschmerzen** mit Ausstrahlung in den Rücken, **Appetitlosigkeit**, **Völlegefühl**, **Übelkeit** und Erbrechen sowie **Gewichtsverlust**. Bei Infiltration der Gallenwege macht sich ein **Ikterus** bemerkbar und die Gallenblase ist schmerzlos vergrößert tastbar. Dieses Syndrom nennt sich **Courvoisier-Zeichen**. Im Spätstadium kann der Tumor im Oberbauch tastbar sein, es kommt zum allgemeinen **Kräfteverfall**.

Um was handelt es sich bei Impetigo contagiosa?

Antwort ▶ Impetigo contagiosa wird auch als **Borkenflechte** bezeichnet. Hier handelt es sich um eine **ansteckende, eitrige Hauterkrankung**, die vor allem **Kinder** befällt und in der Regel durch **beta-hämolysierende Streptokokken** der Gruppe A oder Staphylokokken verursacht wird. Dabei gelangen die Erreger durch kleinste Hautverletzungen in die Haut und vermehren sich dort. Es bilden sich rote Flecken, die in **Bläschen** und dann in **Pusteln** übergehen. Diese Eiterbläschen öffnen sich und es entstehen die für diese Hautinfektion so typischen **honiggelben Krusten**. In der Regel heilt diese Erkrankung ohne Komplikationen ab.

Bei welchen drei Infektionskrankheiten haben Patienten Atemlähmung bei vollem Bewusstsein?

Antwort ▶ Es handelt sich um **Botulismus**, **Tetanus** und **Tollwut**.
(Botulismus siehe Frage Nr. 27, Tetanus siehe Frage Nr. 151, Tollwut siehe Frage Nr. 49)

Bei einem vertrauenswürdigen Gespräch mit Ihnen reagiert der Patient infolge seiner Emotionalität mit einer massiven Atemsteigerung. Bitte kommentieren Sie!

Antwort ▶ Eine übermäßige Steigerung der Atmung wird als **Hyperventilation** bezeichnet. Dabei kommt es zu einer vermehrten **Abatmung von Kohlendioxid**. Dies kann kurzfristig zu einer **respiratorischen Alkalose** und infolgedessen zu einer Verringerung des ionisierten Kalziums kommen. Die Folge ist eine erhöhte **neuromuskuläre Erregbarkeit** mit Krämpfen und Gefühlsstörungen vor allem an den **Lippen** und **Händen**, die so genannte **Hyperventilationstetanie**. Durch die Verkrampfungen kommt es zu gespitzten Lippen und einer so genannten Pfötchenstellung. Die Empfindung in diesen Bereichen ist herabgesetzt. Zur Behandlung dieses Syndroms ist eine **Beruhigung des Patienten** wesentlich, eventuell ist auch eine **Tütenatmung** vonnöten. Der Patient soll in eine Tüte ein- und ausatmen, um vermehrt CO_2 einzuatmen und damit das Blut aus dem alkalischen Bereich herauszuführen.

157 | Was wissen Sie über Tubenruptur?

Antwort

▶ Das Wort Tubenruptur bezeichnet das **Platzen** des **Eileiters infolge** einer **Eileiter-schwangerschaft**. Das befruchtete Ei nistet sich in der Schleimhaut des Eileiters ein und weitet das Lumen, bis es schließlich zum Aufplatzen des Eileiters kommt. In der Regel ist das Einnisten durch Verklebungen und Verwachsungen **infolge** einer **Eileiter-entzündung** entstanden. Das Aufplatzen des Eileiters führt zu Blutungen in die Bauch-höhle und zur Entzündung des Bauchfells. Es entsteht die Symptomatik des **akuten Abdomens** mit heftigen Schmerzen im Bauchraum und die Symptomatik eines hämorrhagischen Schocks mit Tachykardie und Blutdruckabfall.
(Akutes Abdomen siehe unter Teil II Frage Nr. 74)

Zusatzfrage

Gibt es noch eine andere Möglichkeit, wie sich das Ei außerhalb der Gebärmutter einnisten kann?

Antwort

▶ Ja, in die freie Bauchhöhle als **Bauchhöhlenschwangerschaft**. In der Regel stirbt die Frucht schon nach wenigen Wochen ab, da keine ausreichende Blutversorgung gegeben ist.

158 | Erklären Sie den Begriff Kussmaul-Atmung!

Antwort

▶ Darunter versteht man die **große Atmung**, die mit **tiefen** aber **regelmäßigen Atemzügen** einhergeht und beim **diabetischen Koma** vom Atemzentrum gesteuert wird, um den pH-Wert des Blutes aus dem sauren Milieu herauszubringen.

159 | Was ist eine restriktive Lungenerkrankung?

Antwort

▶ Es handelt sich um eine Erkrankung der Lunge, die zu einer **verminderten Deh-nungsfähigkeit** führt. Häufig sind dafür Umbauprozesse verantwortlich, die das Lun-genparenchym in Bindegewebe umwandeln, wie zum Beispiel bei der **Lungenfibrose**. Durch die verminderte Einatmungskapazität entsteht eine **verminderte Vitalkapazi-tät**, die zwangsläufig zu Atemnot führt.

Zusatzfrage

Welche Ursachen können denn zu einer Lungenfibrose führen?

Antwort

▶ Es gibt eine **Vielzahl von Erkrankungen**, die zu einer Bindegewebsvermehrung in der Lunge führen. Bekannt sind vor allem die **Staublungenerkrankungen**, die sich durch langjähriges Einatmen von anorganischen Stäuben entwickeln, zum Beispiel durch Asbest, Kohlenstaub, Eisen und Steinstaub. Aber auch das chronische Einatmen von Gasen oder Dämpfen kann zu einer Fibrosierung des Lungengewebes führen. Letztlich ist auch eine **idiopathische Form** bekannt, bei der die Ursachen im Dunkeln bleiben.

Pathologie

160 Welches Gesetz hat die Aufgabe übertragbaren Krankheiten beim Menschen vorzubeugen, Infektionen frühzeitig zu erkennen und ihre Weiterverbreitung zu verhindern? Erzählen Sie uns, welche Rolle der Heilpraktiker dabei spielt!

Antwort

▶ Am 1.1.01 wurde das Bundesseuchengesetz vom **Infektionsschutzgesetz**, in der Abkürzung IFSG genannt, abgelöst. Gleichzeitig wurde das Gesetz zur Bekämpfung von Geschlechtskrankheiten außer Kraft gesetzt. Damit gilt das Verbot für Heilpraktiker, Geschlechtsorgane zu untersuchen, nicht mehr. In §8, in dem die zur Meldung verpflichteten Personen aufgeführt sind, wird der Heilpraktiker unter Absatz 6 genannt und zwar betreffend für die Erkrankungen, die in **§6 Absatz 1** erwähnt werden. 15 Erkrankungen in diesem Paragraphen muss der Heilpraktiker bei Verdacht und Erkrankung an das zuständige Gesundheitsamt melden, das sind: **Botulismus**, **Cholera**, **Diphtherie**, **humane spongiforme Enzephalopathie**, akute **Virushepatitis**, enteropathisches hämolytisch-urämisches Syndrom, genannt **HUS**, virusbedingtes **hämorrhagisches Fieber**, **Masern**, Meningokokken-**Meningitis**, **Milzbrand**, **Poliomyelitis**, **Pest**, **Tollwut**, **Typhus** abdominalis bzw. Paratyphus. Eine Meldung bei Verdacht bzw. Erkrankung einer akuten infektiösen **Gastroenteritis** muss erfolgen, wenn der Patient Lebensmittel herstellt, behandelt oder in Verkehr bringt oder zwei oder mehr Erkrankungen auftreten, bei denen eine epidemische Verbindung vermutet werden kann. Eine Erkrankung im §6, nämlich **Tuberkulose**, muss bei Erkrankung gemeldet werden.
Ein weiterer wichtiger Paragraph für den Heilpraktiker ist **§24**. Hier wird die Behandlung übertragbarer Krankheiten geregelt. Er besagt, dass eine Behandlung von Personen, die an einer der in §§6 und 34 genannten Erkrankungen erkrankt oder dessen verdächtig sind oder die mit einem Krankheitserreger nach §7 infiziert sind, im Rahmen der berufsmäßigen Ausübung der Heilkunde nur Ärzten gestattet ist. Dies gilt auch entsprechend bei sexuell übertragbaren Krankheiten.

161 Welche Ursachen kennen Sie, die zur einer Splenomegalie führen?

Antwort

▶ Von einer Milzvergrößerung spricht man dann, wenn bei der Milzpalpation im linken Oberbauch die Milz zu fühlen ist. Im Normalfall ist die Milz nicht zu palpieren. Vor allen Dingen generalisierte **Infektionskrankheiten** führen zur Milzvergrößerung, zum Beispiel Typhus abdominalis, Pfeiffer-Drüsenfieber, Malaria und virusbedingtes hämorrhagisches Fieber. Weitere Ursachen sind **Pfortaderhochdruck**, **verstärkte Hämolyse**, Polyzythämie, **zweizeitige Milzruptur**, **Leukämie** und **Hodgkin**- bzw. Non-Hodgkin-Lymphome.
(Palpation der Milz siehe unter Teil III Frage Nr. 9)

162 Was verstehen Sie unter Leukozytose und welches sind die Ursachen?

Antwort ▶ Unter Leukozytose verstehe ich eine **Erhöhung** der **Leukozytenzahlen** über 10 000 pro mm^3 Blut. Leukozyt ist ein Oberbegriff für die drei Arten der Abwehrzellen, die Granulozyten, die Monozyten und die Lymphozyten. Diese Werte sind generell bei einem **Abwehrgeschehen** erhöht, zum Beispiel bei bakteriellen Infektionen oder bei chronisch entzündlichen Erkrankungen. Aber auch bei Erkrankungen, die mit **akutem Zelluntergang** einhergehen sind die Leukozytenwerte erhöht, so zum Beispiel bei Herzinfarkt, bei Apoplexie, bei Lungenembolie, bei akuter Pankreatitis und infolge von Traumen, zum Beispiel bei Verbrennungen.

163 Was verstehen Sie unter Leukopenie und was sind die Ursachen?

Antwort ▶ Leukopenie ist sozusagen das Gegenteil von Leukozytose. Hier handelt es sich um eine **Verminderung** der **Leukozytenzahl** unter 4000 pro mm^3 Blut. Dies kommt bei **infektiösen Abwehrgeschehen** vor allem bei **Virusinfekten** vor, seltener bei bakteriellen Infektionskrankheiten, so zum Beispiel bei Typhus abdominalis. Aber auch bei Erkrankungen bzw. **Schädigungen** des **Knochenmarks** durch Strahlen oder Medikamente oder bei Blutkrankheiten wie zum Beispiel der perniziösen Anämie, einer Leukämie oder eines Plasmozytoms kann eine Leukopenie entstehen.

Pathologie

164 Was ist der Unterschied zwischen Anorexia nervosa und Bulimia nervosa?

Antwort

▶ Anorexie ist die **Pubertätsmagersucht**. Die Erkrankung betrifft vor allem **junge Frauen** zwischen 10 und 25 Jahren. Hier handelt es sich um eine **Essstörung**, die mit einer absurden Geisteshaltung gegenüber der Nahrungsaufnahme einhergeht. Die Mädchen haben trotz hartnäckigen Fastens große Angst an Gewicht zuzunehmen. Als Ursache ist eine ablehnende Haltung der eigenen Geschlechtsentwicklung zu sehen. Die Entstehung liegt in der familiären Bindung, häufig besteht ein enger Kontakt zur Mutter. Es entwickelt sich ein ausgeprägter **Gewichtsverlust**, der bis zum allgemeinen **Kräfteverfall** mit deutlichen Zeichen einer Auszehrung führen kann. Es besteht ein **niedriger Blutdruck**, der **Puls** ist **verlangsamt**, die **Körpertemperatur herabgesetzt** und die **Menstruationsblutung setzt aus**. Schließlich können sich Vitaminmangel- und Mineralienmangel-Syndrome zeigen, zum Beispiel entstehen aufgrund eines Kaliummangels **Herzrhythmusstörungen**. Eine Behandlung ist aufgrund der **Krankheitsverleugnung** äußerst schwierig und langwierig.

Nicht selten ist eine Abgrenzung zur Bulimie schwierig, da in der Hälfte der Fälle im Rahmen einer Magersucht bulimische Phasen in Erscheinung treten. Unter Bulimie versteht man eine **Ess- und Brechsucht**. Diese äußert sich anfänglich in einem **plötzlichen Heißhunger**, der eher einem Fressanfall gleicht. Nach Aufnahme unglaublicher Mengen von Nahrungsmitteln wird bei bestehender Übelkeit ein **Erbrechen selbst ausgelöst**. Bei der reinen Bulimie, die nicht von anorektischen Phasen begleitet ist, hängt die Schwere der Erkrankung von der Anzahl der Fress- und Brechattacken ab. Je häufiger es zum Erbrechen kommt, desto wahrscheinlicher werden Mangelerscheinungen. Im Gegensatz zu Anorektikern sind Patienten mit reiner Bulimie **eher normalgewichtig** oder sogar leicht übergewichtig. Sie gelten als nicht so introvertiert wie Anorektiker und besitzen eine ausgeprägte Neigung zu **Alkohol-** und **Drogenmissbrauch**.

165 Nennen Sie uns die Ursache und die Symptome einer Myokarditis?

Antwort

▶ Eine Herzmuskelentzündung kann **infektiös** bedingt sein oder sich zum Beispiel im Rahmen eines **rheumatischen Fiebers** entwickeln. Ferner sind noch allergische, toxische und idiopathische Myokarditiden bekannt.

Die **Krankheitsverläufe** können sehr **unterschiedlich** sein, viele Erkrankungen verlaufen asymptomatisch und werden nicht bemerkt. Je nachdem wie viel Muskelgewebe von der Entzündung betroffen ist, kommt es zu einer **Leistungsminderung** mit Müdigkeit und **allgemeiner Schwäche**. Bei körperlichen Belastungen kommt es zu **Atemnot** und **plötzlicher Tachykardie**. Typisch sind auch **Herzrhythmusstörungen** jeglicher Art. Bei schweren Fällen kann mit Zeichen einer **Herzinsuffizienz** gerechnet werden.

166 Was wissen Sie über Nystagmus?

Antwort ▶ Nystagmus ist ein **unwillkürliches** und **rhythmisches Zittern der Augäpfel**. Physiologisch ist dieses Phänomen zu beobachten, wenn ein Objekt bei schneller Bewegung fixiert werden soll. Pathologisch tritt Nystagmus in Erscheinung bei **Erkrankungen** des **Hör-** und **Gleichgewichtsnervs** und bei Erkrankungen des **Kleinhirns**. Im Rahmen einer Multiplen Sklerose tritt Nystagmus zum Beispiel typischerweise auf. (Multiple Sklerose siehe Teil II Frage Nr. 76)

167 Kennen Sie den Begriff „larvierte Depression"?

Antwort ▶ Depression ist ein Zustand seelischer Niedergeschlagenheit und chronischer Traurigkeit, der in Phasen verlaufen kann oder auch dauerhaft anhält. In der Regel treten auch körperliche Beschwerden auf, wie zum Beispiel frühmorgendliche Schlafstörungen, Appetitverlust, Gewichtsverlust, Kopf- und Muskelschmerzen.
Larviert bedeutet **versteckt**. Bei der larvierten Depressionsform ist die eigentliche **depressive Stimmung durch körperliche Symptome versteckt** bzw. überdeckt. Diese Patienten sind sozusagen Stammkunden beim Arzt und klagen zum Beispiel über Schmerzsyndrome, Schluckbeschwerden, Verdauungsstörungen, Kreislaufstörungen und vieles mehr. Organisch ist jedoch nichts festzustellen. Der eigentliche Grund dieser Beschwerden liegt in der Freudlosigkeit und Antriebsverminderung des Patienten.

> Depressive Menschen sind suizidgefährdet, wobei die Gefahr zu Beginn und am Ende einer Phase besonders groß ist!

168 Bei einem Patienten steht im Laborbefund „CRP erhöht". Was sagt Ihnen das?

Antwort ▶ Das C-reaktive Protein ist ein so genanntes *Akutphasenprotein*, welches als **unspezifischer Entzündungsparameter** vor allem bei **systemischen bakteriellen Infektionskrankheiten** als sicheres frühzeitiges diagnostisches Zeichen gilt. So schließt ein normaler CRP-Wert eine systemische bakterielle Entzündung so gut wie aus. Im Labor verdrängt es die Blutsenkungsgeschwindigkeit immer mehr, da CRP eine wesentlich **schnellere Reaktionszeit** besitzt.

Nennen Sie mir die Zeichen eines akuten Glaukoms?

Antwort ▶ Das akute Glaukom, auch grüner Star genannt, ist eine akute **Erhöhung** des **Augeninnendrucks**, welche durch eine vollständiger Blockade des Kammerwinkels entsteht. Es handelt sich um einen **Notfall**, da eine schnelle Erblindung möglich ist. Typisch sind die **äußerst starken Kopfschmerzen**, häufig mit **Übelkeit** und **Erbrechen** begleitet. Das **Sehvermögen** ist **vermindert**, besonders die Fern- und Naheinstellung ist gestört. Infolge des abnorm hohen Augeninnendrucks kann ein **Hornhautödem** entstehen, welches dann zum charakteristischen **Regenbogenfarbensehen** führt. Der **Augapfel** ist **steinhart** zu palpieren, die **Pupille** ist **erweitert** und **lichtstarr**. Häufig besteht auch eine starke Rötung der Augenbindehaut.

Zusatzfrage **Kennen Sie die Ursachen des chronischen Glaukoms? Welche Symptome sind dabei zu erwarten?**

Antwort ▶ Das viel häufiger vorkommende chronische Glaukom entwickelt sich langsam und entsteht durch **ungeklärte** Abflussbehinderungen im Bereich des Schlemm-Kanals. Die chronische Form tritt vor allem im **hohen Lebensalter** auf und kann langsam zur Erblindung führen. Als einziges Symptom ist ein **allmählich eingeschränktes Gesichtsfeld** zu nennen. Vor allem im **nasalen Gesichtsfeld** treten die ersten Ausfälle auf, die aber am Anfang kaum bemerkt werden. Kopfschmerzen ist ein eher seltenes Symptom.

Zusatzfrage **Können Sie als Heilpraktiker ein chronisches Glaukom erkennen?**

Antwort ▶ Ich könnte einen Verdacht äußern mittels der manuellen Prüfung, der sogenannten **Fingerperimetrie**. Dabei fixiert der Patient mit den Augen die Spitze meiner Nase. Ich decke mit der einen Hand ein Auge des Patienten ab und bewege dann den Zeigefinger der anderen Hand in die vier Richtungen des Gesichtsfeldes. Der Patient soll mir angeben, wann der Zeigefinger aus seinem Blickfeld verschwindet. Normal reicht das Gesichtsfeld zur Schläfe hin ca. 90°, nach oben ca. 60°, zur Nase ca. 70° und nach unten ca. 60°. Der Augenarzt kann jedoch durch eine computergesteuerte Durchführung eine gründlichere Aussage machen.

Was ist ein Katarakt? Wie sind die Ursachen und die Symptome?

Antwort ▶ Beim grauen Star handelt es sich um eine **Trübung** der **Augenlinse**. Die häufigste Form ist der so genannte **Altersstar**. Er tritt im hohen Alter auf und die **Ursache** ist **unbekannt**. Es gibt gleichwohl andere Erkrankungen, die mit einem grauen Star einhergehen, so zum Beispiel **Diabetes mellitus**, **Cushing-Syndrom**, Hypokalzämie und Schilddrüsenunterfunktion.
Es fällt eine allmähliche **Abnahme** der **Sehschärfe** auf. Eventuell besteht am Anfang eine **Lichtempfindlichkeit**. Beim fortgeschrittenen grauen Star werden **nur noch Helligkeitsunterschiede** wahrgenommen.

171 Was können Sie uns zu der Epiglottitis, einer Entzündung des Kehldeckels berichten?

Antwort ▶ Die Epiglottitis wird am häufigsten durch **Haemophilus influenzae Typ b** verursacht. Dabei handelt es sich um eine Tröpfchen- und Kontaktinfektion mit Stäbchenbakterien. Typische Symptome sind **plötzliches hohes Fieber** mit Krankheitsgefühl, **Schluckbeschwerden, kloßige Stimme, inspiratorischer Stridor** und **vermehrter Speichelfluss**. Betroffen sind vor allem Säuglinge und Kleinkinder. Es besteht für Heilpraktiker ein **Behandlungsverbot** gemäß IFSG §7.

172 Was gehört alles in Ihren Notfallkoffer?

Antwort ▶ Folgende Geräte benötige ich in meinem Notfallkoffer: **Blutdruckmessgerät**, Staubinde, Stethoskop, Reflexhammer, **Blutzuckermessgerät**, Ohrenspiegel **Beatmungsbeutel**, **Taschenlampe** zur Feststellung der Pupillenreflexe und ein Thermometer. Außerdem benötige ich **Hände-** und **Hautdesinfektionsmittel**, zum Beispiel 80% igen Äthylalkohol, Wunddesinfektionsmittel, zum Beispiel Betaisodona®, **Kompressen** zur **Wundversorgung** und **Wundschnellverbände**, Mullbinden, Spritzen und Kanülen, **Infusionsbesteck** und **Infusionslösung**, Mehrzweckschere, Plastikhandschuhe. In der Medikamentenabteilung sind folgende Wirkstoffe wichtig: **Schmerzmittel**, zum Beispiel Acetylsalicylsäure oder Paracetamol, **krampflösende Mittel**, zum Beispiel Buscopan®, **Antihistaminika**, zum Beispiel Tavegil®, **Glukoselösung**.

173 Was sagt Ihnen Beriberi?

Antwort ▶ Beriberi ist eine **Vitaminmangelkrankheit**, welche heute selten vorkommt. Es handelt sich um ein Defizit an **Thiamin**, dem **Vitamin B$_1$**. Ein Thiaminmangel tritt auf bei einseitiger Ernährung mit poliertem Reis bzw. mit weißem Mehl.

174 Welche Ursachen einer Fraktur kennen Sie?

Antwort ▶ Unterschieden wird die **traumatische Fraktur** von der **pathologischen Fraktur**, auch Spontanfraktur genannt. Hier ist das Knochengewebe durch verschiedene Krankheiten vorgeschädigt, so dass es ohne traumatische Einwirkung zum Knochenbruch kommt. Zu nennen sind zum Beispiel **Knochentumoren**, **Osteoporose**, **Osteomalazie**, **Cushing-Syndrom** und **Plasmozytom**.
Von einer **Ermüdungsfraktur** spricht man, wenn es infolge einer ungewohnten Überbeanspruchung zu Mikrofrakturen kommt, zum Beispiel eine Marschfraktur.

Pathologie

Zusatzfrage   *Welche sicheren Frakturzeichen gibt es?*

Antwort   ▶ Sichere Frakturzeichen sind Anhaltspunkte, die unweigerlich auf einen Knochenbruch hinweisen: eine **abnorme Beweglichkeit**, eine **abnorme Stellung** der Knochen und ein **Knochenreibegeräusch**, auch Crepitatio genannt.

Zusatzfrage   *Was verstehen Sie unter einer Grünholzfraktur?*

Antwort   ▶ Eine Grünholzfraktur kennzeichnet eine **unvollständige Fraktur bei Kindern**, bei denen die äußere Schicht des Knochen noch nicht hart genug ist, so dass bei Gewalteinwirkung der Knochen splittert. Die Knochenhaut, das **Periost**, bleibt in der Regel **intakt**.

---

175 | Eine Patientin mit Krampfadern kommt zu Ihnen in die Praxis. Welche Untersuchungen können Sie durchführen um die Funktionsfähigkeit der Venen am Bein festzustellen?

Antwort   ▶ Beim **Trendelenburg-Test** untersuche ich die **Schlussfähigkeit** der **Venenklappen** der **Vena saphena magna**, der großen oberflächlichen Beinvene, und der Venenklappen der **Perforansvenen**. Die Perforansvenen sind Verbindungsvenen zwischen den oberflächlichen und den tiefen Beinvenen. Dabei fließt das Blut von der Peripherie nach innen zur tiefen Beinvene.
Ich führe den Test am liegenden Patienten durch. Ich hebe das betreffende Bein hoch, **streiche die vorhandenen Varizen aus** und lege eine **Staubinde** an der obersten Stelle des Beins, dort wo die Vena saphena magna in die Vena femoralis übergeht. Der Patient darf jetzt aufstehen und für ca. eine Minute umherlaufen. Füllen sich jetzt die Varizen der Vena saphena magna langsam von unten nach oben oder gar nicht, handelt es sich um einen Normalbefund. Sind die **Perforansvenen schließunfähig**, dann **füllen sich die Varizen innerhalb von 20 Sekunden**. Kommt es zu einer **schnellen Füllung der oberflächlichen Venen** nach Lösung der Staubinde, weist dies auf eine **Klappeninsuffizienz** der **Vena saphena magna** hin.
Der **Perthes-Test** prüft die **Perforansvenen** und die **tiefen Beinvenen** auf ihre Durchgängigkeit. Beim stehenden Patienten wird eine Staubinde oberhalb der Krampfadern angelegt. Dann wird der Patient aufgefordert, für mehrere Minuten umherzugehen. Sind die Perforansvenen und die tiefen Beinvenen funktionsfähig, so verschwinden die Krampfadern durch die Muskelpumpe unterhalb des Stauriemens. Sind sie nicht durchgängig, bleiben die Varizen bestehen.

---

176 | Welche diabetischen Spätschäden am Auge kennen Sie?

Antwort   ▶ Typische Spätschäden eines Diabetikers am Auge können sein: diabetische Retinopathie infolge von Mikroangiopathie, Augeninnendruckerhöhung, grauer Star und Netzhautablösung.

Teil II

148

177 Welche Erkrankungen gehören zum rheumatischen Formenkreis?

Antwort ▶ Die Erkrankungen des rheumatischen Formenkreises lassen sich in entzündliche Erkrankungen unterteilen, wie zum Beispiel **rheumatoide Arthritis**, **rheumatisches Fieber**, Gichtarthritis, Morbus **Bechterew**, Kollagenosen, in degenerative Erkrankungen wie die **Gelenkarthrosen** und in extraartikuläre Rheumaformen. Hier sind der **Weichteilrheumatismus** und Fibromyalgie zu nennen.

Zusatzfrage *Was verstehen Sie unter Kollagenosen und welche kennen Sie?*

Antwort ▶ Es handelt sich um eine **Autoimmunerkrankung**, bei der körpereigenes Gewebe mit **kollagenen Fasern** angegriffen wird. Dabei sind mir drei Krankheitsbilder bekannt: **Lupus erythematodes**, welcher häufig einen schmetterlingsförmigen entzündlichen Hautausschlag im Gesicht zeigt, **Sklerodermie**, die vornehmlich mit einer Verhärtung und Straffung der Haut einhergeht, und Panarteriitis nodosa, eine Gefäßerkrankung.

178 Was macht alles Wachstumsstörungen bei Kindern?

Antwort ▶ Es gibt sehr viele Möglichkeiten der Wachstumsstörung bei Kindern, zum Beispiel **Kretinismus**, bei der es zu einer Fehlstörung des Wachstums durch einen Mangel an Schilddrüsenhormonen kommt. Bei den angeborenen Erkrankungen fallen mir noch ein: **Gefäßmissbildungen**, wie zum Beispiel Aortenisthmusstenose, Herzmissbildung, wie zum Beispiel Fallot-Tetralogie oder der offene Ductus Botalli, der hypophysäre Zwergwuchs und angeborene Infektionskrankheiten wie zum Beispiel Röteln und Syphilis. Weitere Möglichkeiten der Wachstumsstörung bei Kindern können zum Beispiel **Rachitis** oder Zöliakie sein.

Zusatzfrage *Was ist Rachitis für eine Erkrankung?*

▶ Es handelt sich bei Rachitis um eine **gestörte Mineralisation** des Knochens infolge eines **Vitamin-D-Mangel**s, welcher bei uns heutzutage nicht mehr so häufig vorkommt. In der Regel liegt die Ursache in einer **ungenügenden Sonnenbestrahlung**. Aber es können auch **Malabsorption** wie zum Beispiel Zöliakie oder Nieren- oder Lebererkrankungen zur dieser Erkrankung führen. Bei der Symptomatik ist eine Frührachitis bei Säuglingen von einer Spätrachitis bei Kindern zu unterscheiden. Bei Säuglingen sind Weinen, Schwitzen, Schreckhaftigkeit, Appetitlosigkeit und Schlafstörungen auffällig. **Skelettdeformationen** im Kindesalter sind zum Beispiel der **rachitische Rosenkranz**, eine fühlbare Schwellung der Rippen am Knorpel-Knochen-Übergang, **Hühnerbrust**, **Glockenthorax**, Beckendeformationen mit **Gehstörungen**, wie zum Beispiel Watschelgang, und Veränderungen der Wirbelsäule wie zum Beispiel **Skoliose**.

Teil III

**Fragenkatalog zur Unter-
suchung und Fallbeispiele**

Wie führen Sie eine Blutsenkungsgeschwindigkeit durch?

> Häufig werden vom Amtsarzt verschiedene Utensilien auf einem Tablett zur Verfügung gestellt. Diese müssen dann unter Erklärung ausgesucht werden. In einigen Fällen wird von den Prüfenden ein Plastikunterarm zur Blutentnahme zur Verfügung gestellt. Sie sollten also eine Blutentnahme beherrschen. Bitte achten Sie dabei immer auf das Verfallsdatum der einzusetzenden Materialien.

Antwort

▶ Zunächst einmal muss ich den Patienten um **Erlaubnis** einer Blutentnahme fragen. Außerdem erkundige ich mich, ob eine **Bluterkrankheit** vorliegt bzw. ob er **Marcumar-Patient** ist oder ob er zur Zeit **ASS** (Acetylsalicylsäure) oder sonstige blutverdünnende Mittel einnimmt. Der Patient legt sich hin; falls dies nicht möglich ist, kann eine Blutentnahme auch im Sitzen durchgeführt werden. Zur **Händedesinfektion** benötige ich 80%-igen Äthylalkohol oder 70%-igen Isopropylalkohol oder ein anderes vom Robert-Koch-Institut zugelassenes Desinfektionsmittel.

Für die Blutentnahme brauche ich eine 2 ml-Spritze und eine großvolumige Kanüle, eine 1er (gelbe Farbe 0,9×40mm). Die Plastikverpackung der Kanüle wird eröffnet und in der Verpackung liegengelassen, dann wird die Spritze an dem Stempel aus der Verpackung herausgenommen und auf die Kanüle gesteckt. Dabei wird jeglicher Kontakt der Einsteckseite zur Kanüle mit kontaminierten Gegenständen oder dem Körper vermieden.

Falls es sich nicht um eine Monovette für die Blutsenkung handelt, bei der die Natriumzitrat-Lösung zur Verhinderung der Blutgerinnung in der Spritze gegeben ist, muss nun 0,4 ml **Natriumzitrat-Lösung** aufgezogen werden. Dabei darf nicht vergessen werden, die Kanüle für die intravenöse Injektion zu wechseln!

Dann wird die **Hautdesinfektion** beim Patienten vorgenommen; das Gebiet der Einstichstelle an der Ellenbeuge wird desinfiziert mit 80%igem Äthylalkohol oder 70%igem Isopropylalkohol oder mit einem anderen vom Robert Koch-Institut zugelassenen Desinfektionsmittel. Dabei kann ich die **Wisch**- oder **Sprühmethode** anwenden (siehe unter Teil 1 Frage-Nr. 15). Sind die Venen in der Ellenbeuge nicht deutlich sichtbar, so muss vor der Hautdesinfektion die **geeignete Vene gesucht werden.** (Siehe unter Teil III Frage-Nr. 28)

Der Stauriemen wird umgelegt und angezogen. Jetzt erfolgt die Punktion, die Nadel wird **im 30°-Winkel** mit der **angeschliffenen Seite nach oben** in die Vene eingeführt und 1,6 ml Venenblut aufgezogen. Der Stauriemen wird aufgemacht und dann die Nadel schnell herausgezogen; im selben Augenblick wird ein vorher bereitgestellter Tupfer auf die Injektionsstelle gegeben und der Patient gebeten, diesen für eine kurze Zeit auf die Punktionsstelle gedrückt zu halten, um so einer Hämatombildung vorzubeugen. Die Spritze wird vorsichtig geschüttelt, damit sich das Natriumzitrat mit dem Blut vermischt. Das jetzt ungerinnbar gemachte Blut wird nun in eine senkrecht aufgestellte Pipette, zum Beispiel das Westergren-Röhrchen, gebracht. Diese skalierte Pipette wird in einem Dispetten-Stativ an einen erschütterungsfreien Ort gestellt und nach einer Stunde abgelesen.

(Werte und wann BSG erhöht oder erniedrigt ist: siehe Teil II Frage Nr. 98)

Beschreiben Sie, wie Sie die Auskultation der Lungen durchführen! Was hören Sie im Normalfall?

Antwort   ▶ Ich beginne am Rücken des auf einer Liege sitzenden Patienten auf der Paravertebrallinie, die sich in der Mitte zwischen Wirbelsäule und Schulterblatt befindet und auskultiere in drei Schritten von oben nach unten. Dabei gehe ich immer **seitenvergleichend** vor. Die vierte Auskultationsstelle befindet sich unterhalb des Schulterblattes.

Um die Vorderseite zu untersuchen legt sich der Patient zurück. Dort werden die Gebiete der Lungenspitze, des Lungenhilus mit Luftröhre und in drei Schritten die seitliche Lunge abgehorcht.

Über der Lunge ergibt sich im **Normalfall** die **Vesikulär-** bzw. **Alveoläratmung**. Es handelt sich um ein leise rauschendes Geräusch, das in der Einatemphase länger zu hören ist. Die **Bronchialatmung**, auch als Röhrenatmen bezeichnet, ist nur über der Luftröhre und den großen Bronchien physiologisch.

Zusatzfrage   **Welche pathologischen Atemgeräusche erwarten Sie bei welchen Erkrankungen?**

Antwort   ▶ Eine **Bronchialatmung** statt der Alveoläratmung über der Lunge weist auf eine Lungenerkrankung hin, zum Beispiel Lungenentzündung.

Trockene Rasselgeräusche, seit neuem als **kontinuierliche Nebengeräusche** bezeichnet, treten in der Ein- und Ausatmungsphase auf und entstehen durch Verengung der Atemwege bei **zähflüssigen Sekreten**, Schleimhautschwellungen oder Tumoren. Diese Geräusche sind meist als ein Brummen oder Pfeifen zu hören. Typische Erkrankungen sind Asthma bronchiale und chronische Bronchitis. **Feuchte Rasselgeräusche**, seit neuem als **diskontinuierliche Nebengeräusche** bezeichnet, sind in der Regel nur während der Einatmung zu hören und entstehen durch **flüssige Sekrete**. Nach neuerer Auffassung handelt es sich eher um ein plötzliches Öffnen der Luftwege. Lungenerkrankungen mit feuchten Rasselgeräuschen sind zum Beispiel Lungenödem, Lungenentzündung, chronische Bronchitis und Lungenfibrosen.

Stridor ist ein weiteres pathologisches Atemgeräusch und bezeichnet ein laut pfeifendes Geräusch, das ohne Stethoskop schon aus nächster Nähe zu hören ist und durch eine **Einengung der Atemwege** entsteht. Zu unterscheiden ist der **inspiratorische Stridor**, der nur während der Einatmungsphase zu hören ist und durch eine Verlegung der Atemwege außerhalb des Brustkorbes entsteht, zum Beispiel beim Ödem der Stimmlippen, bei einem Kehlkopftumor oder auch bei einer Schilddrüsenvergrößerung. Der **exspiratorische Stridor** ist nur während der Ausatmungsphase zu hören und entsteht durch eine Verlegung der Atemwege innerhalb des Brustkorbes, zum Beispiel bei Asthma bronchiale oder bei einem Bronchialkarzinom.

Ein **Lederknarren** bei der Lungenauskultation weist auf ein Reiben der beiden Pleurablätter bei einer trockenen Brustfellentzündung hin. Diese Geräusche sind atemabhängig und klingen wie das „Gehen im frischen Schnee".

Untersuchung, Fallbeispiele

3	Beschreiben Sie, wie Sie die Perkussion der Lungen durchführen! Wie ist der normale Perkussionsschall der Lunge?

Antwort ▶ Ich beginne auf der Brustseite, während der Patient liegt. Bei der indirekten Perkussion klopfe ich mit dem rechten Mittelfinger entweder auf ein Plessimeter, ein Klopfplättchen aus Kunststoff oder auf den Zeigefinger der anderen Hand als Klopfunterlage. Wie bei der Auskultation erfolgt diese Untersuchung mit den oberen Lungenanteilen und setzt sich nach unten fort, wobei immer **seitenvergleichend** perkutiert wird. Auf der rechten Seite wird die **Leberdämpfung** und auf der linken Seite die **Herzdämpfung** erfasst. Für die Perkussion der am Rücken gelegenen Lungenteile sitzt der Patient auf oder legt sich auf den Bauch. Das Abklopfen erfolgt von oben nach unten zwischen der Wirbelsäule und dem Schulterblatt, wieder seitenvergleichend. Im unteren Lungenbereich wird dann die **Atemverschieblichkeit** der Lungengrenzen zwischen tiefster Einatmung und tiefster Ausatmung bestimmt. Im Normfall beträgt dieser Abstand ca. 4–5 cm oder 2–3 Querfinger.

Die Schallqualität des **normalen Lungenschalls** ist tief, laut, lang und ungedämpft. Dieser wird auch als sonorer Klopfschall bezeichnet. Allerdings dringt der Perkussionsschall nur ca. **5 cm tief in die Lunge ein**; starke Muskel- oder Fettüberlagerungen können außerdem den normalen Lungenschall beeinflussen.

Zusatzfrage Welche Schallqualitäten erwarten Sie bei welchen Erkrankungen?

Antwort ▶ Der **hypersonore Klopfschall** ist ein ungewöhnlich lauter Ton, der über großen Höhlen im Lungengewebe entsteht, so zum Beispiel bei Pneumothorax oder Lungenemphysem. Der **gedämpfte Perkussionsschall**; bzw. der Schenkelschall findet sich bei Verdichtungen des Lungengewebes, zum Beispiel bei Tumoren, Lungenentzündung, Pleuraerguss und Lungenödem.

4	Bei der Inspektion eines Patienten erkennen Sie eine Augenrötung. Was müssen Sie alles differenzialdiagnostisch in Betracht ziehen?

Antwort ▶ Hier handelt es sich um eine Konjunktivitis, eine Augenbindehautentzündung. Generell kann eine **infektiöse** von einer **nicht infektiösen Konjunktivitis** unterschieden werden. Bei der nicht infektiösen Bindehautentzündung sind an erster Stelle Fremdkörper, Rauch und Verletzungen zu nennen. Handelt es sich um eine Verletzung, muss abgeklärt werden, ob nicht noch andere Strukturen des Auges, zum Beispiel die Hornhaut, verletzt worden sind. Die Rötung der Bindehaut kann jedoch auch von Erkrankungen der inneren Strukturen des Auges herrühren. So kann zum Beispiel ein akutes Glaukom, eine akute Erhöhung des Augeninnendrucks, zur Augenrötung führen. Möglicherweise kann es sich auch um eine **Pseudokonjunktivitis** handeln, bei der die gerötete Augenbindehaut nicht entzündlich bedingt ist, sondern infolge einer Blutfülle, wie z. B. bei der Polyzythämie, entsteht.

Teil III

Zusatzfrage	*Wodurch ist ein Glaukom noch erkennbar?*
Antwort	▶ Das chronische Glaukom ist von außen so gut wie gar nicht zu erkennen, dagegen zeigt ein akutes Glaukom deutliche Symptome. Es tritt eine **Sehverschlechterung** auf, der Patient berichtet von **Nebelsehen** und Sehen **farbiger Ringe**. Ferner bestehen **Kopfschmerzen**, **Übelkeit** und **Erbrechen**.
Zusatzfrage	*Wie können Sie als Heilpraktiker vor Ort einen erhöhten Augeninnendruck feststellen?*
Antwort	▶ Eine zuverlässige Beurteilung des Augeninnendrucks lässt sich nur durch ein Tonometer vom Facharzt feststellen, dennoch kann eine **Palpation** der **Augäpfel** eine grobe Beurteilung des Kammerdrucks geben. Dabei werden beide Hände des Untersuchers am Kopf des Patienten aufgesetzt und mit den Zeigefingern abwechselnd auf die Augäpfel gedrückt. Bei einem akuten Glaukom ist der Bulbus **steinhart**. Außerdem können sich Veränderungen an der Pupille zeigen, sie kann erweitert und lichtstarr sein, eventuell ist die Pupille entrundet.
Zusatzfrage	*Wie hoch ist denn der normale Augeninnendruck und welche Werte sind bei einem akuten Geschehen zu erwarten?*
Antwort	▶ Der normale Augeninnendruck beträgt **15 – 20 mmHg**. Ein akutes Glaukom zeigt Werte von **50 – 80 mmHg**.

> Geben Sie ehrlich zu, wenn Sie die Werte nicht mehr wissen. Normalerweise ist das kein Grund die mündliche Prüfung nicht zu bestehen. Häufig möchten die Prüfer auch die Wissensgrenzen testen.

Stellen Sie sich einen Patienten vor, der mit bloßem Oberkörper vor Ihnen steht.
Welche pathologischen Veränderungen können Sie bei einer Inspektion feststellen?

Antwort

▶ Im Brustraum könnte ich eine **seitenungleiche Atmung** erkennen, die zum Beispiel bei der trockenen und feuchten Brustfellentzündung, beim Pneumothorax und evtl. bei der Lungenentzündung zu beobachten ist. Besonders deutlich sind **Thoraxanomalien** zu erkennen, zum Beispiel die **Hühner-** und die **Trichterbrust**, die infolge einer Fehlentwicklung oder im Rahmen einer Rachitis entstehen, oder ein **Herzbuckel** als Zeichen eines vergrößerten Herzens bei angeborenen Herzfehlern. Ein **fassförmiger Brustkorb** mit eingeschränkten Atembewegungen und parallel gestellten Rippen findet sich bei obstruktiven Lungenerkrankungen, wie zum Beispiel Lungenemphysem und Asthma bronchiale. Eine perlenförmige Schwellung der Rippen an der Knochen-KnorpelGrenze wird als **rachitischer Rosenkranz** bezeichnet.

Im Halsbereich könnte ich eine pulsierende und stark **sichtbare Halsschlagader** wahrnehmen, die zum Beispiel auf Anämie, Schilddrüsenüberfunktion, Bluthochdruck und **Aortenklappeninsuffizienz** hinweist. **Gestaute Halsvenen** können auf eine **Rechtsherzinsuffizienz**, Herzklappenfehler des rechten Herzens oder eine konstruktive Herzbeutelentzündung hinweisen.

Im Bauchraum kann ich zum Beispiel **Operationsnarben** oder eine **veränderte Behaarung** bemerken, beim Mann eine so genannte Bauchglatze als Ausdruck eines vermehrten Östrogenanstiegs im Blut, zum Beispiel bei der Leberzirrhose, und bei der Frau eine männliche Haarbildung als Ausdruck einer Vermännlichung. Im Rahmen einer Leberzirrhose lässt sich evtl. das **Medusenhaupt** entdecken, eine krampfaderähnliche Venenerweiterung im Nabelbereich. Ebenfalls auffällig sind rot-bläuliche und manchmal auch weiße **atrophische Hautstreifen**, die durch Schädigung der elastischen Fasern der Haut verursacht werden und zum Beispiel nach einer Schwangerschaft oder im Rahmen eines Cushing-Syndroms auftreten können. Eine sichtbare Pulsation im Bereich der Leber lässt auf eine venöse Einflussstauung schließen. Letztlich lassen kann ich bei der Beobachtung **zyanotische Veränderungen** und eine **Fettsucht** erkennen. Ein **Aszites**, eine Ansammlung von Flüssigkeit in der Bauchhöhle, lässt sich von der Adipositas durch die Flüssigkeitswellenpalpation abgrenzen: beim Patienten in der Knie-Ellenbogen-Lage bekommt der Bauch seitlich einen Klaps, während die an der anderen Seite flach aufgelegte Hand den Anprall der Welle erfühlen kann.

Ein Patient kommt das erste Mal zu Ihnen. Nach gründlicher Anamnese nehmen Sie Blut ab, um es im Labor untersuchen zu lassen. Was würden Sie untersuchen lassen bzw. an welche Erkrankungen würden Sie bei Veränderung der Normwerte denken?

Antwort   ▶ Wenn keine spezifischen Symptome vorliegen, sind das rote **Blutbild** und das **Differenzialblutbild** sicherlich Untersuchungen, die eine allgemeine Aussage über das aktuelle Wohlergehen des Körpers erlauben. Dabei wird eine quantitative Bestimmung der Blutzellen, also der Erythrozyten, der Thrombozyten und der Leukozyten erhoben. Bei den Erythrozyten kann neben der veränderten Anzahl über das Mikroskop auch die Gestalt beurteilt werden, zum Beispiel „zu klein" bei der Eisenmangelanämie als **mikrozytäre** Anämieform oder „zu groß" bei der Vitamin-B$_{12}$-Mangel-Anämie als **makrozytäre** Anämieform. Letztlich kann ein durchschnittliches Erythrozyteneinzelvolumen genau bestimmt werden und Gewissheit über die Anämieform geben. Auch die Bestimmung des Hämoglobingehalts eines einzelnen Erythrozyten trägt dazu bei.

Im Zuge eines Blutbildes wird immer das **Gesamthämoglobin** und der **Hämatokritwert** ermittelt. Zum Beispiel kann ein hoher Hämatokritwert durch eine **Polyglobulie** begründet sein. Ein niedriger Hämoglobinwert, bei der Frau unter 12 g/dl und beim Mann unter 14, weist in der Regel auf eine **Anämie** hin.

Bei Verdacht einer **Eisenmangelanämie** müssen immer die Werte von **Ferritin**, dem Eisenspeicherprotein, und **Transferrin**, dem Transporteiweiß für Eisen, festgestellt werden, um eine Eisenfehlverwertung, zum Beispiel im Rahmen eines malignen Tumors, auszuschließen.

Eine Verminderung der Thrombozyten im Blut, eine **Thrombopenie** entsteht im Wesentlichen bei einer Knochenmarkschädigung, kann aber auch im Rahmen einer Alkoholkrankheit auftauchen. Eine **Vermehrung von Leukozyten** tritt vor allem bei bakteriellen Infektionskrankheiten oder bei einem akuten Geschehen im Körper auf. Eine **verminderte Leukozytenzahl** entsteht zum Beispiel im Rahmen einer Virusinfektion oder bei einer Knochenmarkschädigung.

Neben dem Blutbild ist auch die **Blutsenkungsgeschwindigkeit** ein unspezifischer Suchtest. Er kann ein Hinweis auf ein entzündliches Geschehen im Körper geben. Eine Sturzsenkung, bei der die Blutsenkung nach einer Stunde mehr als 100 mm beträgt, ist vor allem bei bösartigen Tumoren oder im Rahmen einer chronischen Polyarthritis zu finden. Verlangsamte BSG-Werte sind zum Beispiel bei Polyglobulie, Polyzythämie, Lebererkrankungen, Herzinsuffizienz und bei der Einnahme bestimmter Medikamente, wie zum Beispiel *Aspirin*, zu erwarten. **CRP**, das C-reaktive Protein ist ebenfalls ein unspezifischer Parameter für entzündliche Reaktionen im Körper. Es wird in der Frühdiagnostik und zur Beurteilung des Krankheitsverlaufes häufiger angewandt als die BSG, da die Reaktionszeit dieses Blutproteins viel schneller ist. So schließt ein normaler CRP-Wert eine systemische bakterielle Erkrankung praktisch aus.

Eventuell ist die Bestimmung einiger **Leberenzyme** sinnvoll, um die Funktionstüchtigkeit der Leber zu beurteilen.

Da wir uns in unserer heutigen Zeit viel zu fettreich ernähren und dies ein hohes Risiko für Gefäßwandveränderungen darstellt, würde ich gerne, falls die Werte nicht schon bekannt sind, die Lipoproteine, die **Blutfette** bestimmen lassen, um eine eventuelle Dyslipoproteinämie erfassen zu können.

Untersuchung, Fallbeispiele

7	Ein Patient kommt das erste Mal zu Ihnen. Nach gründlicher Anamnese unternehmen Sie eine Harnanalyse mittels Mehrfachteststreifen. Was können Sie damit feststellen?

Antwort ▶ Damit lassen sich bis zu zehn Parameter untersuchen. Es können **Leukozyten** festgestellt werden, die auf eine Entzündung in den ableitenden Harnwegen hinweisen. Ist das Testfeld **Nitrit** positiv, gilt dies als indirekter Nachweis von Mikroorganismen, die Nitrat zu Nitrit reduzieren können. Zusammen mit dem positiven Befund von Leukozyten kann von einer bakteriellen Entzündung im Urogenitaltrakt ausgegangen werden. Allerdings weisen nicht alle Bakterien Nitrit im Urin auf, so zum Beispiel bei Gonokokken, Trichomonaden und Mykobakterien. Auch eine **Mikrohämaturie** kann über die Urinteststreifen festgestellt werden. Hier kann es sich um sehr unterschiedliche Ursachen handeln, denkbar sind zum Beispiel Harnwegsinfektionen, Steinbildung in den harnableitenden Wegen, gut- und bösartige Tumoren, Pyelonephritis, Glomerulopathie, Prostatitis, Prostatakarzinom, Traumen und ungewohnte körperliche Anstrengungen. Ein indirekter Nachweis von **Proteinen** mittels der Teststreifen findet sich zum Beispiel bei der Eiweißverlustniere oder bei der so genannten Anstrengungs- oder Arbeitsproteinurie als physiologische Proteinurie. Schließlich kann auch eine Rechtsherzinsuffizienz oder eine erhöhte Konzentration von Bluteiweißen, wie das zum Beispiel beim Plasmozytom der Fall ist, zur Ausscheidung von Eiweißen über den Harn führen. Ein positiver Befund von **Glukose** mittels der Teststreifen gilt als Hinweis auf ein Überschreiten der Nierenschwelle von ca. 180 mg/dl, wie zum Beispiel bei Diabetes mellitus. Finden sich gleichzeitig **Ketonkörper**, so ist der Verdacht auf einen manifesten Diabetes mellitus gegeben. Sonst sind Ketonkörper Ausdruck eines verstärkten Fettabbaus wie zum Beispiel beim Fasten und bei bestimmten Diäten. Der indirekte Nachweis von **Bilirubin** mittels der Harnteststreifen gilt als Anhaltspunkt für Leberschäden oder eines Gallengangverschlusses. Auch der Nachweis von **Urobilinogen** verweist auf Leberschäden. Letztlich kann der Teststreifen auch den **pH-Wert** und **das spezifische Gewicht** des Urins ermitteln.

8	Wie palpieren Sie die Leber?

Antwort ▶ Zur Feststellung einer Lebervergrößerung bzw. zur Beurteilung der Konsistenz der Leber legt sich der Patient auf eine Liege und stellt dabei die Beine auf. Dadurch lassen sich die Bauchorgane durch die muskuläre Bauchdecke besser palpieren. Der Untersucher legt von der rechten Patientenseite aus beide Hände auf **Höhe** der **Medioklavikularlinie** flach auf die Bauchdecke, so dass sich die **Fingerspitzen** kurz **unterhalb** des **Rippenbogens** befinden. Der Patient wird angehalten einmal **tief einzuatmen**. Das Zwerchfell drückt den unteren Leberrand gegen die Finger. Jetzt kann die Größe und die Konsistenz beurteilt werden. Bei Verdacht auf Lebervergrößerung wird die linke Hand des Untersuchers unterhalb des Rückens auf Höhe der Leber geschoben und hebt diese zur Unterstützung der Leberpalpation mit der rechten Hand an.

Teil III

Zusatzfrage   *Welche Befunde sind bei welchen Erkrankungen zu palpieren?*

Antwort   ▶ Im Normalfall ist die Leber **weich-elastisch**. Bei einer **Fettleber** ist die Leber **vergrößert**, **prall dick** mit weicher und teigiger Konsistenz und druckschmerzhaft. Die Konsistenz bei einer **akuten Hepatitis** ist **weich**, die bei einer **chronischen** eher **fest**. Eine Leber mit **zirrhotischen Veränderungen** wird als **hart** palpiert. **Metastasenbildung** am unteren Leberrand fühlen sich **steinhart** an, der **Leberrand** wird dann **höckrig** getastet.

---

9   Wie palpieren Sie die Milz?

Antwort   ▶ Die Milz wird untersucht, um eine Milzvergrößerung festzustellen. Im **Normfall** ist die Milz **nicht zu palpieren**. Eine vergrößerte Milz findet sich bei einigen Infektionskrankheiten, wie zum Beispiel Malaria, Typhus abdominalis, Mononukleose, AIDS und virusbedingtem hämorrhagischem Fieber. Aber auch ein Pfortaderhochdruck infolge einer Leberzirrhose kann zur Splenomegalie führen.

Der Patient wird auf einer Liege in Rückenlage mit angewinkelten Beinen von der rechten Seite aus untersucht. Die Fingerspitzen der rechten Hand drücken **unterhalb** des **Rippenbogens** nach schräg lateral, während die linke Hand seitlich um den Brustkorb fasst und dagegen hält. Die Untersuchung wird dann bei **tiefer Einatmung** durchgeführt. Bei einer Splenomegalie spürt der Untersucher, wie die vergrößerte Milz die in den Bauchraum eingedrückten Fingerspitzen wegdrückt.

---

10   Zeigen Sie uns bitte an dem Prüfungsbeisitzer/an der Prüfungsbeisitzerin, wie Sie eine stabile Seitenlage vornehmen! Wann wird diese angewandt?

Antwort   ▶ Die stabile Seitenlagerung stellt eine Lagerung für Patienten dar, die bewusstlos sind und deren Atem- und Kreislauffunktionen einwandfrei sind. Diese spezielle Lagerung soll den Bewusstlosen davor schützen, dass Erbrochenes, Blut oder Schleim in die Lunge gelangt. In der stabilen Seitenlage kann die Flüssigkeit seitlich aus der Mundhöhle herausfließen.

Zur Lagerung wird der Patient in die Rückenlage gebracht, dabei ist es wichtig, dass der Untergrund einigermaßen fest ist. Im Bett ist eine stabile Seitenlagerung unvorteilhaft. Ich befinde mich auf der linken Seite des Patienten und lege die linke Hand des Patienten nach oben im rechten Winkel zum Kopf. Dabei zeigt die Handinnenfläche nach oben. Dann greife ich seine rechte Hand am Handgelenk, überkreuze sie vor der Brust und lege sie mit dem Handrücken an die linke Gesichtshälfte. Mit meiner anderen Hand umfasse ich den rechten Oberschenkel kurz oberhalb des Knies, stelle das Bein auf und ziehe den Patienten zu mir herüber. Das obere rechte Bein lege ich dann in eine rechtwinklige Stellung zum Becken. Ich überstrecke den Kopf des Patienten und lege die Hand mit dem Handrücken unter das Kinn, damit der Kopf nicht wieder zurückfällt.

11 — Wie führen Sie einen unblutigen Aderlass durch?

Antwort ▶ Der unblutige Aderlass wird durchgeführt, um den Venendruck herabzusetzen und so den Lungenkreislauf zum Beispiel beim akuten Lungenödem zu entlasten. Die Durchführung erfolgt in **sitzender Haltung** des Patienten. An den **Oberarmen** und **Oberschenkeln** werden **Staubinden** oder falls vorhanden, Blutdruckmanschetten angelegt. **Drei** der **Extremitäten** werden **gestaut**, der **Puls** muss aber **noch tastbar** sein. Im Uhrzeigersinn erfolgt jetzt alle 5–10 Minuten eine Öffnung einer Extremität, während gleichzeitig die Stauung der vorher nicht gestauten Extremität vorgenommen wird.

Zusatzfrage *Wie hoch ist die intravenöse Blutmenge, die bei einem Aderlass abgenommen wird? Wann ist ein Aderlass für Sie sinnvoll?*

Antwort ▶ Die Blutmenge bei einem Aderlass beträgt in der Regel **300–500 ml**, im Extremfall können bis maximal 800 ml abgenommen werden, aber auf keinen Fall mehr, da sonst die Gefahr eines hypovolämischen Schocks besteht. Der Aderlass ist im Notfall **zur Kreislaufentlastung** angebracht, so zum Beispiel bei **Lungenstauung**, **Polyglobulie**, **Polyzythämie** und **Urämie**.

12 — Was kann bei der Inspektion auf Lungenerkrankungen hinweisen?

Antwort ▶ Ein so genannter **Fassthorax**, der einen vergrößerten Durchmesser des Brustkorbes aufweist und mit geringer Thoraxbewegung bei Ein- und Ausatmung einhergeht, weist auf ein Lungenemphysem hin. Auffällig sind dann auch die durch die Blähung des Brustkorbes **parallel gestellten Rippen**, die **vergrößerten Interkostalräume** und die **verstrichenen Schlüsselbeingruben.**
Einen Hinweis auf eine Lungenerkrankung gibt auch eine **asymmetrische Brustkorbbewegung**, dabei wird bei der Einatmung eine Brustkorbhälfte nachgeschleppt. Dies kann typischerweise bei der trockenen und feuchten Brustfellentzündung, beim Pneumothorax und eventuell auch bei einer Lungenentzündung beobachtet werden.
Eine **zyanotische Verfärbung** der Häute und Schleimhäute weist auf eine Behinderung des Gasaustausches hin, jedoch können auch Erkrankungen des Herzens dazu führen.

13 — Wo ist der Femoralispuls zu tasten?

Antwort ▶ An der Oberschenkelschlagader, der **Arteria femoralis**, kann die arterielle Pulswelle ertastet werden, die bei arteriellen Durchblutungsstörungen abgeschwächt ist. Gleichzeitig kann das Gefäß an dieser Stelle abgehorcht werden, um Gefäßverkalkungen durch Strömungsgeräusche erkennen zu können. Die geeignete Stelle befindet sich auf der **Mitte** der **Linie** zwischen dem **oberen vorderen Darmbeinstachel** und dem **inneren Beinwinkel.**

Teil III

Welche Taststellen zur Pulsermittlung kennen Sie noch?

Antwort ▶ Neben der Speichenschlagader, der **Arteria radialis**, die als gebräuchlichster Ort zur Herzfrequenzmessung dient, gibt es noch eine Reihe von Pulsstellen, die nahe der Körperoberfläche liegen und daher zur Beurteilung von arteriellen Durchblutungsstörungen gut geeignet sind. Zu nennen ist die **Arteria carotis**, die vor dem Kopfwender auf Höhe des Kehlkopfes zu ertasten ist, die **Arteria axillaris**, deren Puls bei tiefer Palpation in der Achselhöhle zu fühlen ist, die **Bauchaorta**, die am liegenden Patienten mit angewinkelten Beinen knapp links der Mittellinie unterhalb des Nabels zu erspüren ist, die **Arteria poplitea**, die in der Mitte der Kniekehle gefühlt wird, die **Arteria tibialis posterior**, die zwischen dem inneren Fußknöchel und der Achillessehne getastet wird und die **Arteria dorsalis pedis**, die auf dem Fußrücken zwischen den Sehnen der ersten und zweiten Zehe gefühlt werden kann. Die Pulsmessung wird **immer seitenvergleichend** vorgenommen.

14 | *Wie führen Sie eine Blutdruckmessung durch?*

Antwort ▶ Ich bitte den Patienten sich hinzulegen. Dann lege ich die Blutdruckmanschette etwa **drei** Zentimeter **von der Ellenbeuge** entfernt um den Oberarm. Der Radialispuls wird ertastet und nun die **Manschette** so weit **aufgeblasen**, bis der arterielle Puls an der **Arteria radialis nicht mehr zu fühlen** ist. Jetzt wird das **Stethoskop** in der Ellenbeuge über der Arteria brachialis aufgesetzt und die **Druckluft** in der Blutdruckmanschette **langsam abgelassen**. Der **systolische Wert** wird bei dem ersten pulssynchronen Geräusch, dem so genannten **Korotkow-Ton**, am Manometer abgelesen, während der **diastolische Wert** sich dann ergibt, wenn das Gefäßgeräusch vollständig ausgesetzt hat. Bei kleinen Kindern sollte die Blutdruckmanschette kleiner sein, bei kräftigeren oder korpulenten Personen mit dicken Oberarmen sollten extra breite Manschetten verwendet werden. Die Blutdruckmessung erfolgt bei der Erstuntersuchung immer an beiden Armen.

Zusatzfrage *Warum messen Sie den Blutdruck an beiden Armen?*

Antwort ▶ Der Blutdruck wird prinzipiell immer an beiden Armen gemessen, um einen **Blutdruckunterschied** zum Beispiel bei einer **Aortenisthmusstenose** zu entdecken. Hier handelt es sich um eine angeborene Verengung der Aorta im Bereich der drei großen Gefäßabgänge für Kopf und Arme. Kommt es zu einem unterschiedlichen Blutdruck der Arme, so muss die Stenose vor der Arteria subclavia sinistra, der linken Schlüsselbeinschlagader, liegen.

Untersuchung, Fallbeispiele

15 Wie führen Sie den Schellongtest durch und was besagt dieser?

Antwort ▶ Beim Schellongtest handelt es sich um eine Kreislauffunktionsprüfung. Er ist zweckmäßig bei einer Untersuchung auf **hypotone Kreislaufregulationsstörungen**. Damit sind Kreislaufstörungen gemeint, die mit einer zu niedrigen Blutdruckregulation einhergehen. Das Kreislaufzentrum bzw. das vegetative Nervensystem reagiert ungenügend auf einen veränderten Kreislaufzustand. Beim Schellongtest wird die **Kreislauffunktion** im **Liegen** und **Stehen überprüft**. Zuerst wird nach 10 Minuten Liegen der Blutdruck und die Pulsfrequenz gemessen, dann wird der Patient aufgefordert sich aufzurichten und in lockerer Haltung stehen zu bleiben. Wieder erfolgt ein Messen des Blutdrucks und der Pulsfrequenz. Als **normale Reaktion** wird am Anfang ein **leichter Blutdruckabfall** mit einer unwesentlichen Zunahme der Pulsfrequenz erwartet. Im Laufe der weiteren Messung reguliert sich die Kreislauffunktion wieder in den Normalfall. Bei einer **Fehlregulation** bleibt der **systolische Blutdruck** über einen **längeren Zeitraum erniedrigt**, die Herzfrequenz steigt an.

16 Was kann bei der Inspektion auf Herzerkrankungen hinweisen?

Antwort ▶ Eine Vorwölbung des Brustkorbes durch ein vergrößertes Herz bei angeborenen oder in der Kindheit erworbenen Herzfehlern wird **Herzbuckel** bzw. Voussure genannt. Eine verstärkte Kontraktion der linken Herzkammer kann im Rahmen einer Aortenklappeninsuffizienz, Anämie, Bluthochdruck oder einer Schilddrüsenüberfunktion als **sichtbare Pulsation** der **Arteria carotis** seitlich des Halses zu erkennen sein. Auffallend stark **gefüllte Halsvenen**, die beim Husten weiter anschwellen und sich nicht verstreichen lassen, deuten auf eine Rechtsherzinsuffizienz hin. Jedoch können auch eine chronisch-konstriktive Perikarditis, eine Trikuspidalinsuffizienz oder Tumoren im Mediastinum die Ursache für gestaute Halsvenen sein. Auch eine sichtbare Pulsation im Bereich der Leber lässt auf eine venöse Einflussstauung schließen.

Ein **sichtbarer Herzspitzenstoß**, welcher die Brustwand im Bereich der Herzspitze deutlich anhebt, lässt eine Links- bzw. Rechtsherzhypertrophie erahnen. Ein **hebender Herzspitzenstoß** findet sich auch bei großer körperlicher Anstrengung, Schilddrüsenüberfunktion, Bluthochdruck und während der Schwangerschaft. Zyanotische Veränderungen der Haut können auf einen angeborenen Herzfehler oder eine erworbene Herzschwäche hinweisen.

Was können Sie am Herzen mittels Auskultation feststellen? Wo würden Sie genau Ihr Stethoskop ansetzen?

Antwort

▶ Am Herzen kann ich den **ersten** und **zweiten Herzton** abhören. Der erste Herzton ist ein so genannter Anspannungston der Kammermuskulatur mit gleichzeitigem Klappenschlusston der Mitral- und Trikuspidalklappe, er ist laut und dumpf. Am deutlichsten ist der **erste Herzton** über der Herzspitze im **fünften Zwischenrippenraum auf Höhe der Medioklavikularlinie zu hören.** Der zweite Herzton stellt den Klappenschlusston der Aorten- und Pulmonalklappe dar, er ist kurz und hell. Am deutlichsten ist der **zweite Herzton über der Herzbasis zu hören.**

Herzgeräusche sind in der Regel als pathologische zu werten; darunter werden Geräusche verstanden, die durch Wirbelbildung der Blutflüssigkeit entstehen. Es gibt unbedeutende Herzgeräusche, die vor allem bei Heranwachsenden auftreten, sie werden als *akzidentielle Herzgeräusche* bezeichnet. Funktionelle Herzgeräusche können durch eine erhöhte Strömungsgeschwindigkeit zum Beispiel im Rahmen einer Anämie, Fieber, Schwangerschaft oder Schilddrüsenüberfunktion auftreten. **Organische Herzgeräusche** entspringen aus Herzklappenfehlern. Um eventuell organische Herzgeräusche den einzelnen Herzklappen zuordnen zu können, werden die **vier Herzklappen** an **verschiedenen Auskultationsstellen** abgehört und beurteilt. Dabei liegen die einzelnen Abhörstellen der verschiedenen Klappen nicht an ihrer anatomischen Lage, sondern dort, wo der Blutstrom die Klappenschlusstöne am deutlichsten hinträgt, dieser Ort wird auch **Punctum maximum** genannt. So wird die **Aortenklappe** im zweiten Interkostalraum rechts parasternal mit dem Stethoskop untersucht, die **Pulmonalklappe** im zweiten Interkostalraum links parasternal, die **Trikuspidalklappe** im vierten Interkostalraum rechts parasternal und die **Mitralklappe** im fünften Interkostalraum links auf der Medioklavikularlinie. Der so genannte **Erb'sche Punkt** gilt als zentraler Auskultationsort am Herzen, an dem alle Herzgeräusche gut wahrzunehmen sind. Dieser befindet sich im dritten Interkostalraum links parasternal.

Zusatzfrage

Kennen Sie Faktoren, die für eine richtige Herzauskultation hinderlich sind?

Antwort

▶ Ungünstig für die Ausführung einer ordentlichen Herzauskultation ist eine **starke Fett-** bzw. **Muskelschicht**. Außerdem können Erkrankungen wie zum Beispiel ein Perikard- bzw. ein **Pleuraerguss** und das **Lungenemphysem** die Auskultation behindern.

Antwort

▶ Das hintere und vordere Kreuzband sind Kniegelenkbänder im Gelenkinneren, welche das Schienbein mit dem Oberschenkelknochen verbinden. Die **Kreuzbänder verhindern** im **gebeugten Zustand** des Kniegelenks **eine horizontale Beweglichkeit** der beiden beteiligten Knochenenden. Ein Kreuzbandriss entsteht in der Regel infolge einer Verletzung von außen, so zum Beispiel bei einer plötzlichen Innenrotation beim gebeugten Knie, wie das häufig beim Fußballspielen vorkommt. Ist das Kreuzband gerissen, so kommt es im **gebeugten Kniegelenk** zu einer **abnormen Verschieblichkeit** der beiden Knochen. Dies wird als **Schubladenphänomen** bezeichnet. Bei einem 90° angewinkelten Knie entsteht durch manuelle Ausübung eine schmerzhafte Verschieblichkeit des Schienbeins gegenüber dem Oberschenkelknochen. Zusätzlich ist ein Gelenkerguss zu erwarten, außerdem ist ein stabiles Gehen kaum möglich, mal abgesehen von den sehr starken Schmerzen.

Zusatzfrage **Was können Sie am Kniegelenk noch alles untersuchen?**

Antwort

▶ Ich kann auf Intaktheit der **Menisken** untersuchen. Die beiden sichelförmigen Menisken haben die Aufgabe, die Druckkräfte im gestreckten Kniegelenk zu verteilen und eine bessere Anpassung der beiden Gelenkflächen zueinander zu ermöglichen.
Es sind mehrere Untersuchungen bei Verdacht einer Meniskusverletzung möglich. Zum Beispiel das so genannte **Steinmann-Zeichen**: hier handelt es sich um eine deutliche Schmerzangabe des Patienten, während der Behandelnde eine Innen- oder eine Außenrotation des Unterschenkels durchführt. **Schmerzen** bei **forcierter Außenrotation** geben einen Hinweis auf **Schädigung des inneren Meniskus**, während **Schmerzen bei forcierter Innenrotation** des Unterschenkels den Verdacht auf **Verletzung des äußeren Meniskus** lenken. Schmerzen bei der Adduktion, also der Bewegung des Unterschenkels in Richtung Mittellinie bei gleichzeitigem Halten des Oberschenkels mit der anderen Hand, geben einen Hinweis auf Schäden des inneren Meniskus, während Schmerzen bei der Abduktion, also der Bewegung zur Außenseite hin, auf Schäden des äußeren Meniskus hinweisen. Diese Untersuchung wird als **Böhler-Zeichen** bezeichnet.
Letztlich kann ich auch die **Seitenbänder** untersuchen, indem ich beim gestreckten Bein und fixiertem Oberschenkel versuche, den Unterschenkel zu abduzieren oder adduzieren. Schmerzen und vor allem eine seitliche Aufklappbarkeit des Knies sprechen für eine Schädigung der Seitenbänder.

Zusatzfrage **Was verstehen Sie unter dem Begriff „tanzende Patella"?**

Antwort

▶ Es handelt sich um ein Phänomen, welches bei der Untersuchung der Kniescheibe infolge eines Gelenkergusses entsteht. Dabei wird die Patella mit Daumen und Zeigefinger einer Hand fixiert, während der Zeigefinger der anderen Hand Druck auf das Sesambein ausübt. Bei einem Gelenkerguss bewegt sich die Patella deutlich nach dem Drücken.

Eine 43-jährige Patientin kommt zu Ihnen und klagt über Kopfschmerzen, Übelkeit und Erbrechen und halbseitigen Gesichtsschmerz. Was machen Sie?

Antwort   ▶ Zuerst überprüfe ich die **Herzfrequenz** und den **Blutdruck** und kontrolliere damit, ob die Patientin sich in einem Schockzustand befindet und in akuter Lebensgefahr schwebt.

Prüfer   *Die Herzfrequenz ist 75 und der Blutdruck 140/90.*

Antwort   ▶ Ist kein akuter Schockzustand gegeben, beginne ich mit der **Anamnese**: seit wann sind die Beschwerden?, wie ist der Allgemeinzustand?, gibt es bestimmte Krankheiten in der Familie?, besteht Gewichtsverlust?, besteht Atemnot, wie ist der Stuhlgang und der Harnabgang? Generell habe ich zwei Erkrankungen in Verdacht: **Meningitis**-Enzephalitis und **Glaukom**. Ich untersuche die Meningitis-Zeichen, wie das **Brudzinski-Zeichen**, das **Kernig-Zeichen** und das Lasègue-Zeichen.

Prüfer   *Alle Zeichen sind negativ.*

Antwort   ▶ Ich untersuche die **Augäpfel**, indem ich beide Hände am Kopf des Patienten aufsetze und mit den Zeigefingern abwechselnd auf die Augäpfel drücke. Bei einem akuten Glaukom müsste der Bulbus **steinhart** sein.

Prüfer   *Der Bulbus auf der schmerzhaften Gesichtshälfte ist hart.*

Antwort   ▶ Jetzt habe ich den Verdacht auf ein **akutes Glaukom** und rufe den **Notarzt**, da eine rasche Erblindung möglich ist.

Wie nehmen Sie eine i.m. Injektion vor?

Antwort   ▶ In der Regel erfolgt eine i.m. Injektion in die **Glutäalmuskeln**, das heißt in die Gesäßmuskeln. Dabei ist die **Hochstetter-Methode** am geeignetsten. Erfolgt die Injektion zum Beispiel in die rechte Gesäßseite, dann lege ich meine linke Hand so auf den seitlichen Oberschenkel, dass die Handfläche den großen Rollhügel umschließt und der Zeigefinger in Richtung des vorderen oberen Darmbeinstachels zeigt. Die Injektion erfolgt bei gespreiztem Mittelfinger senkrecht in den Zwischenraum des Zeige- und Mittelfingers. Bevor ich den zu verabreichenden Stoff injiziere, erfolgt ein **kurzes Ansaugen**, um festzustellen, ob die Nadelspitze in einem Gefäß sitzt.
(Desinfektion siehe Teil III Frage Nr. 1)

> Merke: Erst aspirieren (ansaugen), dann injizieren.

Zeigen Sie uns am Beisitzer wie Sie die wichtigsten Eigenreflexe untersuchen!

Antwort

▶ Eine Auslösung des **Achillessehnenreflexes** erfolgt durch einen Schlag auf die Achillessehne bei einem abgewinkelten Bein. Am besten ist, der zu Untersuchende kniet und lässt dabei die Füße frei über eine Kante hinausragen. Als Reflexantwort ist eine Plantarflexion, also eine Beugung des Fußes in Richtung Fußsohle zu erwarten.

Der **Bizepssehnenreflex** wird durch einen Schlag auf die Bizepssehne ausgelöst. Der Patient sitzt und hat dabei den Unterarm locker auf seinen Oberschenkel gelegt. Mit dem Zeigefinger wird die Bizepssehne an der Vorderseite des Ellenbogens leicht angedrückt, dann erfolgt der Schlag mit dem Reflexhammer auf den angelegten Finger. Als Reflexantwort ist eine leichte Beugung des Unterarms zu erwarten.

Der **Patellarsehnenreflex** wird durch einen Schlag mit dem Reflexhammer auf die Sehne unterhalb der Kniescheibe ausgelöst. Der zu Untersuchende kann sitzen oder liegen; beim Liegen werden die Knie vom Untersucher mit dem Unterarm gestützt. Als Reflexantwort wird eine Kontraktion des Quadrizeps, des vierköpfigen Oberschenkelmuskels, mit oder ohne Streckbewegung des Unterschenkels erwartet.

Die Auslösung des **Radiusreflexes** erfolgt durch einen Schlag mit dem Reflexhammer auf die Seitenkante des distalen Speichenkopfs, die Hand muss dabei locker liegen. Als Reflex ist eine leichte Beugung bzw. Zuckung im Ellenbogengelenk zu erwarten.

Die Auslösung des **Trizepssehnenreflexes** geschieht durch einen Schlag oberhalb des gebeugten Ellenbogens auf die Sehne des Musculus triceps brachii. Als Reflex ist eine leichte Streckung im Ellenbogengelenk zu erwarten

> Die Reflexausübung der Eigenreflexe muss beherrscht werden!

Zusatzfrage

Was verstehen Sie unter pathologischen Fremdreflexen? Nennen Sie uns einen!

Antwort

▶ Pathologische Fremdreflexe sind krankhafte Reflexe, die infolge einer **Schädigung des Zentralnervensystems** entstehen. Ein pathologischer Fremdreflex ist zum Beispiel das **Babinski-Zeichen**, das im Säuglingsalter noch als physiologisch gilt. Die Auslösung erfolgt durch das Bestreichen des äußeren Fußsohlenrandes mit einem spitzen Gegenstand von der Ferse bis zum kleinen Zeh. Als positives Babinski-Zeichen wird eine Beugung der Großzehe zum Fußrücken und das Spreizen der Zehen angesehen. Dieses Zeichen tritt vor allem bei einer **Pyramidenbahnschädigung** auf, wie zum Beispiel bei Verletzungen, Tumoren, Hirnschlag, Entzündungen, Multipler Sklerose, Vitamin-B_{12}-Mangel-Anämie und bei allen Komaformen.

Ein Patient kommt zu Ihnen mit Kopfschmerzen.
Was können Sie am Kopf alles ohne Geräte untersuchen?

Antwort ▶ Ich kann die **Schädelkalotte** perkussieren, um eventuell Hinweise auf ein tumoröses Geschehen in den Schädelknochen zu bekommen. Ich muss die **Augenbulbi** per Daumendruck untersuchen, um ein akutes Glaukom auszuschließen. Ich kann die **Nervenaustrittspunkte** der drei Trigeminusäste palpieren, um Hinweise auf eine neurologische Schädigung zu bekommen, einmal am oberen Augenhöhlenrand, dann unterhalb des unteren Augenhöhlenrandes zur Nase hin und am Unterkiefer ungefähr auf Höhe der Mundwinkel. Im Weiteren kann ich die beiden **Stirnbeinhöhlen** und die **Kieferhöhlen** abklopfen, um den Verdacht auf eine Sinusitis zu erhalten. Ich muss den **Processus mastoideus**, den Warzenfortsatz hinter dem Ohr, abklopfen. Bei einer Mastoiditis, zum Beispiel in Folge einer Otitis media, wäre das äußerst schmerzhaft.

23

Worum handelt es sich beim Glukose-Toleranztest?
Wie wird der Test durchgeführt?

Antwort ▶ Das Ziel des Glukose-Toleranztestes ist die Ausschließung bzw. **Feststellung einer pathologischen Glukosetoleranz**. Man kann dies als Vorstufe eines **Diabetes mellitus Typ II** auffassen. Der Körper ist nach Aufnahme von Glukose nicht in der Lage den Blutzuckerspiegel in der Norm zu halten. Erst nach einiger Zeit sinkt der Blutzuckerspiegel allmählich wieder ab. Der Grund liegt in einer herabgesetzten Insulinempfindlichkeit der Zielzellen. Zur Durchführung dieser Untersuchung muss der Patient nüchtern sein, das heißt es darf **12 Stunden** vor dem Test **keine Nahrungsaufnahme** mehr erfolgen. Es erfolgt dann eine Blutentnahme zur **Blutzuckerbestimmung** und anschließend eine **orale Gabe von 75 g** Glukose. **Nach zwei Stunden** findet eine **erneute Blutzuckerbestimmung** statt. Im normalen Fall wäre der Blutzuckerwert nach 2 Stunden unter 140 mg/dl, bei einem Patienten mit pathologischer Glukosetoleranz liegt ein Blutzuckerwert über 140 mg/dl vor.

Glukosetoleranz			
	Normale Glukosetoleranz	**Pathologische GT**	**Diabetes mellitus**
Normalwert	ca. 80–120 mg/%		
Nüchternwert	< 100 mg/%	100–120 mg/%	> 120 mg/%
OGTT	< 140 mg/%	140–200 mg/%	> 200 mg/%

Untersuchung, Fallbeispiele

Welche Voraussetzung zur Durchführung des Glukose-Toleranztestes kennen Sie?

Antwort ▶ Der Patient darf **zwölf Stunden** vor der ersten Blutentnahme **keine Nahrung** mehr zu sich nehmen. Außerdem ist es wichtig, dass der Patient **gesund** ist, das heißt keine fieberhaften Infektionen aufweist. Eine Durchführung bei Frauen während der **Menstruation** ist **nicht geeignet**. Zusätzlich müssen **bestimmte Medikamente**, wie zum Beispiel Glukokortikoide, Abführmittel, Diuretika und empfängnisverhütende Mittel drei Tage vor dem Test **abgesetzt werden**, falls möglich.

Zusatzfrage Welcher Laborwert außer dem Blutzuckerwert ist bei Diabetes mellitus ebenfalls wichtig?

Antwort ▶ Das glykosylierte Hämoglobin, **HbA$_1$**. Dieses mit Glukose gebundene Hämoglobin kommt physiologisch in geringen Mengen in den Erythrozyten vor. Die Werte dieses Glykohämoglobins sind bei Diabetikern in Abhängigkeit vom Blutzuckerspiegel erhöht, so dass eine Behandlungskontrolle über einen Zeitraum bis zu drei Monaten möglich ist.

24

Eine Mutter kommt mit ihrer 15-jährigen Tochter zu Ihnen. Sie macht sich Sorgen, dass ihre Tochter magersüchtig sei, weil sie in der letzten Zeit so stark abgenommen hätte.
Die Eigenanamnese ergibt: die Tochter hatte im letzten halben Jahr 3 grippale Infekte und erlitt einen Gewichtsverlust von 4 Kilogramm in den letzten 3 Monaten. Sie wirkt blass und ist oft müde.
Der Stuhlgang ist normal, sie muss häufiger Wasser lassen.

Antwort ▶ Aufgrund der Aussage „sie muss häufiger Wasser lassen" und der Tatsache, dass ein Gewichtsverlust nach einer Erkältungskrankheit aufgetreten ist, liegt die Vermutung nahe, dass es sich um einen **Diabetes juvenilis** handelt. Bei der routinemäßigen körperlichen Untersuchung dürfte sich kein auffälliger Befund zeigen. Um den Verdacht zu erhärten, muss der Blutzucker möglichst in nüchternem Zustand getestet werden. Dies geschieht mit einer dünnen Einstichnadel seitlich in die Fingerbeere. Ein Blutstropfen wird herausgedrückt und auf das Feld eines Blutzucker-Teststreifens gebracht. Danach wird der Wert abgelesen. Sollte sich der Verdacht bewahrheiten, müsste der Blutzuckerwert 180 mg/dl und größer sein.

25

Was können Sie am Herzen palpieren?

Antwort ▶ Am Herzen kann ich normalerweise im fünften Zwischenrippenraum auf Höhe der Medioklavikularlinie die pulsierende Herzspitze fühlen. Sie ist verstärkt zu fühlen bei großer körperlicher Anstrengung, Fieber, Hypertonie, Hyperthyreose und während der Schwangerschaft. Bei einer **Linksherzinsuffizienz** kann ein nach **links außen unten verlagerter hebender Herzspitzenstoß** ermittelt werden, bei einer **Rechtsherzinsuffizienz** liegt der **Herzspitzenstoß verlagert nach links außen**.

Es kommt ein Patient zu Ihnen in die Praxis und berichtet, dass er auf der rechten Thoraxseite heftige Schmerzen gehabt hätte. Diese wären vor allem atemabhängig gewesen. Er hätte versucht so wenig wie möglich Atembewegungen mit der rechten Brustseite auszuführen. Jetzt seien die Schmerzen mit einem Mal weg, dafür hätte er jetzt aber starke Atemnot bei der kleinsten körperlichen Anstrengung. Was machen Sie?

Antwort

▶ Aufgrund der Anamnese habe ich den Verdacht auf eine Pleuritis, eine **Brustfellent-zündung**. Die **atemabhängigen Schmerzen** weisen auf eine trockene Brustfellentzündung, eine **Pleuritis sicca** hin. Zu diesem Zeitpunkt hätte man möglicherweise ein Pleurareiben während der Auskultation hören können. Vermutlich ist jetzt eine feuchte Brustfellentzündung mit einem **Pleuraerguss** eingetreten. Die Flüssigkeit im Pleuraspalt verdrängt die Lunge und kann je nach Volumen zur Atemnot führen.

Bei einem großen Erguss kann ich bei der Inspektion eventuell ein **Nachschleppen** der **betroffenen Thoraxseite** beobachten. Ich **untersuche** den Patienten im Sitzen mittels der **Perkussion**. Bei einem großen Pleuraerguss würde ich eine so genannte **aufstei-gende Dämpfung** zwischen der vorderen und hinteren Axillarlinie feststellen. Um sicherzugehen, dass es sich um eine Flüssigkeitsansammlung handelt, perkutiere ich den Patienten in einer **anderen Körperlage**, zum Beispiel auf den Rücken. Bei einem Erguss müsste die Dämpfung ein anderes Ergebnis bringen.

Eine sichere Diagnose wird jedoch vom Arzt mittels Ultraschalluntersuchung, Röntgen und Pleurapunktion gestellt.

Zusatzfrage

Welche Ursachen einer Pleuritis können Sie uns nennen?

Antwort

▶ Eine **primäre Pleuritis ist selten**. Meist sind **andere Erkrankungen** dafür **verant-wortlich**, zum Beispiel **Pneumonie**, **Tumoren** in und außerhalb der Lunge, **Tuberku-lose**, Lungeninfarkt oder **Herzinsuffizienz**. Aber auch Systemerkrankungen, wie zum Beispiel Kollagenosen oder entzündliche Oberbaucherkrankungen können zur Brust-fellentzündung führen.

Zusatzfrage

Was verstehen Sie unter Kollagenosen?

Antwort

▶ Es handelt sich um eine Reihe von **Autoimmunerkrankungen**, bei denen vor allem die **kollagenen Bindegewebsfasern** vom körpereigenen Abwehrsystem angegriffen werden. Die bekanntesten Krankheitsbilder sind **Lupus erythematodes** und **Sklero-dermie**.

Untersuchung, Fallbeispiele

Ein Mann ruft Sie abends noch in Ihrer Praxis an, seiner Frau ginge es seit ein paar Stunden gar nicht gut, sie sei nicht mehr richtig ansprechbar. Er bittet Sie, unbedingt vorbeizukommen. Sie fahren hin. Die Frau liegt im Bett, hat trockene Haut und Bauchschmerzen. Wie verhalten Sie sich?

Antwort

▶ Zuerst überprüfe ich, wie ausgeprägt die Bewusstseinsstörung ist, ob es sich um eine leichte Bewusstseinstrübung oder eine stärkere handelt, wie bei der Somnolenz, bei der der Patient stark benommen, aber ansprechbar ist, oder ob es sich um Sopor handelt, dass heißt, der Patient ist nur noch durch stärkste Reize zu wecken, oder ob es sich tatsächlich um einen Komazustand handelt, bei dem der Patient auch durch stärkste Reize keine Reaktion mehr zeigt.

Prüfer

Sie ist sehr benommen, aber noch nicht bewusstlos. Die Benommenheit sei immer schlimmer geworden.

Antwort

▶ Ich überprüfe die **Atmung**, den **Puls** und messe den **Blutdruck**.

Prüfer

Die Atmung ist tief und regelmäßig, die Herzfrequenz ist 130 und der Blutdruck 110/70.

Antwort

▶ Es handelt sich um einen Notfall. Ich rufe den Notarzt. Die Patientin befindet sich in einem **Schockzustand**. Eine **Schocklagerung** ist angebracht, dass heißt Flachlagerung des Körpers und die Beine leicht anheben. Allerdings ist diese Lagerung bei einem Herzinfarkt oder beim Lungenödem kontraindiziert. Diese Krankheiten sollten vorher ausgeschlossen werden bzw. wäre es vorteilhaft zu wissen um welchen Schock es sich hier handelt. Sind bei der Patientin die **Halsvenen gestaut**?

Prüfer

Nein, eine Jugularisstauung ist nicht vorhanden.

Antwort

▶ Ich drücke leicht auf die **Augäpfel**, sind sie **weich**? Riecht die Patientin nach **Azeton**?

Prüfer

Die Augäpfel sind weich, ein Geruch ist nicht festzustellen.

Antwort

▶ Ich habe trotzdem den Verdacht, dass es sich um eine **Diabetikerin** handelt und frage ihren Mann danach.

Prüfer

Die Patientin sei Diabetikerin.

Antwort

▶ Unabhängig von der Komaform lege ich einen **venösen Zugang**.

28 | Wie nehmen Sie eine Blutentnahme vor?

(Die notwendigen Materialien werden in ein Spritzentablett oder eine Nierenschale gelegt: Stauschlauch, Desinfektionsmittel, sterile Tupfer, Spritze, 1er-Kanüle, Pflaster)

Antwort

▶ Zunächst frage ich den Patienten um die **Erlaubnis** einer Blutentnahme. Außerdem erkundige ich mich, ob eine **Bluterkrankheit** vorliegt bzw. ob er **Marcumar-Patient** ist oder ob er zur Zeit **ASS** (Acetylsalicylsäure) oder sonstige blutverdünnende Mittel einnimmt. Der Patient darf sich hinlegen, im Sitzen kann eine Blutentnahme auch durchgeführt werden. Zur **Händedesinfektion** benötige ich 80%-igen Äthylalkohol oder 70%-igen Isopropylalkohol oder ein anderes vom Robert-Koch-Institut zugelassenes Desinfektionsmittel. Falls erforderlich, werden danach die Hände mit Wasser und Seife abgewaschen.

Für die Blutentnahme brauche ich eine 2-ml-Spritze und eine großvolumige Kanüle, eine 1er (gelbe Farbe 0,9×40 mm). Die Plastikverpackung der Kanüle wird eröffnet und in der Verpackung liegen gelassen, dann wird die Spritze an dem Stempel aus der Verpackung herausgenommen und auf die Kanüle gesteckt. Dabei wird jeglicher Kontakt der Einsteckseite zur Kanüle mit kontaminierten Gegenständen oder dem Körper vermieden.

Bei der **Hautdesinfektion** des Patienten wird das Gebiet der Einstichstelle am Ellenbogen mit 80%-igem Äthylalkohol oder 70%-igem Isopropylalkohol oder mit einem anderen vom Robert-Koch-Institut zugelassenen Desinfektionsmittel desinfiziert. Dabei kann ich die **Wisch-** oder **Sprühmethode** anwenden. Bei der Wischmethode wird ein steriler Tupfer in konzentrischen Kreisen um die Punktionsstelle von innen nach außen für ca. 30 Sekunden lang gerieben, während bei der Sprühmethode eine Sprühlösung aus einer zugelassenen handelsüblichen Lösung auf die Punktionsstelle aufgetragen wird, um dann mit der Punktion ein bis zwei Minuten zu warten.

Sind die Venen in der Ellenbeuge nicht deutlich sichtbar, so muss vor der Hautdesinfektion die **geeignete Vene gesucht werden**. Dazu wird der Stauschlauch oberhalb der Ellenbeuge angelegt und angezogen, dabei lasse ich zwei Finger zwischen Haut und Stauschlauch und ziehe sie erst nach dem Anziehen heraus, damit es nicht kneift. Jetzt prüfe ich, ob der **Radialispuls noch fühlbar** ist, um sicher zu sein, dass nur die Venen gestaut sind. Im Anschluss daran suche ich in der Ellenbeugengegend auf der Daumenseite die **Vena cephalica** oder die **Vena mediana cubiti**, die sich eher in der Ellenbeugenmitte befindet. Ich prüfe, ob sie nicht pulsiert. Wenn die geeignete Vene gefunden ist, wird der Stauschlauch noch einmal geöffnet, um die Desinfektion vorzunehmen.

Der Stauriemen wird erneut angezogen und jetzt erfolgt die Punktion. Dabei wird die Nadel **im 30°-Winkel** mit der **angeschliffenen Seite nach oben** in die Vene eingeführt und das erforderliche Venenblut aufgezogen. Der Stauriemen wird aufgemacht und dann die Nadel schnell herausgezogen; im selben Augenblick wird ein vorher bereitgestellter Tupfer auf die Injektionsstelle gegeben und der Patient gebeten, diesen für eine kurze Zeit auf die Punktionsstelle gedrückt zu halten, um so einer Hämatombildung vorzubeugen. Dann ein Pflaster draufkleben.

Zusatzfrage | **Wie entsorgen Sie die Abfälle der Injektion?**

Antwort

▶ Diese Abfälle müssen **getrennt** gesammelt werden und können dann zusammen mit dem Hausmüll entsorgt werden. Bei den Nadeln ist es jedoch wegen der Verletzungsgefahr nötig, sie noch einmal getrennt in einem **Spritzencontainer** zu sammeln.

Untersuchung, Fallbeispiele

29

Ein 63-jähriger Mann kommt in Ihre Praxis. Er berichtet, er hätte vor zwei bis vier Wochen kurz eine Grippe erlitten. Er habe auch Fieber gemessen und die Temperatur läge bei 38,3 °C. Jetzt würde er sich schlapp fühlen. Wie gehen Sie vor?

Antwort
▶ Ich beginne mit der Eigen- und Familienanamnese: welche Erkrankungen bestanden früher oder bestehen noch?, werden Medikamente eingenommen?, welche Krankheiten kommen in der Familie vor? Dann fahre ich mit der **Anamnese** der vegetativen Funktion fort: wie ist der Allgemeinzustand?, wie ist der Appetit?, besteht Gewichtsverlust?, besteht Atemnot?, wie ist der Stuhlgang und der Harnabgang?, wie ist der Schlaf?, besteht Nachtschweiß?

Prüfer
Die Anamnese ergibt nichts. Der Patient fühlt sich eher krank und schwitzt auch nachts.

Antwort
▶ Das geschwächte Abwehrsystem und nächtliche Schwitzen geben bei mir den Verdacht auf eine **maligne Erkrankung**. Ich beginne die **körperliche Untersuchung** der Lungen und des Herzens. Dabei inspiziere ich, gibt es irgendwelche **augenscheinliche Veränderungen**? Ich palpiere Brust- und Bauchraum und untersuche die **Lymphknotenregionen** am Kopf, Hals, unter den Achseln und an der Leistenbeuge.

Prüfer
Die Lymphknoten sind generalisiert tastbar. Sie sind miteinander verbacken und schmerzlos, außerdem sind Kratzeffloreszenzen sichtbar.

Antwort
▶ Ich denke an eine **chronische lymphatische Leukämie**. Diese befällt meist Männer im fortgeschrittenen Alter und geht mit Leistungsminderung, Infektanfälligkeit, Fieber, Juckreiz, Nachtschweiß, Hauterscheinungen und Hauteinblutungen einher. Typisch ist die generalisierte Lymphknotenschwellung.

30

Ich gebe Ihnen jetzt mal ein paar Werte: alkalische Phosphatase erhöht, Bilirubin ohne Befund, Transaminasen ohne Befund, Amylasen und Lipasen erhöht, Hb 11, normozytär, Leukozyten 9000, BSG stark erhöht. Welchen Verdacht haben Sie? Versuchen Sie mal!

Antwort
▶ Eine erhöhte **alkalische Phosphatase** lässt vor allem auf ein Geschehen in den Gallenwegen oder auf Erkrankungen des Knochens denken, zum Beispiel Knochenmetastasen. Dadurch, dass **Bilirubin** nicht erhöht ist, liegt der Verdacht auf eine Knochenerkrankung nahe. Ein **Hämoglobin**-Wert von 11 g/dl zeigt eine Anämie an, normal ist der Wert bei Frauen 12–16 und bei Männern 14–18. Eine **normozytäre** Anämie weist auf eine Blutungsanämie hin. Die Erhöhung der **Amylasen** und **Lipasen** zeigt allerdings ein Geschehen in der Bauchspeicheldrüse an. Ich tippe auf ein blutendes Pankreaskopfkarzinom mit Metastasenbildung in den Knochen.

Kommt ein Mann zu Ihnen in die Praxis und klagt über Missempfindungen an der Innenseite der Oberschenkel und über Harninkontinenz!

Antwort

▶ Das ist ein **Notfall**! Der Verdacht liegt nahe, dass es sich um ein **Kaudasyndrom** handelt. Das ist ein **medialer Bandscheibenvorfall**, bei dem die Bandscheibe in den Wirbelkanal eintritt und die Cauda equina verletzt. Dabei kommt es zur Bildung einer typischen **Reithosenanästhesie**. Das sind Schmerzen und Sensibilitätsstörungen vor allem an den Innenseiten der beiden Oberschenkel. Häufig kommt es dabei auch zu **unfreiwilligem Harn- und Stuhlabgang**.

Eine Mutter kommt mit ihrem 13-jährigen Sohn, der auf dem Weg zur Praxis mit dem Fahrrad gestürzt ist und jetzt von akuten einseitigen Hodenschmerzen berichtet. Er hätte sich aber nicht den Hoden gestoßen, die Schmerzen seien kurz nach dem Unfall aufgetreten. Zudem leide er seitdem unter Übelkeit. Wie verhalten Sie sich?

Antwort:

▶ Der Verdacht liegt nahe, dass es sich um einen **Notfall** handelt, möglicherweise um eine **Hodentorsion**, eine Hodenverdrehung. Am häufigsten sind davon Jungen in der Pubertät betroffen. Ich **inspiziere** den betroffenen **Hoden**, wie sieht er aus?

Prüfer

Der Hoden ist leicht geschwollen, der Hodensack deutlich gerötet. Es besteht ein Hodenhochstand.

Antwort:

▶ Ich **lagere** den betroffenen **Hoden** mit einer Hand **hoch** und erkundige mich, ob die Schmerzen abklingen.

Prüfer

Nein, es wird eher schlimmer. Was machen Sie da?

Antwort

▶ Man nennt dies das **Prehn-Zeichen**. Bei einer Schmerzverschlimmerung bei Hochlagerung des Hodens besteht der dringende Verdacht auf eine Hodentorsion. Aber auch wenn die Schmerzen gleich geblieben wären, die klinischen Zeichen, die Sie schildern, zeigen deutlich eine Hodenverdrehung an. Verringerte Schmerzen nach Hochlagerung des Hodens sind nicht typisch für eine Hodentorsion, sie sprechen eher für eine Nebenhodenentzündung.

33

Ein bekannter Diabetiker ist bei Ihnen zur wöchentlichen Sprechstunde und kippt plötzlich vom Stuhl. Was machen Sie?

Antwort
▶ Ich spreche ihn laut an, um mich zu vergewissern, dass er **bewusstlos** ist und überprüfe dabei die Atmung.

Prüfer
Er reagiert nicht, die Atmung ist deutlich vorhanden.

Antwort
▶ Der Patient muss in die **stabile Seitenlage** gebracht werden. Ich alarmiere den Notdienst. Bei einem Diabetiker, welcher plötzlich bewusstlos wird, habe ich generell den Verdacht auf **Herzinfarkt** oder **hypoglykämischen Schock**. Ich stelle den Blutdruck und Puls fest, sind eventuell Stauungszeichen an der großen Halsvene festzustellen oder vernehme ich Rasselgeräusche über der Lunge?

Prüfer
Der Blutdruck beträgt 100/60, die Herzfrequenz 70. Eine gestaute Halsvene ist nicht festzustellen, Rasselgeräusche sind auch nicht zu hören.

Antwort
▶ Ich messe den **Blutzuckerwert**.

Prüfer
Der Blutzuckerwert beträgt 32 mg/dl.

Antwort
▶ Ich **injiziere** 20–30 ml einer 5 %igen **Glukoselösung** in eine große Vene.

34

Eine Mutter ruft bei Ihnen an und möchte, dass Sie zu einem Hausbesuch kommen. Ihr 4-jähriges Kind hätte 39 °C Fieber. Wie verhalten Sie sich?

Antwort
▶ Bevor ich zum Hausbesuch fahre muss ich der Mutter einige wichtige Fragen stellen: Hat das Kind zusätzlich Durchfall, hat **noch jemand in der Familie** oder der Umgebung die gleichen Anzeichen, **besteht** ein **Hautausschlag**?

Prüfer
Kein Durchfall, kein Ausschlag, keiner in der Familie ist krank. Warum fragen Sie das?

Antwort
▶ Ich möchte herausfinden, ob es sich möglicherweise um eine **akute infektiöse Gastroenteritis** handelt oder um eine **ansteckende Kinderkrankheit**, zum Beispiel Masern. Diese Krankheiten darf ich als Heilpraktiker gemäß § 24 des Infektionsschutzgesetzes nicht behandeln.
Ich fahre zu der Mutter nach Hause. Ich stelle den **Blutdruck** und **Puls** fest, ich untersuche die **Exsikkose-** und die **Meningismus-Zeichen**. Wie lange bestehen die Symptome, ist das Fieber gleich hoch? Gibt es andere Symptome, zum Beispiel Gewichtsverlust?

Prüfer	*Der Blutdruck beträgt 90/60, der Puls 110. Exsikkose- und Meningismus-Zeichen gibt es keine. Das Fieber besteht seit drei Tagen konstant. Keine weiteren Symptome.*
Antwort	▶ Ich fange mit der Untersuchung an: Ich schaue in die **Mundhöhle** und in den **Rachen**, klopfe die **Nasennebenhöhlen** und die Trigeminusaustrittspunkte ab, inspiziere den **Gehörgang** mittels eines Otoskops und untersuche die **Lymphknoten** im Bereich des Kopfes und Halses nach Schwellungen. Irgendwelche Befunde?
Prüfer	*Keine Befunde, alles neutral.*
Antwort	▶ Ich untersuche die Lymphknoten im Bereich des Schlüsselbeins, der Achselhöhle und in der Leistenbeuge.
Prüfer	*Kein Befund*
Antwort	▶ Ich untersuche die **Lunge** und das **Herz** mittels Auskultation, Perkussion und Palpation. (Untersuchung Lunge siehe Teil III Frage Nr. 2, 3, Untersuchung Herz siehe Teil III Frage Nr. 17, 22, 25)
Prüfer	*Kein Befund*
Antwort	▶ Ich untersuche den **Bauchraum**, zuerst palpiere ich die **Leber** und die **Milz** nach Vergrößerung, Dann palpiere ich den Bauchraum nach den Quadranten ab. Bei dieser Untersuchung der Gedärme möchte ich feststellen, ob Resistenzen oder Schwellungen zu fühlen sind, ob die Palpation schmerzhaft ist und ob bei der Untersuchung eine Abwehrspannung der Bauchmuskulatur auftritt.
Prüfer	*Alles in Ordnung, außer im rechten Oberbauch, dort gibt es einen Druckschmerz, aber keine fühlbare Resistenz.*
Antwort	▶ Ich klopfe die **Nierenlager** ab und frage, ob das Wasserlassen schmerzhaft ist.
Prüfer	*Das linke Nierenlager schmerzt bei der Perkussion, das Harnverhalten ist normal.*
Antwort	▶ Ich untersuche den Harn mittels **Harnteststreifen**, zum Beispiel mit dem Combur-10-Test®
Prüfer	*Leukozyten und Nitrit sind positiv.*
Antwort	▶ Ich schicke das Kind zum **Arzt** mit dem **Verdacht** auf einen **Harnwegsinfekt**, möglicherweise einer Nierenbeckenentzündung.

Ein 40-jähriger Geschäftsmann kommt zu Ihnen und berichtet von einem grippalen Infekt vor einigen Wochen, den er nicht mehr los wird. Im Gegenteil, es werde immer schlimmer, jetzt hätte er wieder Fieber und käme kaum noch hoch.
Was machen Sie?

Antwort	▶ Ich beginne mit der **Anamnese**: War der Mann vor einigen Wochen verreist? Wie ist der Appetit, besteht Gewichtsverlust, wie ist der Stuhlgang und das Harnverhalten?
Prüfer	*Der Mann war nicht verreist. Gewichtsverlust besteht nicht, aber Appetit ist schlecht. Stuhlgang und Harnverhalten sind normal.*
Antwort	▶ Gibt es irgend etwas **Auffälliges**, das ich bei dem Patienten **sehen** kann, zum Beispiel eine gelbe Haut, weiße Schleimhäute, Pulsationen am Hals, Hautblutungen oder andere Hautveränderungen?
Prüfer	*Nein, keine Auffälligkeiten.*
Antwort	▶ Ich beginne mit der **Untersuchung**: Ich inspiziere Mund- und Rachenhöhle, klopfe die Nasennebenhöhlen ab, untersuche die Ohren und die Lymphknoten im Hals- und Kopfbereich.
Prüfer	*Kein Befund.*
Antwort	▶ Ich untersuche die **Lunge** und das **Herz**. Gibt es Auffälligkeiten?
Prüfer	*Der Patient ist tachykard und Sie hören ein Systolikum.*
Antwort	▶ Ein Systolikum könnte man hören bei einer **Stenose der Taschenklappen** und bei einer **Insuffizienz der Segelklappen**. Das Herzgeräusch könnte aber auch infolge der Tachykardie entstanden sein. Wie auch immer, die Vermutung liegt nahe, dass die Herzklappen durch den Infekt in Mitleidenschaft gezogen worden sind. Es könnte sich also um eine **postinfektiöse Endokarditis** handeln. Das muss kardiologisch abgeklärt werden. Ich schicke den Patienten umgehend ins Krankenhaus.

Ein 12-jähriger Junge stürzt auf dem Gehsteig vor Ihrer Praxis mit seinem Fahrrad zu Boden. Was machen Sie?

Antwort   ▶ Ich begebe mich zu der Unfallstelle, spreche den Jungen an, um seine **Bewusstseinslage** zu **überprüfen** und kontrolliere, ob Hautverletzungen vorliegen.

Prüfer   *Der Junge ist klar bei Bewusstsein und kann sich frei bewegen. Er hat sich das Knie aufgeschürft. Die Wunde ist dreckig.*

Antwort   ▶ Ich bringe ihn erst einmal in meine Praxis. Bevor ich die Wunde provisorisch versorge, untersuche ich, ob **Schädelverletzungen** vorliegen. Ist er mit dem Kopf aufgeschlagen? Ich palpiere vorsichtig die **Milz**. Sind dabei Schmerzen auffällig?

Prüfer   *Es liegen keine Schädelverletzungen vor. Die Milzpalpation ist nicht schmerzhaft. Warum haben Sie die Milz untersucht?*

Antwort   ▶ Ich möchte den Verdacht auf eine **zweizeitige Milzruptur** ausschließen. Wenn ich sicher bin, dass keine Verletzungen und Zeichen vorliegen, die den Verdacht auf einen Notfall geben, kümmere ich mich um die Wunde. Ich frage nach der **Tetanus-Impfung**. Wenn der Tetanus-Schutz abgelaufen ist, muss vom Arzt die Impfung aufgefrischt werden. Ich **spüle die Wunde** vorsichtig mit Ringerlösung oder Wasserstoffperoxid aus. Ich verbinde die Wunde provisorisch, gebe eventuell noch Betaisodona-Salbe® auf die Wunde und schicke den Jungen umgehend zu seinem **Hausarzt** zur weiteren professionellen Behandlung.

Eine Mutter kommt mit ihrer 4-jährigen Tochter in Ihre Praxis. Die Mutter berichtet, ihr Kind leide unter Augenjucken und die Nase würde „laufen". Es wäre ein klares Nasensekret. Wie behandeln Sie?

Antwort   ▶ Ich beginne mit der Anamnese. Seit wann bestehen diese Symptome? Ist irgendetwas Bestimmtes zu diesem Zeitpunkt der Auslösung passiert? Ist der Mutter ein Ausschlag beim Kind bekannt? Sind Allergien beim Kind oder in der Familie bekannt? Hat das Kind noch andere Symptome? Hat das Kind Atemnot? Ist etwas auffällig mit der Verdauung bzw. mit dem Stuhl oder mit dem Wasserlassen? Hat das Kind Appetit? Besteht Gewichtsverlust? Bekommt das Kind Medikamente?

Prüfer   *Die Symptome bestehen seit einer Woche. Das Kind hatte als Säugling Milchschorf. Der Bruder der Mutter hat Asthma bronchiale. Das Kind scheint der Mutter manchmal etwas kurzatmig. Sonst sind der Mutter keine weiteren Symptome bekannt. Das Kind hat guten Appetit und nimmt zu.*

Antwort   ▶ Ich habe den Verdacht auf ein allergisches Geschehen und beginne mit der körperlichen Untersuchung. Gibt es irgendwelche Auffälligkeiten, die ich bei der Inspektion des Kindes erkennen kann?

Prüfer	*Nein, keine Auffälligkeiten!*
Antwort	▶ Ich untersuche zuerst die Lunge mittels der Auskultation.
Prüfer	*Sie hören einen exspiratorischen Stridor!*
Antwort	▶ Der Stridor gibt mir den Verdacht auf ein obstruktives Geschehen in den unteren Atemwegen. Ich habe den Verdacht auf Asthma bronchiale! Nach der Beendigung der weiteren Untersuchung von Abdomen, Hals und Ohren schicke ich das Kind zum Kinderarzt. Das Kind benötigt für eventuelle Notfälle ein Asthmaspray. Danach würde ich dem Kind und auch der Mutter eine homöopathischen Konstitutionsbehandlung empfehlen.

38 Eine 30-jährige Frau kommt zu Ihnen in die Praxis und berichtet von Fieber und Bauchschmerzen.

Antwort	▶ Wie hoch ist das Fieber und seit wann besteht es? Ich möchte erst einmal ausschließen, ob hier nicht ein Notfall vorliegt.
Prüfer	*Seit einem Tag. Sie hat heute morgen 38,7 Grad gemessen. Nein, das ist kein Notfall!*
Antwort	▶ Dann mache ich erst die komplette Anamnese und beginne dann mit der körperlichen Untersuchung. Wo und wie sind die Bauchschmerzen? Hat sie Durchfall, Übelkeit, Erbrechen? Haben noch andere in ihrem Umkreis diese Probleme? Hat sie irgendetwas Ungewöhnliches gegessen? Hat sie eine allergische Bereitschaft? Ist ein Ausschlag bekannt? War sie im Ausland? Nimmt sie Medikamente? Hat sie Beschwerden beim Wasserlassen? Hat sie Atemnot bei Belastung?
Prüfer	*Die Bauchschmerzen sind v. a. im linken Oberbauch, drückend. Sie hat einmal leichten Durchfall gehabt und ihr ist ein bisschen übel. Kopfschmerzen hätte sie auch. Sie kennt keinen in ihrem Umkreis, der von solchen Beschwerden berichtet. Sie ist keine Allergikerin, war nicht im Ausland und nimmt auch keine Medikamente. Atemnot hat sie nicht und Beschwerden beim Wasserlassen sind ihr nicht aufgefallen.*
Antwort	▶ Gibt es irgendwelche Auffälligkeiten, die ich bei der Inspektion der Frau erkennen kann?
Prüfer	*Nein, keine Auffälligkeiten!*
Antwort	▶ Ich messe den Blutdruck und den Puls.
Prüfer	*Nicht auffällig, Puls leicht erhöht wegen des Fiebers.*
Antwort	▶ Ich palpiere die Lymphknoten am ganzen Körper, inspiziere den Mund-Rachen-Raum und die Schilddrüse.

Prüfer	*Es gibt keine Auffälligkeiten.*
Antwort	▶ Ich untersuche die Lunge und das Herz mittels Auskultation, Perkussion und Palpation.
Prüfer	*Ohne Befund.*
Antwort	▶ Ich palpiere die Leber, die Milz, die vier Bauchquadranten.
Prüfer	*Ohne Befund.*
Antwort	▶ Ich klopfe die Nierenlager ab.
Prüfer	*Die Nierenlager sind schmerzhaft!*
Antwort	▶ Ich untersuche ihren Urin mittels des Kombur-10-Tests.
Prüfer	*Was würden Sie erwarten?*
Antwort	▶ Nitrit und Leukozyten positiv. Ich habe den Verdacht auf eine Pyelonephritis, eine Nierenbeckenentzündung. Ich schicke die Frau zum Facharzt!

---

39   *Ein 63-jähriger Mann berichtet von Erektionsproblemen und Krämpfen und Kribbeln in beiden Beinen. Bei der Inspektion können Sie deutlich Übergewicht und einen roten Kopf feststellen. Was machen Sie?*

Antwort	▶ Diese Schilderungen von Ihnen lassen mich sofort an Diabetes mellitus Typ II denken. Der rote Kopf weist auf eine Hypertonie hin und die Missempfindungen gepaart mit den Erektionsstörungen auf eine Polyneuropathie. Ich nehme eine ausführliche Anamnese vor, messe den Blutdruck und untersuche den Patienten von Kopf bis Fuß vollständig. Aber selbst wenn die Untersuchung keine weiteren Befunde zeigt, muss ich den Patienten zur Untersuchung auf Diabetes mellitus Typ II zum Arzt schicken.
Prüfer	*Wie können Sie Diabetes mellitus Typ II feststellen?*
Antwort	▶ Ich untersuche den Blutzucker vor Ort.
Prüfer	*155 mg/dl.*
Antwort	▶ Hat der Patient gerade gegessen?
Prüfer	*Vor zwei Stunden.*

Antwort	▶ Das bestätigt meinen Verdacht auf Diabetes mellitus. Der Patient kann von mir zu einem OGTT, einem oralen Glukosetoleranztest, morgens nüchtern, bestellt werden. Davor darf der Patient mindestens 10 Stunden lang nichts gegessen haben. Sollte der Nüchternblutzuckerwert über 120 mg/dl betragen, brauche ich den Test nicht durchzuführen, da dieser Wert als diabetogen betrachtet werden kann. Die Symptome dieses Patienten geben mir aber von vornherein einen so dringenden Verdacht, dass es mir lieber wäre, der Patient würde sich gleich im Krankenhaus auf mögliche Verschlusskrankheiten oder andere diabetische Spätfolgen untersuchen lassen.

40 Ein 59-jähriger Schreinermeister kommt zu Ihnen und berichtet über zunehmende Rückenschmerzen während der Arbeit. Er möchte von Ihnen eingerenkt werden.

Antwort	▶ Zuerst muss ich den Patienten untersuchen bzw. einen Notfall ausschließen. Wo genau am Rücken sind die Schmerzen und bestehen auch jetzt Schmerzen?
Prüfer	*Die Rückenschmerzen sind direkt zwischen den Schulterblättern. Der Patient ist jetzt beschwerdefrei.*
Antwort	▶ Erzählen Sie mir genau, wann die Rückenschmerzen auftreten. Wie ist Ihr Befinden dann?
Prüfer	*Die Rückenschmerzen treten auf, wenn der Patient sich körperlich betätigt. Er muss dann innehalten und sich hinsetzen. Sein Puls würde rasen und sein Mitarbeiter hätten behauptet, er würde ganz blass aussehen. Nach einer Weile verschwinden die Beschwerden völlig.*
Antwort	▶ Gibt es Hinweise auf eine Herzerkrankung? Hat der Patient Bluthochdruck?
Prüfer	*Dem Patient ist eine Hypertonie bekannt (150/95), die er aber nicht medikamentös behandelt.*
Antwort	▶ Ich kann noch die Anamnese vervollständigen und eine komplette körperliche Untersuchung vornehmen, habe aber jetzt schon den Verdacht auf eine stabile Angina pectoris. Der Patient leidet wahrscheinlich unter einer koronaren Herzkrankheit. Er muss vom Arzt untersucht und behandelt werden, z. B. mit Nitroglyzerin. Ich kläre den Patienten auf, dass er dringend körperliche Belastung, reichliche Mahlzeiten und Kälte meiden soll und sich umgehend vom Kardiologen untersuchen lassen muss.

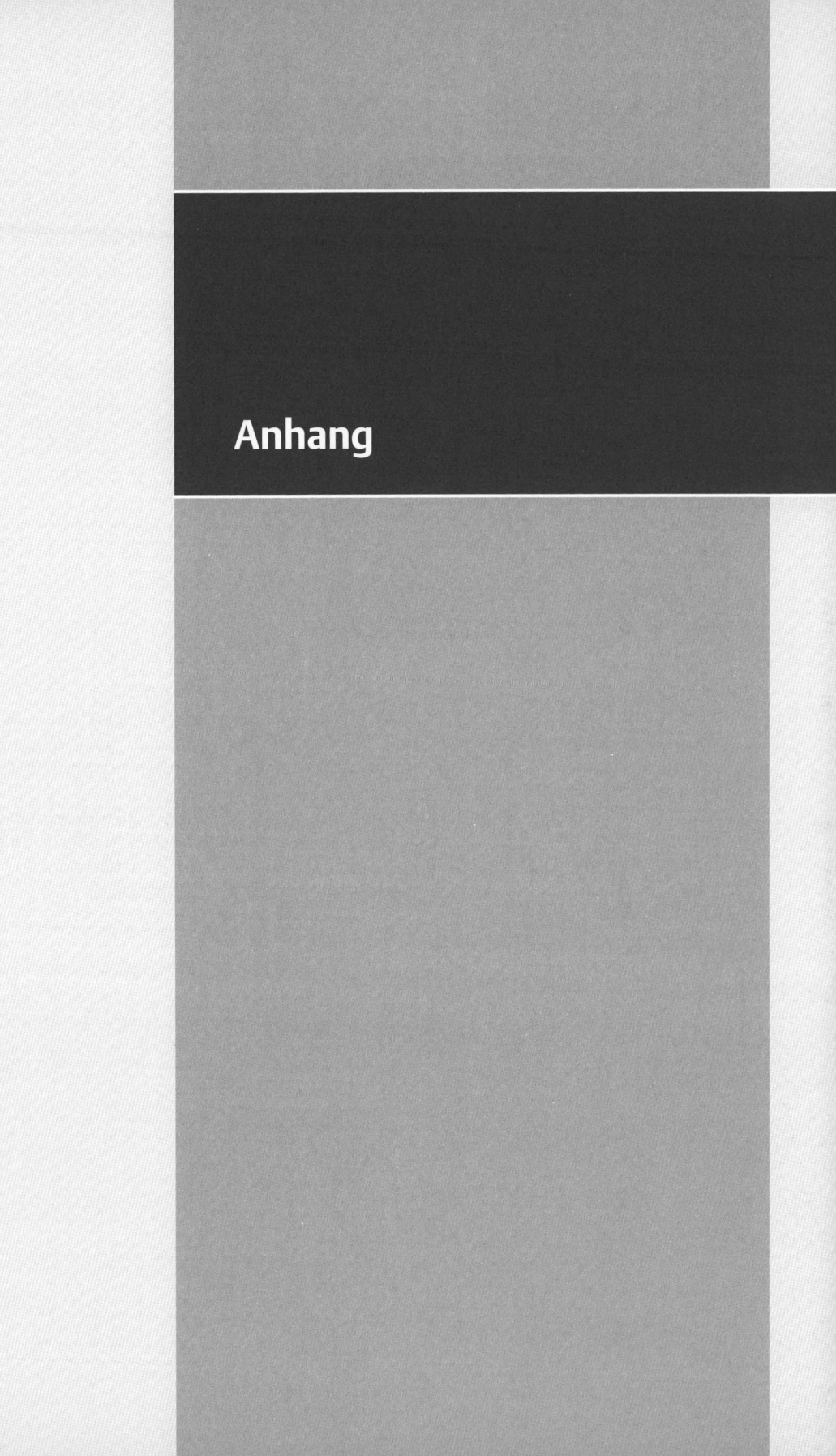

Anhang

Über den Autor

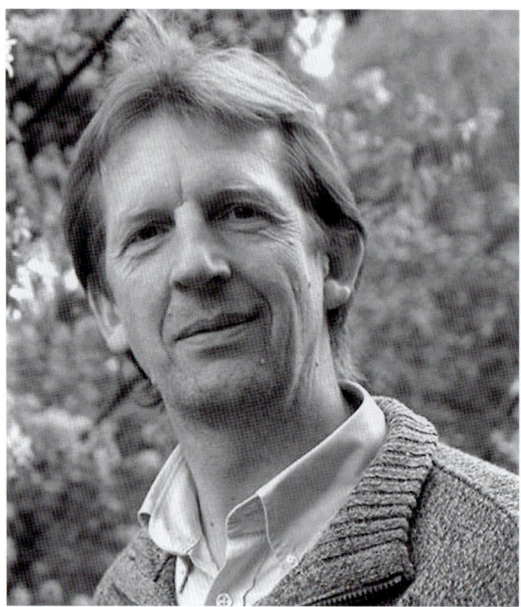

Arpana Tjard Holler, geb. 27.02.1957, schloss seine Ausbildung zum Heilpraktiker 1989 ab. Danach lebte er drei Jahre in Indien, wo er eine Ausbildung in Psychotherapie und Tiefengewebsmassage (Rebalancing) absolvierte. Über 1,5 Jahre arbeitete er in einer indischen Arztpraxis mit und eignete sich Kenntnisse der praktischen Medizin an.

Zwischen 1994 und 2005 unterrichtete er als Privatdozent an verschiedenen Heilpraktikerschulen in Deutschland. Seit 1994 erstellt er Manuskripte und veröffentlicht regelmäßig Bücher, die sich durch seine langjährigen praktischen Erfahrungen in der Ausbildung von Heilpraktikern auszeichnen.

Im Februar 2006 eröffnete er seine eigene Heilpraktikerschule in Gummersbach.

www.arpana-tjardholler.de

Paragraphen 6 und 7
des Infektionsschutzgesetzes (IFSG)

§6
Meldepflichtige Krankheiten

(1) Namentlich ist zu melden:
1. der Krankheitsverdacht, die Erkrankung sowie der Tod an
    a) Botulismus
    b) Cholera
    c) Diphtherie
    d) humaner spongiformer Enzephalopathie (außer familiär-hereditärer [erblicher] Formen)
    e) akuter Virushepatitis
    f) enteropathischem hämolytisch-urämischem Syndrom (HUS)
    g) virusbedingtem hämorrhagischen Fieber
    h) aviäre Influenza
    i) Masern
    j) Meningokokken-Meningitis oder -Sepsis
    k) Milzbrand
    l) Poliomyelitis (als Verdacht gilt jede akute schlaffe Lähmung, außer wenn traumatisch bedingt)
    m) Pest
    n) Tollwut
    o) Typhus abdominalis/Paratyphus
    sowie die Erkrankung und der Tod an einer behandlungsbedürftigen Tuberkulose, auch wenn ein bakteriologischer Nachweis nicht vorliegt,

2. der Verdacht auf und die Erkrankung an einer mikrobiell bedingten Lebensmittelvergiftung oder an einer akuten infektiösen Gastroenteritis, wenn
    a) eine Person betroffen ist, die eine Tätigkeit im Sinne des §42 Abs.1 ausübt,
    b) zwei oder mehr gleichartige Erkrankungen auftreten, bei denen ein epidemischer Zusammenhang wahrscheinlich ist oder vermutet wird

3. der Verdacht einer über das übliche Ausmaß einer Impfreaktion hinausgehenden gesundheitlichen Schädigung

4. die Verletzung eines Menschen durch ein tollwutkrankes, -verdächtiges oder ansteckungsverdächtiges Tier sowie die Berührung eines solchen Tieres oder Tierkörpers,

5. soweit nicht nach den Nummern 1 bis 4 meldepflichtig, das Auftreten
    a) einer bedrohlichen Krankheit oder
    b) von zwei oder mehr gleichartigen Erkrankungen, bei denen ein epidemischer Zusammenhang wahrscheinlich ist oder vermutet wird
    wenn dies auf eine schwerwiegende Gefahr für die Allgemeinheit hinweist und Krankheitserreger als Ursache in Betracht kommen, die nicht in §7 genannt sind. (*Bis hier hin muss der HP melden.*)

(2) Dem Gesundheitsamt ist über die Meldung nach Absatz 1 Nr.1 hinaus mitzuteilen, wenn Personen, die an einer behandlungsbedürftigen Lungentuberkulose leiden, eine Behandlung verweigern oder abbrechen. (*Muss der Arzt melden, nicht der HP.*)

(3) Dem Gesundheitsamt ist unverzüglich das gehäufte Auftreten nosokomialer Infektionen, bei denen ein epidemischer Zusammenhang wahrscheinlich ist oder vermutet wird, als Ausbruch nicht namentlich zu melden. (*Muss der Arzt melden, nicht der HP.*)

Gemäß §15 des IFSG (Anpassung der Meldepflicht an die epidemische Lage) sind folgende Infektions-krankheiten theoretisch vom Heilpraktiker zu melden: Aviäre Influenza (Vogelgrippe), SARS (schweres akutes respiratorisches Syndrom), eine schwer verlaufende CDAD (Clostridium-difficile-assoziierte Diarrhoe).

Gemäß §15 des IFSG (Anpassung der Meldepflicht an die epidemische Lage) fallen folgende Infektions-krankheiten für den Heilpraktiker unter das Behandlungsverbot: Neue Grippe (Schweinegrippe), MRSA (Methicillin-resistenter Staphylococcus aureus).

§7
Meldepflichtige Nachweise von Krankheitserregern

(1) Namentlich ist bei folgenden Krankheitserregern, soweit nicht anders bestimmt, der direkte oder indirekte Nachweis zu melden, soweit die Nachweise auf eine akute Infektion hinweisen:
1. Adenoviren; Meldepflicht nur für den direkten Nachweis im Konjunktivalabstrich (Krankheitsbild: Keratoconjunctivitis epidemica)
2. Bacillus anthracis (Krankheitsbild: Milzbrand)
3. Borrelia recurrentis (Krankheitsbild: Läuserückfallfieber)
4. Brucella species (Krankheitsbild: Brucellose)
5. Campylobacter species, darmpathogen (Krankheitsbild: Campylobacter-Enteritis)
6. Chlamydia psittaci (Krankheitsbild: Ornithose)
7. Clostridium botulinum oder Toxinnachweis (Krankheitsbild: Botulismus)
8. Corynebacterium diphtheriae, Toxin bildend (Krankheitsbild: Diphtherie)
9. Coxiella burnetii (Krankheitsbild: Q-Fieber)
10. Cryptosporidium parvum (Krankheitsbild: Cryptosporidiose, akute infektiöse Gastroenteritis)
11. Ebolavirus (Krankheitsbild: virales hämorrhagisches Fieber)
12. a) Escherichia coli, enterohämorrhagische Stämme (EHEC) (Krankheitsbild: akute infektiöse Gastroenteritis, HUS)
    b) Escherichia coli, sonstige darmpathogene Stämme (Krankheitsbild: akute infektiöse Gastroenteritis)
13. Francisella tularensis (Krankheitsbild: Tularämie = Hasenpest)
14. FSME-Virus (Krankheitsbild: Frühsommer-Meningoenzephalitis)
15. Gelbfiebervirus (Krankheitsbild: Gelbfieber, virales hämorrhagisches Fieber)
16. Giardia lamblia (Krankheitsbild: Giardiasis, Lambliasis)
17. Haemophilus influenzae; Meldepflicht nur für den direkten Nachweis aus Liquor oder Blut (Krankheitsbild: Haemophilus-influenzae-Infektionen)
18. Hantaviren (Krankheitsbild: virales hämorrhagisches Fieber)
19. Hepatitis-A-Virus (Krankheitsbild: akute Virushepatitis A)
20. Hepatitis-B-Virus (Krankheitsbild: akute Virushepatitis B)
21. Hepatitis-C-Virus; Meldepflicht für alle Nachweise, soweit nicht bekannt ist, dass eine chronische Infektion vorliegt (Krankheitsbild: akute Virushepatitis C)
22. Hepatitis-D-Virus (Krankheitsbild: akute Virushepatitis D)
23. Hepatitis-E-Virus (Krankheitsbild: akute Virushepatitis E)

24. Influenzaviren; Meldepflicht nur für den direkten Nachweis (Krankheitsbild: Influenza A, B und C)
25. Lassavirus (Krankheitsbild: virales hämorrhagisches Fieber)
26. Legionella species (Krankheitsbild: Legionellose, Pontiac-Fieber)
27. Leptospira interrogans (Krankheitsbild: Leptospirose)
28. Listeria monocytogenes; Meldepflicht nur für den direkten Nachweis aus Blut, Liquor, oder anderen normalerweise sterilen Substraten sowie aus Abstrichen von Neugeborenen (Krankheitsbild: Listeriose)
29. Marburgvirus (Krankheitsbild: virales hämorrhagisches Fieber)
30. Masernvirus (Krankheitsbild: Masern)
31. Mycobacterium leprae (Krankheitsbild: Lepra)
32. Mycobacterium tuberculosis/africanum, Mycobacterium bovis; Meldepflicht für den direkten Erregernachweis sowie nachfolgend für das Ergebnis der Resistenzbestimmung; vorab auch für den Nachweis säurefester Stäbchen im Sputum (Krankheitsbild: Tuberkulose)
33. Neisseria meningitidis; Meldepflicht nur für den direkten Hinweis aus Liquor, Blut hämorrhagischen Hautinfiltraten oder anderen normalerweise sterilen Substraten (Krankheitsbild: Meningokokken-Meningitis)
34. Norwalkähnliches Virus; Meldepflicht nur für den direkten Nachweis aus Stuhl (Krankheitsbild: Erkrankung durch norwalkähnliche Viren, akute infektiöse Gastroenteritis)
35. Poliovirus (Krankheitsbild: Poliomyelitis)
36. Rabiesvirus (Krankheitsbild: Tollwut)
37. Rickettsia prowazekii (Krankheitsbild: Fleckfieber, Typhus exanthematicus)
38. Rotavirus (Krankheitsbild: Rotavirusenteritis, akute infektiöse Gastroenteritis)
39. Salmonella paratyphi; Meldepflicht für alle direkten Nachweise (Krankheitsbild: Paratyphus)
40. Salmonella typhi; Meldepflicht für alle direkten Nachweise (Krankheitsbild: Typhus)
41. Salmonella, sonstige (Krankheitsbild: Salmonellen-Enteritis, akute infektiöse Gastroenteritis)
42. Shigella species (Krankheitsbild: Shigellose)
43. Trichinella spiralis (Krankheitsbild: Trichinose)
44. Vibrio cholerae O 1 und O 139 (Krankheitsbild: Cholera)
45. Yersinia enterocolitica, darmpathogen (Krankheitsbild: enterale Yersiniose)
46. Yersinia pestis (Krankheitsbild: Pest)
47. andere Erreger hämorrhagischer Fieber: Dengue-Virus (Denguefieber), Guanarito-Virus (Venezolanisches hämorrhagisches Fieber), Junín-Virus (Argentinisches hämorrhagisches Fieber), Kyasanur-Forest-Virus (Kyasanur-Forest-Krankheit), Krim-Kongo-Fieber-Virus (Krim-Kongo-Fieber), Machupo-Virus (Bolivianisches hämorrhagisches Fieber), OHF-Virus (Omsk hämorrhagisches Fieber), Rifttal-Fieber-Virus (Riftttal-Fieber, Südafrikanisches hämorrhagisches Fieber), Sabiá-Virus (Brasilianisches hämorrhagisches Fieber).

(2) Namentlich sind in dieser Vorschrift nicht genannte Krankheitserreger zu melden, soweit deren örtliche und zeitliche Häufung auf eine schwerwiegende Gefahr für die Allgemeinheit hinweist.

(3) Nicht namentlich ist bei folgenden Krankheitserregern der direkte oder indirekte Nachweis zu melden:
1. Treponema pallidum (Krankheitsbild: Syphilis)
2. HIV (Krankheitsbild: HIV-Krankheit, AIDS)
3. Echinococcus species (Krankheitsbild: Echinokokkose)
4. Plasmodium species (Krankheitsbild: Malaria)
5. Rubellavirus; Meldepflicht nur bei konnatalen Infektionen (Krankheitsbild: Röteln, Rötelnembryopathie)
6. Toxoplasma gondii; Meldepflicht nur bei konnatalen Infektionen. (Krankheitsbild: Toxoplasmose, angeborene Toxoplasmose)

Fragenverzeichnis

Im Fragenverzeichnis sind alle Fragen und Zusatzfragen nach Nummern sortiert aufgeführt.
Es eignet sich als Checkliste zur Wiederholung vor der Prüfung.

Teil I

Nummer	Frage	Zusatzfragen
1	Wie ist die Funktion und Aufgabe der Venenklappen?	Wie wirkt die Muskelpumpe?
		Wirkt die Muskelpumpe auch im Stehen?
2	Was sind Herztöne?	Wo sind die beiden Herztöne am deutlichsten zu hören?
3	Was sind essenzielle Fettsäuren?	Warum werden Fette im Körper als Energiespeicher benutzt?
4	Wo befindet sich das Zungenbein?	Welche Aufgabe übernimmt das Zungenbein?
5	Wo befindet sich die Hypophyse?	Welche Hormone werden im Hypophysenvorderlappen produziert? Schildern Sie deren Funktion im Körper!
6	Was sind Eigen- und Fremdreflexe? Unterscheiden Sie!	Welche Eigenreflexe kennen Sie?
7	Finden Sie Natrium außerhalb oder innerhalb der Zelle? Was hat das mit der Spannung an der Zellmembran zu tun?	
8	Wo wird Erythropoetin hergestellt und welche Bedeutung hat es?	
9	Erklären Sie die Begriffe Osteoklasten und Osteoblasten?	
10	Was zählt zu den primären Geschlechtsorganen?	Dürfen Sie die Geschlechtsorgane untersuchen?
		Was zählt zu den sekundären Geschlechtsmerkmalen?
11	Wo liegt die Leber? Welche Organe grenzen ihr an?	
12	Welche Aufgaben hat die Leber?	
13	Was können Sie mir über den Bilirubinkreislauf erzählen?	
14	Welche Sterilisationsmöglichkeiten sind für Sie als Heilpraktiker relevant? Beschreiben Sie bitte diese Techniken!	Welche Verfahren der Sterilisation außer den Sterilisatoren sind Ihnen noch bekannt?
		Wie überprüfe ich die Funktion des Sterilisators?

Nummer	Frage	Zusatzfragen
15	Was verstehen Sie unter Desinfektion?	Welche Formen der Desinfektion kennen Sie?
		Wie wird bei den jeweiligen Desinfektionsformen desinfiziert?
16	Was sagt Ihnen der Begriff kolloidosmotischer Druck?	
17	Erklären Sie die Systole bzw. Diastole des Herzens! Welche Herzklappen sind dabei geöffnet?	In welcher Arbeitsphase des Herzens fließt Blut in die Koronararterien?
18	Wie wirkt der Sympathikus und wie der Parasympathikus? Nennen Sie ein paar Beispiele!	
19	Wie ist das Rückenmark aufgebaut? Geben Sie uns einen groben Überblick!	Bis wohin erstreckt sich das Rückenmark?
		Welche Aufgabe hat das Rückenmark?
		Was ist ein Spinalnerv und wie viel gibt es davon?
20	Können Sie mir die 12 Hirnnerven nennen?	
21	Nennen Sie uns die Abschnitte der Wirbelsäule und deren normale Biegungen!	Welche Besonderheiten kennen Sie an der Halswirbelsäule?
		Was ist das Besondere an den Lendenwirbeln?
22	Nennen Sie die fünf Zeitphasen eines Sterilisators!	
23	Erklären Sie den Wandaufbau des Dünndarms!	
24	Beschreiben Sie wo die Nieren liegen!	Welche Aufgaben der Niere kennen Sie?
		Was verstehen Sie unter dem Renin-Angiotensin-Aldosteron-System?
25	Geben Sie mir einen kurzen Überblick über die Abschnitte des Gehirns!	Welche Funktion besitzt das Kleinhirn?
26	Schildern Sie uns den Weg des Blutes durch das Herz!	
27	Wie sind die Arterien und Venen aufgebaut?	Was verstehen Sie unter Windkesselfunktion?
28	Was ist ein Dermatom?	
29	Erklären Sie uns grob wie das Ohr aufgebaut ist!	Welchen normalen Infektionsbefund erhalten Sie, wenn Sie das Trommelfell mittels eines Otoskops untersuchen?

Nummer	Frage	Zusatzfragen
30	Geben Sie uns eine kurze Beschreibung über den Aufbau des Auges!	
31	Wie ist das Blut aufgebaut?	Nennen Sie den Unterschied zwischen Blutplasma und Blutserum!
		Welche Bluteiweiße kennen Sie?
		Was ist der Hämatokritwert?
32	Wie ist das Kniegelenk aufgebaut?	
33	Nennen Sie die Größe, Lage und die angrenzenden Organe der Bauchspeicheldrüse!	Wie sind die Aufgaben der Bauchspeicheldrüse?
		Welche Fermente (Enzyme) werden von der Bauchspeicheldrüse produziert?
34	Unterteilen Sie das Nervensystem!	
35	Welche Organe befinden sich im Mediastinum?	
36	Wie funktioniert das Reizleitungssystem des Herzens? Nennen Sie uns wichtige Strukturen davon!	
37	Wo liegt die Milz und von welchen Organen ist sie umgeben?	Ist die Milz im normalen Zustand zu palpieren?
		Welche Aufgaben hat die Milz?
38	Erzählen Sie mir etwas über den Kohlenhydratstoffwechsel, wo findet er statt, welche Enzyme und Hormone sind daran beteiligt?	
39	Was gehört zum lymphatischen System und welche Aufgabe besitzt es?	Wie sind Lymphknoten aufgebaut und welche Aufgaben haben sie?
		Was versteht man unter regionalen Lymphknoten?
		Sind Lymphknoten normalerweise zu ertasten?
		Was verstehen Sie unter Lymphe?
40	Mit welchem Epithel sind die großen Bronchien aufgebaut und welche Aufgabe besitzt es?	
41	Aus welchen Knochen besteht der Beckengürtel?	Welche Unterschiede kennen Sie zwischen dem männlichen und weiblichen Becken?
42	Wie ist die Niere aufgebaut?	
43	Wie ist die Haut aufgebaut?	Nennen Sie uns die Aufgaben der Haut!

Nummer	Frage	Zusatzfragen
44	Nennen Sie die Hormone der Nebennieren-rinde und deren Wirkung!	Was wissen Sie über das Nebennierenmark?
45	Wie ist der feinstoffliche Aufbau der Leber?	
46	Nennen Sie die ableitenden Gallengänge!	Was verstehen Sie unter Leberpforte?
47	Was produzieren die Magendrüsen?	Wofür ist der Intrinsic-Faktor wichtig?
		Schildern Sie die Lage des Magens!
		Welche Aufgaben übernimmt der Magen?
48	Schildern Sie kurz den Verlauf der Aorta von der Aortenklappe bis zur Aorten-bifurkation!	
49	Wie ist ein Gelenk aufgebaut?	
50	Was ist ein Kornealreflex?	Was ist ein Pupillenreflex?
51	Wie sind die Leukozyten aufgeteilt? Erläutern Sie uns kurz deren Aufgaben!	
52	Geben Sie uns Informationen über das Blutbild!	
53	Was ist das Peritoneum?	Welche Organe liegen intraperitoneal, welche retroperitoneal?
54	Beschreiben Sie die Lage des Herzens!	Wie verläuft die Herzachse?
55	Wo ist die Blutbildungsstätte beim Erwachsenen?	
56	Was wissen Sie über Erythrozyten?	
57	Was ist Hämolyse?	
58	Beschreiben Sie uns den anatomischen Verlauf des Verdauungskanals, angefangen vom Mund bis zum Anus!	Welche Aufgabe hat der Verdauungskanal zu erfüllen?
59	Wo liegt die Gallenblase und welche Funk-tion hat sie?	Welche Aufgabe hat die Galle?
60	Erklären Sie die Begriffe äußere und innere Atmung!	
61	Schildern Sie uns wie ein Wirbel generell aufgebaut ist!	
62	Was verstehen Sie unter einem Sesambein?	
63	Erklären Sie uns grob die verschiedenen Funktionsweisen des Abwehr- bzw. Immun-systems!	

Nummer	Frage	Zusatzfragen
64	Welche Wirkung haben das follikelstimulie-rende Hormon, kurz FSH genannt, und das luteinisierende Hormon, kurz LH genannt, auf die Eierstöcke sowie die Hoden?	
65	Wo kann man überall vergrößerte Lymphknoten palpieren?	
66	Welche Knochen gehören zum Sprunggelenk?	
67	Erklären Sie den Schilddrüsenregelkreislauf!	
68	Wo befindet sich die Patella und welche Aufgabe hat sie?	
69	Erklären Sie den Fettstoffwechsel, vom Mund beginnend bis zur Leber!	
70	Schildern Sie uns den Verlauf der Venen von der Vena poplitea zum Herzen!	

Teil II

Nummer	Frage	Zusatzfragen
1	Was sind Herzgeräusche? Welche Erkrankungen können dazu führen?	Welche Unterscheidung der Herzgeräusche kennen Sie nach dem zeitlichen Auftreten?
2	Erzählen Sie uns kurz etwas über das rheumatische Fieber!	
3	Was ist eine Agranulozytose?	Welche Maßnahmen würden Sie einleiten, wenn Sie in Ihrer Praxis einen Patienten mit Verdacht auf Agranulozytose hätten?
4	Nennen Sie die Symptomatik der Hypoglykämie!	Wie würden Sie therapieren?
5	Nennen Sie die Ursachen und die Symptomatik der Hyperglykämie!	Wie würden Sie therapieren?
6	Was wissen Sie über die Lymphogranulomatose?	Was verstehen Sie unter Non-Hodgkin-Lymphomen?
7	Was wissen Sie über die chronische Polyarthritis?	Welche Laborbefunde würden Sie erwarten?
		Was verstehen Sie unter Rheumafaktor?
		Welche Komplikationen der chronischen Polyarthritis kennen Sie?
8	Nennen Sie die Komplikationen einer Streptokokkenangina!	
9	Was ist eine Hiatushernie?	Was würden Sie dem Patienten raten?
10	Was sind Xanthelasmen?	Welche Erkrankungen gehen häufig noch mit einer Fettstoffwechselstörung einher?
		Was verstehen Sie unter pathologischer Glukosetoleranz?
11	Nennen Sie die Symptome der Mastoiditis?	Welche Beratung geben Sie Ihrem Patienten, bei dem offensichtlich eine Mastoiditis besteht?
12	Was verstehen Sie unter Zyanose?	Findet sich bei der Anämie auch eine Zyanose?
13	Ein Patient kommt mit Schluckbeschwerden zu Ihnen in die Praxis, welche Erkrankungen würden Sie vermuten?	Erklären Sie uns kurz den Begriff Ösophagusachalasie!
		Welche Erkrankungen könnten noch hinter einer Regurgitation stecken?
14	Was ist ein Schockindex? Ab wann spricht man von einem Schock? Woran erkennt man diesen?	Welche Schockarten kennen Sie?

Nummer	Frage	Zusatzfragen
15	Was ist Durchfall?	Welche Ursachen sind denkbar?
16	Was ist Zöliakie?	Welche Therapie ist notwendig?
17	Nennen Sie die Ursachen der Gastritis!	Wie sind die Symptome einer Gastritis?
18	Unterscheiden Sie Ulcus duodeni und Ulcus ventriculi!	Welche Komplikationen sind bei Magen-Darm-Geschwüren zu befürchten?
19	Welche Hautkrebsarten kennen Sie?	Wann besteht bei Ihnen ein Verdacht auf eine bösartige Hauterkrankung?
20	Was ist der Unterschied zwischen einer Arthritis und einer Arthrose?	Welche Faktoren spielen eine Rolle bei der Entstehung einer Arthrose?
21	Wie sind die typischen Symptome beim anaphylaktischen Schock? Welche Schweregrade werden unterschieden?	Wie verhalten Sie sich, wenn ein Patient in Ihrer Praxis Anzeichen eines anaphylaktischen Schocks zeigt?
22	Was können Sie über die Tuberkulose erzählen?	Ein Patient berichtet Ihnen, dass sein Tuberkulin-Test pathologisch wäre. Was sagt Ihnen das?
23	Nennen Sie die klassischen Symptome einer Meningitis!	Welche Untersuchungsmethoden fallen bei der klassischen Meningitis in der Regel positiv aus?
24	Was verstehen Sie unter Koma?	Nennen Sie uns einige Komaarten und deren Ursachen und Leitsymptome!
25	Was verstehen Sie unter Hyperurikämie?	Was ist denn Harnsäure und wodurch kommt die Erhöhung zustande?
		Was raten Sie einem Patienten mit erhöhten Harnsäurewerten?
		Ist einem Patienten mit Hyperurikämie eine Nulldiät anzuraten?
26	Haben Sie den Begriff Kaposi-Sarkom schon einmal gehört?	
27	Erzählen Sie mir bitte alles Wichtige über Botulismus!	
28	Was ist eine Linksherzinsuffizienz und welche Symptome sind zu erwarten?	Welche Komplikationen der Linksherzinsuffizienz sind zu befürchten?
		Welche Ursachen einer Linksherzinsuffizienz kennen Sie?
29	Was ist ein Myxödem?	
30	Was ist eine Leberzirrhose und wie sind die Ursachen?	Welche Symptome erwarten Sie bei einem Patienten mit Leberzirrhose?
31	Was ist Obstipation?	Welche Ursachen kennen Sie?

Nummer	Frage	Zusatzfragen
32	Welche Arten von Ikterus gibt es? Beschreiben Sie die Symptome und geben Sie die Veränderungen im Labor an!	
33	Nennen Sie mir bitte die typischen Folgeschäden eines Diabetes mellitus!	
34	Erzählen Sie uns etwas über Typhus abdominalis!	
35	Wodurch wird eine akute Cholezystitis hervorgerufen und wie äußert sie sich?	
36	Wie sind die Ursachen und Symptome einer akuten Pankreatitis?	Welche Blutbild- und Serumveränderungen erwarten Sie? Welche anderen Ursachen könnten ein ähnliches Beschwerdebild verursachen?
37	Welche Ursachen einer akuten Pyelonephritis kennen Sie?	Wie sind die Symptome einer akuten Pyelonephritis?
38	Nennen Sie uns Erreger, Inkubationszeit, Übertragung und die Symptome der Windpocken!	Welche Komplikationen kennen Sie?
39	Erklären Sie bitte den Spannungspneumothorax!	
40	Was ist Bradykardie und welche Ursache kennen Sie?	Was verstehen Sie unter relativer Bradykardie?
41	Was ist Tachykardie und welche Ursachen kennen Sie?	
42	Ein 60-jähriger Patient berichtet von einer plötzlichen Rotfärbung des Urins. Das wäre letzte Woche schon einmal vorgekommen. Er fühle sich aber völlig gesund und hätte auch keine Schmerzen beim Urinieren. Woran denken Sie?	Welche Ursachen kann eine Hämaturie noch haben?
43	Nennen Sie uns die Ursachen und die Symptome der Parkinson-Krankheit!	
44	Was ist eine Glomerulonephritis?	Wie sind die typischen Symptome einer akuten Glomerulonephritis?
45	Was sind exogene und was sind endogene Psychosen?	Wie sind die typischen Symptome der Schizophrenie?
46	Nennen Sie uns Erreger, Inkubationszeit und Verlauf der Syphilis!	

Nummer	Frage	Zusatzfragen
47	Was passiert bei einem Herzinfarkt und welche Symptomatik erwarten Sie?	Welche Faktoren kennen Sie, die einen Herzinfarkt provozieren können?
		An welche Komplikationen denken Sie bei einem Herzinfarkt?
		Wie verhalten Sie sich bei Verdacht auf Herzinfarkt?
		Welche Laborwerte würden Sie bei einem Herzinfarkt erwarten?
		Welche anderen Ursachen kommen bei akuten retrosternalen Schmerzen mit Angst und Atemnot noch in Frage?
		Was verstehen Sie unter Aortendissektion?
48	Was ist Psoriasis? Beschreiben Sie die Symptome!	
49	Erzählen Sie uns etwas über Tollwut!	Ein Patient kommt zu Ihnen und berichtet, dass er von einem sonst sehr vertraulichen Hund ohne Grund gebissen wurde. Wie verhalten Sie sich?
50	Was verstehen Sie unter Nephrolithiasis und welche Ursachen kennen Sie?	Welche Symptome erwarten Sie bei einem Harnsteinleiden?
51	Nennen Sie Erreger, Übertragung und Symptome der Kinderlähmung!	Besteht für Poliomyelitis eine Impfpflicht?
52	Welche Symptome erwarten Sie bei einem Bandscheibenvorfall?	Welche Ursachen können noch hinter einer Ischialgie stecken, außer dem Bandscheibenvorfall?
53	Was ist Erysipel (Wundrose)?	
54	Bei welchen Beschwerden haben Sie Verdacht auf ein Kolonkarzinom?	Welche Faktoren kennen Sie, die auf die Entstehung eines Kolonkarzinoms günstig wirken?
55	Was können Sie zur Eisenmangelanämie berichten?	Wie therapieren Sie einen Patienten mit Verdacht auf Eisenmangelanämie?
56	Nennen Sie die Ursachen und Symptome eines Gehirnschlags!	Gibt es Vorzeichen, die auf einen Hirnschlag hinweisen könnten?
		Was unternehmen Sie, wenn ein Patient bei Ihnen in der Praxis offensichtlich einen Schlaganfall erleidet?
57	Welche Harnausscheidungsstörungen kennen Sie?	
58	Was verstehen Sie unter Harninkontinenz und welche Ursachen kennen Sie?	

Nummer	Frage	Zusatzfragen
59	In welchen Organen bzw. Organsystemen können Probleme durch Alkoholabusus entstehen?	
60	Wie entsteht eine Arteriosklerose und welche Risikofaktoren kennen Sie?	Welche Symptome entstehen durch Arteriosklerose?
		Welche Stadien unterscheidet man bei der peripheren arteriellen Verschlusskrankheit der Beine und welche Beschwerden beschreibt der Patient?
		Welche anderen Erkrankungen könnten bei Schmerzen in den Beinen vorliegen?
		Wie können Sie erkennen, dass eine Durchblutungsstörung vorliegt?
61	Was wissen Sie über Morbus Raynaud?	Welche Erkrankungen kennen Sie, die zu einem sekundären Raynaud-Syndrom führen können?
62	Welche Symptome erwarten Sie bei der tiefen Beinvenenthrombose und welche Untersuchungsmethoden bieten sich an, um den Verdacht zu erhärten?	Welche Ursachen der tiefen Beinvenenthrombose kennen Sie?
		Welche Komplikationen der tiefen Beinvenenthrombose können Sie nennen?
63	Was ist eine Anämie, welche Ursachen sind Ihnen bekannt und welche allgemeinen Anämiezeichen kennen Sie?	Nennen Sie die Ursachen und Symptome einer perniziösen Anämie? Sind die Symptome eines Folsäuremangels identisch mit denen eines Vitamin-B_{12}-Mangels?
64	Nennen Sie mir von Masern das komplette Bild mit Komplikationen!	
65	Ein Patient hat Blut im Stuhl, was kann das alles bedeuten?	Was verstehen Sie unter Meläna, Teerstuhl?
66	Nennen Sie uns das Krankheitsbild der Lyme-Borreliose!	
67	Was versteht man unter koronarer Herzkrankheit und welche Symptome sind zu erwarten?	Welche Formen der Angina pectoris können Sie unterscheiden?
68	Ein Patient hat eine sichtbare arterielle Pulsation im Halsbereich. Woran denken Sie?	Was verbirgt sich hinter einer venösen Pulsation im Halsbereich?
69	Welche Symptome erwarten Sie bei einem Patienten mit einer Schließunfähigkeit der Aortenklappe?	
70	Ein Patient kommt zu Ihnen in die Praxis und beklagt häufiges „Herzstolpern". Nennen Sie mir mindestens vier Ursachen!	

Nummer	Frage	Zusatzfragen
71	Welche Ursachen und Symptome können Sie uns über Asthma bronchiale erzählen?	Welchen Blutdruck, Puls, Auskultations- und Perkussionsbefund würden Sie bei einem Anfall erwarten?
		Welche Komplikationen kennen Sie?
72	Bitte erklären Sie uns, was eine Arteriosklerose der Nierenarterien zur Folge haben kann!	
73	Eine Mutter bringt ihre fünfjährige Tochter in Ihre Praxis. Das Kind besitzt auffällige Schwellungen im Nackenbereich. Außerdem hätte das Kind vor kurzem ein flüchtiges Exanthem gehabt. Wie ist Ihre Verdachtsdiagnose?	Welche Komplikationen kennen Sie bei Röteln?
74	Was verstehen Sie unter dem Begriff „akutes Abdomen"? Erläutern Sie uns die Symptomatik und nennen Sie die möglichen ursächlichen Erkrankungen!	Wie verhalten Sie sich bei einem Patienten mit „akutem Abdomen"?
75	Was können Sie uns über Diphtherie berichten?	
76	Wie sieht die Symptomatik bei der multiplen Sklerose aus?	Welche Hirnnerven sind betroffen?
77	Ein sonst gesunder Patient berichtet über braunen Urin und hellen Stuhl. An was denken Sie dabei? Wie gehen Sie vor?	
78	Nennen Sie die häufigste Ursache eines Strumas!	Welche anderen Ursachen für eine Kropfbildung sind Ihnen bekannt?
		Welche Komplikationen eines Strumas kennen Sie?
79	Wie sind die Symptome einer Hyperthyreose?	Wie kommt die Hyperthyreose zustande?
80	Wie sind die Symptome einer Hypothyreose?	Wie kommt die Hypothyreose zustande?
81	Nennen Sie den Verlauf und die Symptome des virusbedingten hämorrhagischen Fiebers!	
82	Welche Symptome erwarten Sie bei einem Hirntumor?	

Nummer	Frage	Zusatzfragen
83	Welche Beschwerden berichtet ein Patient mit klassischer Lungenentzündung?	Welchen Untersuchungsbefund würden Sie bei der Lobärpneumonie erwarten?
		Können Sie uns die klassische Stadieneinteilung der Lobärpneumonie erläutern?
		Welche anderen Formen der Lungenentzündung kennen Sie noch?
		Nennen Sie die wesentlichen Unterschiede zwischen der klassischen und der atypischen Pneumonie!
84	Welche Krankheiten machen Husten?	Was können Sie uns zum Bronchialkarzinom erzählen?
85	Wann wird von einer chronischen Bronchitis gesprochen und welche Ursachen sind denkbar?	Was kann die Folge von chronischer Bronchitis sein?
86	Was verstehen Sie unter arterieller Hypertonie und wie entsteht diese?	Welche Symptome erwarten Sie bei einem Patienten mit Bluthochdruck und welche Wirkung hat ein permanent erhöhter arterieller Bluthochdruck auf den Organismus?
		Was sagt Ihnen der Begriff „Blutdruckkrise"?
87	Schildern Sie uns das Wichtigste über Cholera!	
88	Wie definieren Sie ein nephrotisches Syndrom? Wie äußert sich diese Erkrankung und was sind die Ursachen?	
89	Bei welchen Erkrankungen ist die seitengleiche Atmung gestört?	Welchen weiteren Untersuchungsbefund würden Sie bei einer Brustfellentzündung erheben?
		Welche Ursachen vermuten Sie bei einer Brustfellentzündung?
90	Was ist Cholelithiasis?	Welche Risikofaktoren zur Bildung einer Cholelithiasis kennen Sie?
		Wie kann sich die Cholelithiasis in ihrer Symptomatik äußern?
91	Was ist ein Volvulus und wozu kann dieser führen?	Welche Ursachen eines mechanischen Darmverschlusses kennen Sie noch?
92	Nennen Sie die Ursachen und Symptome einer akuten Cholangitis!	
93	Nennen Sie die Ursache und Symptome einer Lungenembolie!	Wie verhalten Sie sich bei einem Patienten, der offensichtlich eine Lungenembolie erleidet?

Nummer	Frage	Zusatzfragen
94	Beschreiben Sie mir das Exanthemstadium des Scharlach!	Welche anderen Symptome neben dem Ausschlag kennen Sie?
		Welche Komplikationen kennen Sie?
95	Wie ist die Symptomatik einer klassischen Appendizitis?	Welche Untersuchungsmöglichkeiten kennen Sie?
96	Welche Ursachen kennen Sie von der Polyneuropathie, wie sind die Symptome?	
97	Ein Patient kommt zu Ihnen und berichtet von einem plötzlichen Juckreiz. Bei der Inspektion stellen Sie einen deutlichen Ikterus fest. Der Patient fühle sich sonst gesund. Woran denken Sie? Wie gehen Sie vor?	
98	Was ist die Blutsenkungsgeschwindigkeit und wann ist sie erhöht?	Kennen Sie Erkrankungen, die zu einer erniedrigten Blutsenkungsgeschwindigkeit führen?
99	Welche Symptome erwarten Sie bei einem Magenkarzinom?	Welche Komplikationen sind Ihnen bekannt, die aus einem Magenkarzinom resultieren?
		Nennen Sie mir die Symptome einer Magenperforation!
100	Können Sie mir etwas über Arteriitis temporalis berichten?	
101	Was wissen Sie über Endokarditis?	Kennen Sie Faktoren, die eine Endokarditis begünstigen?
102	Durch was ist Diabetes mellitus verursacht?	
103	Was verstehen Sie unter Stridor und welche Ursachen kennen Sie?	
104	Beschreiben Sie uns das klinische Bild des Pfeiffer'schen Drüsenfieber!	
105	Welche Auswirkungen hat Hypothyreose auf das ungeborene Kind im fetalen Stadium?	
106	Was verstehen Sie unter Cor pulmonale?	
107	Worüber klagt ein Patient mit Neurodermitis?	Was ist die Ursache?
108	Zu welcher Erkrankung führt der Hundebandwurm beim Menschen?	
109	Welche Erkrankungen kennen Sie, die mit einer Tonsillitis einhergehen?	

Nummer	Frage	Zusatzfragen
110	Was ist ein Lungenemphysem und welche Ursachen sind Ihnen bekannt?	Wie ist die typische Symptomatik eines Emphysematikers, welchen Untersuchungsbefund würden Sie erheben?
		Es gibt eine Unterscheidung der Emphysempatienten in zwei Emphysemtypen, kennen Sie diese?
111	Ein Mann kommt in Ihre Praxis mit einem Tremor! Welche Krankheiten kennen Sie, die mit Tremor einhergehen?	Ein Patient berichtet von feinen Zuckungen der Augenlider. Manchmal würden auch andere Gesichtsmuskel betroffen sein. Ist dieser Befund als pathologisch zu bewerten?
112	Warum würden Sie einem Patienten raten sich das Rauchen abzugewöhnen?	
113	Welche Anamnese erheben Sie bei Verdacht auf Zuckerkrankheit?	
114	Nennen Sie die Ursachen und die wichtigsten Symptome einer Nebennierenrindeninsuffizienz!	
115	Wie sind die Ursachen und Symptome einer Peritonitis?	
116	Können Sie uns erklären, wie es zu einer Wirbelsäulenverkrümmung kommen kann?	Wie können Sie erkennen, dass es sich um eine Skoliose handelt?
		Welche weiteren Untersuchungsmethoden zur physiologischen Beweglichkeit der Wirbelsäule kennen Sie?
117	Schildern Sie uns den Verlauf des Morbus Bechterew!	
118	Was verstehen Sie unter Morbus Scheuermann?	
119	Ein Patient kommt zu Ihnen mit Schmerzen hinter dem Sternum. Welche Erkrankungen kommen dafür in Betracht?	
120	Erzählen Sie mir etwas über Influenza!	Welche Komplikationen einer Virusgrippe kennen Sie?
121	Was wissen Sie über die Creutzfeldt-Jakob-Krankheit?	
122	Schildern Sie das Krankheitsbild des Morbus Crohn!	
123	Was wissen Sie über Colitis ulcerosa? Grenzen Sie zum Morbus Crohn ab!	

Nummer	Frage	Zusatzfragen
124	Schildern Sie mir das klinische Bild einer akuten Virushepatitis!	Welche Erreger der Virushepatitiden kennen Sie? Unterscheiden Sie die Formen!
		Kennen Sie außer den Hepatitisviren noch andere Ursachen, die zu einer Hepatitis führen können?
125	Erzählen Sie uns das Wichtigste über die bakterielle Ruhr!	
126	Woran erkennen Sie eine Rechtsherzinsuffizienz?	Welche Ursachen liegen ihr zugrunde?
		Welche Ursache kennen Sie, die zu einer akuten Rechtsherzinsuffizienz führen kann?
127	Was bedeutet für Sie Polyglobulie?	
128	Erklären Sie uns die Ursachen und Symptome der Osteoporose!	Kennen Sie Faktoren, die eine Osteoporose begünstigen können?
129	Nennen Sie mögliche Ursachen von Gleichgewichtsstörungen!	
130	Welche Stadien unterscheidet man bei der chronischen Niereninsuffizienz?	Nennen Sie uns bitte die häufigsten Ursachen der Niereninsuffizienz!
		Welche Symptome finden Sie mit Sicherheit im terminalen Stadium der Niereninsuffizienz, dem urämischen Stadium?
131	Eine Ihnen bekannte Patientin berichtet von ihrer 60 Jahre alten Schwester, die plötzlich erkrankt ist und bei der man im Krankenhaus die Erhöhung aller drei Blutzellarten festgestellt hat. Können Sie Ihrer Patientin darüber etwas berichten?	
132	Ein Patient ist mit Anthrax-Erregern in Kontakt gekommen. Wie kann sich die Erkrankung zeigen?	
133	Was ist ein Sportlerherz?	
134	Welche arteriellen und venösen Durchblutungsstörungen kennen Sie?	Ein Patient berichtet über Schmerzen im Fuß. Wie unterscheiden Sie zwischen arterieller und venöser Durchblutungsstörung?
135	Was verstehen Sie unter „Schockniere"?	
136	Ein alkoholkranker Patient von Ihnen wird in die Intensivstation eingeliefert, da er nicht mehr bei vollem Bewusstsein ist. Kommentieren Sie bitte!	

Nummer	Frage	Zusatzfragen
137	Berichten Sie uns über die Viruserkrankung, die durch Zecken übertragen wird und die hier vor allem im Frühsommer im Süden des Landes auftritt!	
138	Definieren Sie die Erkrankung Leukämie! Welche Formen der Leukämie kennen Sie?	
139	Ein Patient, der angibt Kettenraucher zu sein, berichtet Ihnen, dass er jeden Morgen größere Mengen eines übel riechenden Schleims hervorhusten würde. Kommentieren Sie bitte das Krankheitsbild!	
140	Welche Erkrankung verbirgt sich hinter einem massenhaften Auftreten von funktionsunfähigen Immunglobulinen? Beschreiben Sie die Symptome!	
141	Was können Sie mir über das Cushing-Syndrom berichten?	
142	Wo entstehen Embolien und welche Schaden verursachen sie?	
143	Was kann zu einer Polyurie führen?	Worum handelt es sich beim Diabetes insipidus?
144	Nennen Sie ein paar Infektionskrankheiten der Haut!	Was kann bakterielle Hauterkrankungen begünstigen?
145	Was wissen Sie über Hüftgelenkarthrose?	
146	Ein Patient erzählt Ihnen bei der Anamnese, dass er unter chronisch venöser Insuffizienz leide. Welche Ursachen kommen dafür in Betracht und welches klinisches Bild erwarten Sie bei der Untersuchung?	
147	Wie versorgen Sie eine Brandwunde?	Schildern Sie uns die Einteilung der Verbrennung!
		Wie können Sie ungefähr die von einer Verbrennung betroffene Körperoberfläche abschätzen?
148	Darf der Heilpraktiker Psychotherapie ausüben?	Was muss er beachten?
149	Erklären Sie uns, was Sie unter Psychose verstehen! Welche Unterteilung kennen Sie?	Wie grenzen Sie die neurotischen Störungen zur Psychose ab?
150	Was verstehen Sie unter Furunkel und Karbunkel?	
151	Was wissen Sie über Tetanus?	

Nummer	Frage	Zusatzfragen
152	Was ist der Unterschied zwischen einer aktiven und einer passiven Impfung?	
153	Welche Beschwerden erwarten Sie bei einem Pankreaskarzinom?	
154	Um was handelt es sich bei Impetigo contagiosa?	
155	Bei welchen drei Infektionskrankheiten haben Patienten Atemlähmung bei vollem Bewusstsein?	
156	Bei einem vertrauenswürdigen Gespräch mit Ihnen reagiert der Patient infolge seiner Emotionalität mit einer massiven Atemsteigerung. Bitte kommentieren Sie!	
157	Was wissen Sie über Tubenruptur?	Gibt es noch eine andere Möglichkeit, wie sich das Ei außerhalb der Gebärmutter einnisten kann?
158	Erklären Sie den Begriff Kußmaul-Atmung!	
159	Was ist eine restriktive Lungenerkrankung?	Welche Ursachen können denn zu einer Lungenfibrose führen?
160	Welches Gesetz hat die Aufgabe übertragbaren Krankheiten beim Menschen vorzubeugen, Infektionen frühzeitig zu erkennen und ihre Weiterverbreitung zu verhindern? Erzählen Sie uns, welche Rolle der Heilpraktiker dabei spielt!	
161	Welche Ursachen kennen Sie, die zur einer Splenomegalie führen?	
162	Was verstehen Sie unter Leukozytose und wie sind die Ursachen?	
163	Was verstehen Sie unter Leukopenie und wie sind die Ursachen?	
164	Was ist der Unterschied zwischen Anorexia nervosa und Bulimia nervosa?	
165	Nennen Sie uns die Ursache und die Symptome einer Myokarditis?	
166	Was wissen Sie über Nystagmus?	
167	Kennen Sie den Begriff „larvierte Depression"?	
168	Bei einem Patienten steht im Laborbefund „CRP erhöht". Was sagt Ihnen das?	

Nummer	Frage	Zusatzfragen
169	Nennen Sie mir die Zeichen eines akuten Glaukoms?	Kennen Sie die Ursachen des chronischen Glaukoms?
		Welche Symptome sind dabei zu erwarten?
		Können Sie als Heilpraktiker ein chronisches Glaukom erkennen?
170	Was ist ein Katarakt? Wie sind die Ursachen und die Symptome?	
171	Was können Sie uns zu der Epiglottitis, einer Entzündung des Kehldeckels berichten?	
172	Was gehört alles in Ihren Notfallkoffer?	
173	Was sagt Ihnen Beriberi?	
174	Welche Ursachen einer Fraktur kennen Sie?	Welche sicheren Frakturzeichen kennen Sie?
		Was verstehen Sie unter Grünholzfraktur?
175	Eine Patientin mit Krampfadern kommt zu Ihnen in die Praxis. Welche Untersuchungen können Sie durchführen um die Funktionsfähigkeit der Venenklappen am Bein festzustellen?	
176	Welche diabetischen Spätschäden am Auge kennen Sie?	
177	Welche Erkrankungen gehören zum rheumatischen Formenkreis?	Was verstehen Sie unter Kollagenosen und welche kennen Sie?
178	Was macht alles Wachstumsstörungen bei Kindern?	Was ist Rachitis für eine Erkrankung?

Teil III

Nummer	Frage	Zusatzfragen
1	Wie führen Sie eine Blutsenkungsgeschwindigkeit durch?	
2	Beschreiben Sie, wie Sie die Auskultation der Lungen durchführen! Was hören Sie im Normalfall?	Welche pathologischen Atemgeräusche erwarten Sie bei welchen Erkrankungen?
3	Beschreiben Sie, wie Sie die Perkussion der Lungen durchführen! Wie ist der normale Perkussionsschall der Lunge?	Welche Schallqualitäten erwarten Sie bei welchen Erkrankungen?
4	Was müssen Sie alles differenzialdiagnostisch bei einer Augenrötung in Betracht ziehen?	Wodurch ist ein Glaukom noch erkennbar?
		Wie können Sie als Heilpraktiker vor Ort einen erhöhten Augeninnendruck feststellen?
		Wie hoch ist denn der normale Augeninnendruck und welche Werte sind bei einem akuten Geschehen zu erwarten?
5	Stellen Sie sich einen Patienten vor, der mit bloßem Oberkörper vor Ihnen steht. Welche pathologischen Veränderungen können Sie bei einer Inspektion feststellen?	
6	Ein Patient kommt das erste Mal zu Ihnen. Nach gründlicher Anamnese nehmen Sie Blut ab, um es im Labor untersuchen zu lassen. Was würden Sie untersuchen lassen bzw. an welche Erkrankungen würden Sie bei Veränderung der Normwerte denken?	
7	Ein Patient kommt das erste Mal zu Ihnen. Nach gründlicher Anamnese unternehmen Sie eine Harnanalyse mittels Mehrfachteststreifen. Was können Sie damit feststellen?	
8	Wie palpieren Sie die Leber?	Welche Befunde sind bei welchen Erkrankungen zu palpieren?
9	Wie palpieren Sie die Milz?	
10	Zeigen Sie uns bitte an dem Prüfungsbeisitzer/an der Prüfungsbeisitzerin, wie Sie eine stabile Seitenlage vornehmen! Wann wird diese angewandt?	
11	Wie führen Sie einen unblutigen Aderlass durch?	Wie hoch ist die intravenöse Blutmenge, die bei einem Aderlass abgenommen wird. Wann ist ein Aderlass für Sie sinnvoll?
12	Was kann bei der Inspektion auf Lungenerkrankungen hinweisen?	

Nummer	Frage	Zusatzfragen
13	Wo ist der Femoralispuls zu tasten?	Welche Taststellen zur Pulsermittlung kennen Sie noch?
14	Wie führen Sie eine Blutdruckmessung durch?	Warum messen Sie den Blutdruck an beiden Armen?
15	Wie führen Sie den Schellongtest durch und was besagt dieser?	
16	Was kann bei der Inspektion auf Herzerkrankungen hinweisen?	
17	Was können Sie am Herzen mittels Auskultation feststellen? Wo genau würden Sie ihr Stethoskop ansetzen?	Kennen Sie Faktoren, die für eine richtige Herzauskultation hinderlich sind?
18	Wie untersuchen Sie beim Verdacht auf Kreuzbandriss?	Was können Sie am Kniegelenk noch alles untersuchen?
19	Eine 43-jährige Patientin kommt zu Ihnen und klagt über Kopfschmerzen, Übelkeit und Erbrechen und halbseitigen Gesichtsschmerz. Was machen Sie?	Was verstehen Sie unter dem Begriff „tanzende Patella"?
20	Wie nehmen Sie eine i.m. Injektion vor?	
21	Zeigen Sie uns am Beisitzer wie Sie die wichtigsten Eigenreflexe untersuchen!	Was verstehen Sie unter pathologischen Fremdreflexen? Nennen Sie uns einen!
22	Ein Patient kommt zu Ihnen mit Kopfschmerzen. Was können Sie am Kopf alles ohne Geräte untersuchen?	
23	Worum handelt es sich beim Glukose-Toleranztest? Wie wird der Test durchgeführt?	Welche Voraussetzung zur Durchführung des Glukose-Toleranztest kennen Sie?
		Welcher Laborwert außer dem Blutzuckerwert ist bei Diabetes mellitus ebenfalls wichtig?
24	Eine Mutter kommt mit ihrer 15-jährigen Tochter zu Ihnen. Sie macht sich Sorgen, dass ihre Tochter magersüchtig sei, weil sie in der letzten Zeit so stark abgenommen hätte. Die Eigenanamnese ergibt: die Tochter hatte im letzten halben Jahr 3 grippale Infekte und erlitt einen Gewichtsverlust von 4 Kilogramm in den letzten 3 Monaten. Sie wirkt blass und ist oft müde. Der Stuhlgang ist normal, sie muss häufiger Wasser lassen.	
25	Was können Sie am Herzen palpieren?	

Nummer	Frage	Zusatzfragen
26	Es kommt ein Patient zu Ihnen in die Praxis und berichtet, dass er auf der rechten Thoraxseite heftige Schmerzen gehabt hätte. Diese wären vor allem atemabhängig gewesen. Er hätte versucht so wenig wie möglich Atembewegungen mit der rechten Brustseite auszuführen. Jetzt seien die Schmerzen mit einem Mal weg, dafür hätte er jetzt aber starke Atemnot bei der kleinsten körperlichen Anstrengung. Was machen Sie?	Welche Ursachen einer Pleuritis können Sie uns nennen? Was verstehen Sie unter Kollagenosen?
27	Ein Mann ruft Sie abends noch in Ihrer Praxis an, seiner Frau ginge es seit ein paar Stunden gar nicht gut, sie sei nicht mehr richtig ansprechbar. Er bittet Sie unbedingt vorbeizukommen. Sie fahren hin. Die Frau liegt im Bett, hat trockene Haut und Bauchschmerzen. Wie verhalten Sie sich?	
28	Wie nehmen Sie eine Blutentnahme vor?	
29	Ein 53-jähriger Mann kommt in Ihre Praxis. Er berichtet, er hätte vor zwei bis vier Wochen kurz eine Grippe erlitten. Er habe auch Fieber gemessen und die Temperatur läge bei 38,3 °C. Jetzt würde er sich schlapp fühlen. Wie gehen Sie vor?	
30	Ich gebe Ihnen jetzt mal ein paar Werte: alkalische Phosphatase erhöht, Bilirubin ohne Befund, Transaminasen ohne Befund, Amylasen und Lipasen erhöht, Hb 11, normozytär, Leukozyten 9000, BSG stark erhöht. Welchen Verdacht haben Sie?, versuchen Sie mal!	
31	Kommt ein Mann zu Ihnen in die Praxis und klagt über Missempfindungen an der Innenseite der Oberschenkel und über Harninkontinenz!	
32	Eine Mutter kommt mit ihrem 13-jährigen Sohn, der auf dem Weg zur Praxis mit dem Fahrrad gestürzt ist und jetzt von akuten einseitigen Hodenschmerzen berichtet. Er hätte sich aber nicht den Hoden gestoßen, die Schmerzen seien kurz nach dem Unfall aufgetreten. Zudem leide er seitdem unter Übelkeit. Wie verhalten Sie sich?	
33	Ein bekannter Diabetiker ist bei Ihnen zur wöchentlichen Sprechstunde und kippt plötzlich vom Stuhl. Was machen Sie?	

Nummer	Frage	Zusatzfragen
34	Eine Mutter ruft bei Ihnen an und möchte, dass Sie zu einem Hausbesuch kommen. Ihr 4-jähriges Kind hätte 39 °C Fieber. Wie verhalten Sie sich?	
35	Ein 40-jähriger Geschäftsmann kommt zu Ihnen und berichtet von einem grippalen Infekt, den er nicht mehr los wird. Im Gegenteil, er werde immer schlimmer, jetzt hätte er wieder Fieber und käme kaum noch hoch. Was machen Sie?	
36	Ein 12-jähriger Junge stürzt auf dem Gehsteig vor Ihrer Praxis mit seinem Fahrrad zu Boden. Was machen Sie?	
37	Eine Mutter kommt mit ihrer 4-jährigen Tochter in Ihre Praxis. Die Mutter berichtet, ihr Kind leide unter Augenjucken und die Nase würde „laufen". Es wäre ein klares Nasensekret. Wie behandeln Sie?	
38	Eine 30-jährige Frau kommt zu Ihnen in die Praxis und berichtet von Fieber und Bauchschmerzen.	
39	Ein 63-jähriger Mann berichtet von Erektionsproblemen und Krämpfen und Kribbeln in beiden Beinen. Bei der Inspektion können Sie deutlich Übergewicht und einen roten Kopf feststellen. Was machen Sie?	
40	Ein 59-jähriger Schreinermeister kommt zu Ihnen und berichtet über zunehmende Rückenschmerzen während der Arbeit. Er möchte von Ihnen eingerenkt werden.	

Themenverzeichnis

M

Q

R

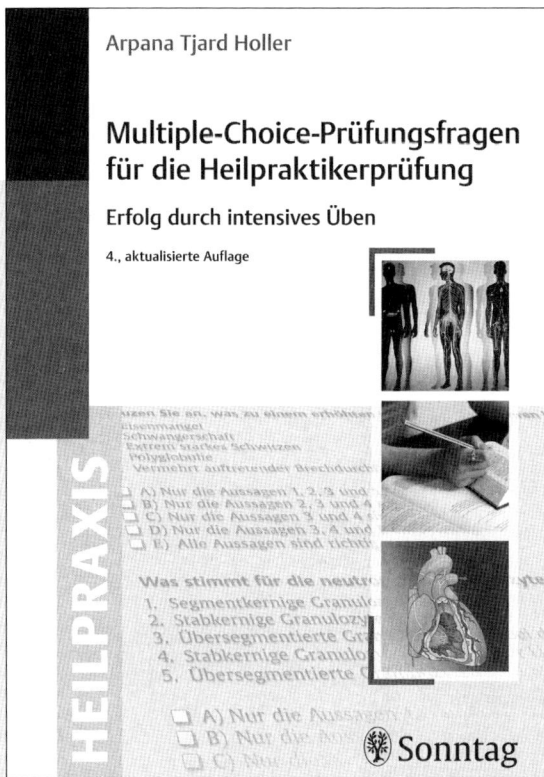
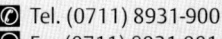
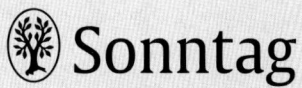

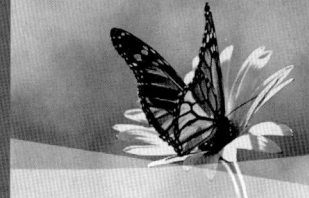

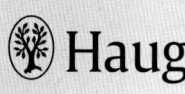